JN041405

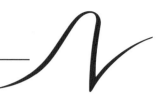

系統看護学講座

専門基礎分野

# 微生物学

疾病のなりたちと回復の促進 4

南嶋　洋一　宮崎大学名誉教授

吉田　眞一　九州大学名誉教授

永淵　正法　佐賀大学特任教授

齋藤　光正　産業医科大学教授

大野　真治　琉球大学大学院教授

医学書院

発行履歴

| | | | |
|---|---|---|---|
| 1968 年 2 月 1 日 | 第 1 版第 1 刷 | 1996 年 2 月 1 日 | 第 7 版第 5 刷 |
| 1971 年 5 月 1 日 | 第 1 版第 7 刷 | 1997 年 1 月 6 日 | 第 8 版第 1 刷 |
| 1972 年 2 月 1 日 | 第 2 版第 1 刷 | 2000 年 2 月 1 日 | 第 8 版第 5 刷 |
| 1975 年 1 月 15 日 | 第 2 版第 6 刷 | 2001 年 1 月 6 日 | 第 9 版第 1 刷 |
| 1976 年 2 月 1 日 | 第 3 版第 1 刷 | 2004 年 2 月 1 日 | 第 9 版第 5 刷 |
| 1979 年 2 月 1 日 | 第 3 版第 5 刷 | 2005 年 2 月 1 日 | 第 10 版第 1 刷 |
| 1980 年 2 月 1 日 | 第 4 版第 1 刷 | 2008 年 8 月 15 日 | 第 10 版第 6 刷 |
| 1983 年 2 月 1 日 | 第 4 版第 4 刷 | 2009 年 1 月 15 日 | 第 11 版第 1 刷 |
| 1984 年 1 月 6 日 | 第 5 版第 1 刷 | 2013 年 2 月 1 日 | 第 11 版第 7 刷 |
| 1987 年 2 月 1 日 | 第 5 版第 5 刷 | 2014 年 1 月 6 日 | 第 12 版第 1 刷 |
| 1988 年 1 月 6 日 | 第 6 版第 1 刷 | 2017 年 2 月 1 日 | 第 12 版第 4 刷 |
| 1992 年 2 月 1 日 | 第 6 版第 5 刷 | 2018 年 1 月 6 日 | 第 13 版第 1 刷 |
| 1993 年 1 月 6 日 | 第 7 版第 1 刷 | 2021 年 2 月 1 日 | 第 13 版第 4 刷 |

■歴代執筆者一覧

武谷　健二
小池　聖淳
森　　良一
天児　和暢

系統看護学講座　専門基礎分野
疾病のなりたちと回復の促進[4]　微生物学

発　　　行　2022 年 1 月 6 日　第 14 版第 1 刷 ©
　　　　　　2024 年 2 月 1 日　第 14 版第 3 刷

著者代表　　吉田眞一（よしだしんいち）

発 行 者　　株式会社　医学書院
　　　　　　代表取締役　金原　俊
　　　　　　〒113-8719　東京都文京区本郷 1-28-23
　　　　　　電話　03-3817-5600（社内案内）
　　　　　　　　　03-3817-5657（販売部）

印刷・製本　横山印刷

# はしがき

　人類はいま，新型コロナウイルスの脅威にさらされています。2019年後半に出現したこのウイルスの感染者は，2021年10月の時点で，世界全体ですでに約2億4千万人に達し，死亡者は480万人をこえています。国内でも感染者は約172万人，死亡者は1万8千人をこえています。その感染予防対策として，私たちは，3密（密閉空間・密集場所・密接場面）を避け，フィジカルディスタンス（人と人との距離）を保ち，マスクをし，手指をよく消毒するなど，行動の制限を強いられています。このような状況下で，皆さんは「微生物とは病原体であり，病気をおこす悪者，人類の敵である」との認識を強くしていることでしょう。

　しかし，私たちは日々微生物がつくってくれたさまざまな食品を食べて生きています。また，私たちが出す排泄物は，微生物がきれいにしてくれています。私たちの腸内には，約千種・百兆個の細菌がすみついています。これらの常在菌は私達の健康維持に役だっており，その乱れは種々の病気につながります。同様に，腟内の常在菌が腟内を酸性にして病原菌の感染からまもってくれています。このように，私たちと共生する微生物の「功」にも目を向けてみてください。私たちに寄生して感染症をおこす，微生物の「罪」だけではなく。

　世界に目を向けると，新顔と古顔の感染症（新興感染症と再興感染症）が出現し，国境をこえて広がり，また抗菌薬がきかない薬剤耐性菌が増加しています。これらの状況に対して，私たちヒトの健康と動物の健康は相互に依存しており，さらに両者が存在する生態系（環境）の健康ともつながっているという「ワンヘルス」の理念のもと，さまざまな取り組みが進められています。事実，ヒトの感染症の半数以上が動物由来感染症です。

　私たちは生まれ出ると同時に微生物と出会います。生きることは，微生物と付き合うことです。病原微生物に対処するには，相手の正体を知り，それを迎え撃つ私たちのからだのまもりの仕組みを理解することが不可欠です。古くから，「彼を知り己を知らば，百戦して危うからず」「彼を知らず己を知らざれば，たたかう毎に必ず危うし」（孫子）という言葉があります。

　感染症という疾患には，その病因である病原微生物が肉眼で見えない，増える，ヒトからヒトへ広がる，というほかの疾患には見られない特徴があります。皆さん，本書を通じて，目に見えない病原微生物を「見える化」しましょう。

　20世紀，人類は抗生物質という「魔法の弾丸」を手にしました。しかし，それを乱射した結果，耐性獲得という細菌側の逆襲にあい，今世紀に入り「抗菌薬無効時代の到来」が危惧されています。人間は抗菌薬で細菌を殺そうとします。一方，細菌はその薬を無効にして生き残ろうとします。人間の新薬の開発と細菌の耐性獲得・拡散の間の終わりなきたたかい（いたちごっこ）が続いています。人類は，このたたかいに勝たなければなりません。現に，薬剤耐性菌による死亡者は2050年には世界で1千万人に達し，悪性腫瘍（がん）による死亡者を超えると予測されています。

　医療施設には，感染源となる患者と，高齢者や基礎疾患をもつ感染しやすい別の患者さ

んが，同一空間にいます。両者に接触する皆さんには，医療従事者が媒介する感染をおこさないための知識と技術を修得し，各種のマニュアルを遵守しながら細心の注意を払うことが求められます。感染の制御は医療従事者の必須業務なのです。医療従事者1人の無知と無視が，ほかのすべての人の努力をむだにしてしまいます。まず，相手が感染症の患者さんであろうとなかろうと，誰にでも，どこででも，いつでも行う手指衛生（手洗いと手指消毒）を「魔法の習慣」にしましょう。

「看護」の字は，目で観察し，手でケアを行い，患者さんを護る，という意味があるとされます。彼のナイチンゲール Nightingale, F. も，その著書『病院覚え書』に「病院がそなえているべき第一の必要条件は，病院は病人に害を与えないことである」という言葉を残しています。

　本書は，職業教育上必須の微生物学的知識を，平易に説明し，感染症の最新情報を加えて，系統的に提供することを意図して執筆しました。みなさんは，微生物とはどのようなものか，私たちにどのような病気をおこすのか，それに対して私たちはどのように対処すべきか，という3つの側面から，それらを学びとってください。本書が，皆さんと微生物との新たな出会いの場となり，皆さんが微生物学という学問の理解を深めて，その知識を医療の現場で生かしていってくれることを願っています。

2021年11月

著者ら

## 初版の序

　微生物学領域における最近の進歩は著しいものがあり，多くの教科書が次々と改訂を余儀なくされているのが現状である。著者らは先に「高看双書」の1つとして『病原微生物学』を執筆したが，新しいカリキュラムの実施に伴って，今回，現時点における進歩をできるだけ取り入れ，しかもより平易にと心がけながら全面的に書き改めたのが，本書である。

　今回は書名を『病原微生物学』としないで，『微生物学』とした。これは，看護を業とする以上，病原微生物が問題となるのは当然であるが，その前提となる微生物学そのものをしっかりと理解してもらいたいからであり，また最近は必ずしも病気をおこさない微生物も，医学的に問題となる場合が比較的多くなっているからでもある。本書を通じて微生物学の基礎を把握し，実際の看護を行ううえに少しでも役だてていただければ幸いである。

　内容その他に不備な点が少なくないと思うが，これらについては今後読者の方々のご意見に基づいて改訂していきたいと考えている。

1968年2月

武谷健二<br>小池聖淳

# 目次

## 第1部 微生物学の基礎

### 第1章 微生物と微生物学

吉田眞一・齋藤光正

### 第2章 細菌の性質

吉田眞一・齋藤光正

### 第3章 ウイルスの性質

南嶋洋一・大野真治

## 第4章　真菌の性質

吉田眞一・齋藤光正

## 第2部　感染とその防御

## 第5章　感染と感染症

吉田眞一・南嶋洋一・齋藤光正・大野真治

第6章 **感染に対する生体防御機構**

吉田眞一・大野真治

# 第7章　滅菌と消毒

吉田眞一・齋藤光正

# 第8章　感染症の検査と診断

吉田眞一・永淵正法・大野真治

# 第9章　感染症の治療

吉田眞一・南嶋洋一・齋藤光正・大野真治

# 第10章　感染症の現状と対策

吉田眞一・齋藤光正

第12章 **病原ウイルスとウイルス感染症**

南嶋洋一・永淵正法・大野真治

## 第13章　病原真菌と真菌感染症

吉田眞一・齋藤光正

## 付章　寄生虫と衛生動物

南嶋洋一・齋藤光正・大野真治

◎**付章執筆協力**　長田良雄（産業医科大学教授）
写真提供：PPS 通信社（p.10〜12）

第 **1** 部

微生物学の基礎

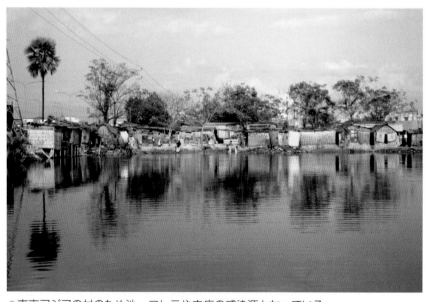

●東南アジアの村のため池。コレラや赤痢の感染源となっている。

# 第 1 章

# 微生物と微生物学

# A 微生物の性質

## 1 微生物の種類と特徴

● **種類・大きさ** 肉眼では見ることができない小さな生物を，**微生物** microorganism と総称する。微生物には，**細菌，真菌**(カビと酵母)，**原虫，ウイルス**❶が含まれる。微生物の大きさは，原虫が $10 \sim 100 \ \mu\mathrm{m}$❷，酵母が $5 \sim 10 \ \mu\mathrm{m}$，細菌が $1 \ \mu\mathrm{m}$，ウイルスが $10 \sim 100 \ \mathrm{nm}$❷程度である(◉図 1-1)。

　細菌と原虫は単細胞の生物であり，真菌は単細胞と多細胞の2つの形態をとる生物である。これに対してウイルスは細胞としての形態をもっていない。

● **生息域** 細菌・真菌・原虫は自然界に広く分布し，淡水・海水・土壌や植物のほか，動物やヒトの粘膜・体表面などに生息している。その多くは他の生物に寄生することなく独立して生息でき，自由生活を営んでいるが，なかには昆虫・動物・ヒトに寄生しなければ生存できないものがあり，ヒトに病気をおこすことは寄生の一形態と考えることもできる。

　一方，ウイルスは生きた細胞に寄生しないと自己を複製することができず，相手の細胞の種類によって動物ウイルス，植物ウイルス，昆虫ウイルス，細菌ウイルス(バクテリオファージ)などに分類される。

　なお，蠕虫（ぜんちゅう）と衛生動物は肉眼で見ることができるので，微生物ではないが，臨床上重要な病原生物である。そのため，本書では付章のなかで原虫とともに学習することとする。

**NOTE**

**❶ウイルス**
　ウイルスは細胞膜・自己増殖能力・エネルギー代謝機構を欠如するなどの点で，厳密には「生物」とはいえない。ただし，微生物学では「微生物」の一種としての位置を与えられている（◉第5章）。

**❷ μm, nm**
　それぞれマイクロメートル，ナノメートルと読む。$\mu$(マイクロ)，$\mathrm{n}$(ナノ)はそれぞれ $1/10^6(10^{-6})$，$1/10^9(10^{-9})$ をあらわす接頭語で，$1/10^6 \ \mathrm{m}$，$1/10^9 \ \mathrm{m}$ の長さ。

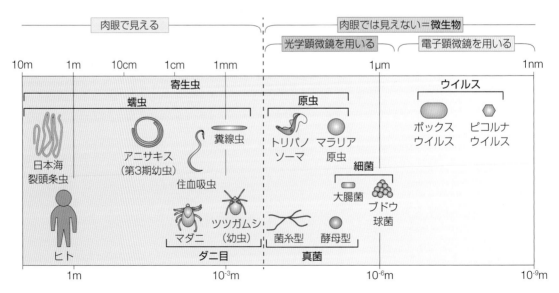

◉**図 1-1 微生物(ウイルス・細菌・真菌・原虫)と蠕虫・ダニ目・ヒトの相対的な大きさ**

# 2　微生物の生物学的位置

● **真核生物と原核生物**　生物は**真核生物**と**原核生物**の2つに分けることができる（◉図1-2）。真核生物は細胞に核を包む核膜があり，ミトコンドリアを有し，小胞体などの膜構造が豊かであるのに対して，原核生物は核膜がなく，また両者でリボソームの大きさ，細胞壁の構成成分などが異なっている（◉表1-1）。

　動物や植物，原虫・真菌は真核生物であり，細菌は原核生物である。原核生物は約40億年前に，真核生物は約18億年前にそれぞれ地球上に誕生した

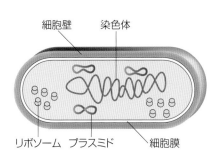

**a．原核生物**

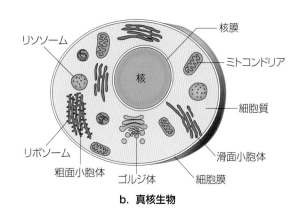

**b．真核生物**

◉**図1-2　原核生物と真核生物**

◉**表1-1　原核生物と真核生物の相違点**

|  | 原核生物<br>（細菌，古細菌） | 真核生物<br>（藻類，真菌，原虫，植物，動物） |
|---|---|---|
| 核膜 | − | ＋ |
| 有糸分裂 | − | ＋ |
| 染色体数 | 1[1] | 多数 |
| 原形質流動 | − | ＋または− |
| ミトコンドリア | − | ＋ |
| 葉緑体 | − | ＋または− |
| リボソーム | 70S[2]（50Sと30S） | 80S（60Sと40S） |
| アメーバ運動 | − | ＋ |
| 運動器官 | 鞭毛または軸糸 | （9＋2）構造の鞭毛または軸糸 |
| 細胞壁 | ＋[3] | ＋または− |
| 細胞壁の基本成分 | ペプチドグリカン[4] | キチン，マンナン，セルロースなど |

1) ビブリオ属やレプトスピラ属の細菌は2つの染色体をもつ。
2) Sは沈降係数の単位で，これを考案したスベドベリ Svedberg, T. の頭文字からとったものである（S ＝ $10^{-13}$×s）。その値は高分子の大きさ・比重・形に影響される。
3) マイコプラズマは保有しない。
4) 古細菌の細胞壁はペプチドグリカンではなく別の成分である。

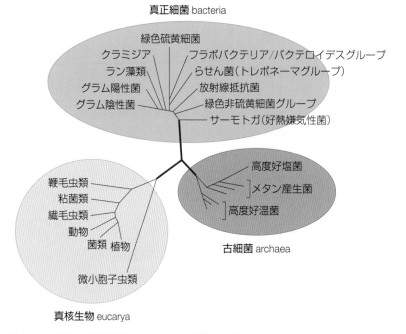

真正細菌 bacteria

緑色硫黄細菌
クラミジア　　　　　　　フラボバクテリア/バクテロイデスグループ
ラン藻類　　　　　　　らせん菌(トレポネーマグループ)
グラム陽性菌　　　　放射線抵抗菌
グラム陰性菌　　　　緑色非硫黄細菌グループ
　　　　　　　　サーモトガ(好熱嫌気性菌)

高度好塩菌
メタン産生菌
高度好温菌
古細菌 archaea

鞭毛虫類
粘菌類
繊毛虫類
動物
菌類 植物
微小胞子虫類

真核生物 eucarya

◉ **図1-3　生物の系統樹(3つのドメイン説による)**

と推測されている。

● **真正細菌と古細菌**　現代の分類学では，原核生物をさらに**真正細菌** bacteria と**古細菌** archaea に分ける。古細菌は，リボソーム RNA の構造や細胞膜の組成が真正細菌とは大きく異なっている。また細胞壁も真正細菌の場合のペプチドグリカンとは異なる物質で構成されるなど，真正細菌とはまったく別の生物である。現在，生物界を真核生物，真正細菌，古細菌の3つに分ける説が有力である(3つのドメイン domain 説；◉図1-3)。病原細菌はすべて真正細菌であるが，本書では真正細菌のことを単に「細菌」と書くことにする。

● **ウイルス**　ウイルスは細胞の構造をなしておらず，代謝も行わないので，生物としてはきわめて不完全であり，生物界の分類に含めることができない。ウイルスのなかには宿主の細胞膜をエンベロープとしてかぶったものもあるが，ウイルスが自分で合成したものではない。

# B　微生物と人間

　微生物が地球上に存在し，果たしている役割や影響については，まだまだ知られていない部分が多いが，大きく3つに分けることができる。

● **元素循環の基盤**　まず，一番重要な役割は，微生物が地球上の元素循環の基盤となっているということである。もし細菌・真菌・原虫が地球上から消えたなら，地球はたちまち動物の死体や排泄物，枯れ木や枯れ葉で埋めつくされ，清らかな水も海も，幽玄な山々もなくなってしまうであろう。

　微生物は高分子有機化合物を，他の生物に再利用可能な小さな分子に分解する。このはたらきによって可能となる元素循環は生物の食物連鎖に先だつ大切なできごとであり，「生物浄化」ともよばれている。微生物は縁の下の力もちなのである。

● **日常生活に有用な作用**　次に，私たちが毎日食べたり飲んだりしているパン，みそやしょうゆ，日本酒やビール，ヨーグルト，チーズ，漬物などの食品は，細菌や真菌の発酵作用を利用してつくられたものである。抗生物質をつくるのも，真菌・細菌（とくに放線菌）などの微生物である。これらを「有用真菌」「有用細菌」という。微生物は私たちの生活に欠かせぬパートナーでもある。

● **病原性や害悪作用**　第三にあげられるのは，人間や動植物に病気を引きおこすという，負の面である。おそらく人類誕生とその後の人口増加に伴って，結核，コレラ，マラリア，ポリオ（急性灰白髄炎）などの感染症が，そして現代においては，新型コロナウイルス感染症（COVID-19）が人類を苦しめてきた。看護における微生物学の対象は，このような「病原微生物」である。本書では，病原微生物がどこにいて，どのようにしてヒトに感染し病気をおこすのか，それを治療し予防するにはどうしたらよいか，などのことを学ぶ。

　微生物のもつその他の害悪な作用としては，食品の腐敗，文化遺産や生活用品などの劣化がある。食品の保存は腐敗とのたたかいでもある。

# C　微生物学の対象と目的

● **微生物学の発展**　微生物学 microbiology は対象とする微生物の種類によって，細菌学 bacteriology，真菌学 mycology，ウイルス学 virology，原虫学 protozoology などに分けられる。このうち近代科学として最も早く発達したのは，細菌学である。細菌学の科学としての発展は，免疫学・ウイルス学・分子生物学などを生むこととなり，生化学の発展にも寄与した。

　微生物学は，遺伝子・タンパク質などの分子レベルへ向かう研究と，細胞・個体・集団レベルへと向かう研究の両方を視野に入れる学問領域である。また，生き物とはなにか，進化とはなにか，という生物学上本質的な課題に挑戦する分野でもある。

● **研究対象**　微生物学では微生物そのものの形態と構造，増殖と代謝，遺伝を学ぶことが，その基礎となる。このなかで現在，進歩が最も著しいのは遺伝学で，つぎつぎと細菌やウイルスのゲノムの全塩基配列が決定されている。さらに，微生物学では，微生物が自然界のなかでどのような生活をしているのかに関する生態学的研究と，私たち人間を含めた他の生物とどのような関係をもっているかという共生−寄生関係の研究が重要な学問領域となる。

● **病原微生物学**　細菌・真菌・ウイルス・原虫にはヒト・動物・植物に病気をおこすものがあり，これら病原性のある微生物を研究対象とするのが病原微生物学である。

　ヒト，動物，植物に病気を引きおこす微生物は，それぞれ医学と歯学，獣医学，植物学で研究されている。ヒトに感染症をおこす**病原性**という特性の理解は，微生物が生き物としてこの世界でどのような生活をし生きのびているのかという，生物学の基礎的諸問題の理解なしにはありえない。細菌も生き物である以上，原始的とはいえ生き物としての原理を備えている。その原理とは，「予測しがたい環境の変化に応じて自己を表現し形成すること」といえよう。

　一方，人類の文明と感染症の関連についても研究の視野に入れる必要がある。微生物学は，環境と生命，生態と病原性，病原体と生体防御，個体と細胞の生・死，共通性と多様性などさまざまな側面を考えながら，形態学・生化学・遺伝学・疫学などと関連づけて学ぶことが大切である。

# D　微生物学の歩み

　人類誕生のはるか以前から，微生物は動物や植物に病気をもたらしていた。エジプト文明期のレリーフにはポリオ(急性灰白髄炎)をわずらったと思われる，杖をついた人の姿が描かれている。しかし，そのころは，伝染病がおこるのは，悪魔のしわざや神の怒りの結果と考えられていた。

## 1　微生物発見以前

● **ミアズマ説**　ギリシャ時代には，伝染病がおこる様子をより注意深く観察し，合理的な考え方でこれを説明しようとミアズマ miasma(瘴気)説が生まれた。すなわち，伝染病の流行はよごれた空気(瘴気)によって，一定地域におこるという考え方である。「医学の父」といわれる有名なギリシャの医人，**ヒポクラテス**❶もこの立場をとり，気候や風土の変化による空気の汚染を重視した。

● **接触感染説**　その後，中世になるとペスト(黒死病)の大流行がしばしばヨーロッパをおそい，さらにコロンブスのアメリカ大陸発見(1492年)とともに，大陸から梅毒がヨーロッパにもたらされ，各地に広がった。このような流行によって，空気の汚染ではなく，患者との接触が直接の伝染の原因になるということがしだいに明らかになっていった。

　この考えはルネサンス期にいたり，**フラカストロ**❷の接触感染(コンタギオン contagion)説となって，はっきりとしたかたちをとるようになった。彼は，それぞれの感染症について，伝染性生物 contagium vivum が存在し，これが直接の接触により，あるいは媒介物や空気を介して伝染するものと考えた。しかし，その実体である微生物の存在を確かめたわけではなかった。

NOTE
❶ヒポクラテス
　Hippocrates(B. C. 460ころ〜375ころ)

NOTE
❷フラカストロ
　Fracastro, G. (1483〜1553)

**NOTE**

# 2 微生物の発見

　微生物の発見は，17世紀になって，医学とはまったく関係のないオランダの一市民，**レーウェンフック❶**によってなされた。望遠鏡は17世紀のはじめに発明されていたが，彼は自分でみがいたレンズを使って，160〜200倍の倍率をもつ単レンズの顕微鏡を組み立て，この顕微鏡を用いて手あたりしだいに身のまわりの材料を観察し，カビ・原虫・桿菌（かんきん）・球菌・スピロヘータなどの多くの微生物類を発見し，記録した。

# 3 近代微生物学のいしずえ

　科学としての体系を備えた微生物学は，フランスの**パスツール❷**とドイツの**コッホ❸**によって，そのいしずえが築かれたといっても過言ではない。

## 1 微生物の自然発生説の否定と病原菌の発見

● **パスツールの功績**　パスツールはもともとは化学者であったが，ブドウ酒の発酵（はっこう）現象が酵母によることを明らかにし，しだいに微生物学領域の研究を行うようになっていった。そのすぐれた業績の1つは，自然発生説の否定に関する有名な実験である。

　生物は自然に発生するものとする自然発生説は，古くからの根強い考え方であった。パスツールの時代になると，ふつうの生物の自然発生を信じる人は少なくなったが，それでもなお細菌のような微生物は自然発生するに違いないという考えをもつ者も少なくはなく，この点について多くの学者が活発な議論を交わしていた。

　パスツールは，有名な「パスツールの鶴首のフラスコ」といわれる細いU字管を付けたフラスコ❹を用いて，空気中の細菌の付着した小さなちりがフラスコの中に入らないようにしておくと，いったん滅菌した肉汁（にくじゅう）は絶対に腐敗しないこと，すなわち肉汁の中で微生物が自然発生をしないことを証明して，自然発生説に関する論議に終止符を打った。また，これらの研究の間に，**加熱滅菌法**と**液体培養法**という，現在の微生物学の基本的技術を確立した点も，彼の大きな功績である。

● **リスターによる外科消毒法の改良**　この業績を引き継いで，イギリスの外科医，**リスター❺**は，フェノール（石炭酸）を消毒薬として用いて外科手術法を改良し，化膿（かのう）の防止に大きな成功をおさめた。これによって，外科手術における感染予防の原理が確立されたといえる。

● **コッホによる純粋培養法**　一方，コッホは**固形培地**（ばいち）を考案し，これを使って**純粋培養** pure culture という，現在の微生物学で日常用いられる基本的な技法を完成した。この技法は，固形培地の上に生じた孤立した個々の**コロニー** colony（集落）はそれぞれ1種類の菌，つまり同一のクローンからなっているので，これらのコロニーを別々にさらに植え継いでいくと（これを**継**（けい）

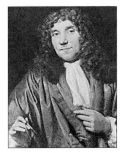
**❶レーウェンフック**
van Leeuwenhoek, A. (1632〜1723)

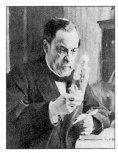
**❷パスツール**
Pasteur, L.(1822〜1895)

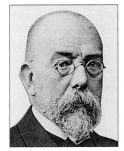
**❸コッホ**
Koch, R.(1843〜1910)

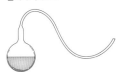
**❹パスツールがつくった鶴首のフラスコ**

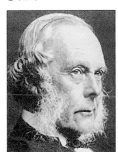
**❺リスター**
Lister, J.(1827〜1912)

代培養という），それぞれ1種類の菌だけからなる菌の集まりをつくることができるというものである。この技法は**分離培養**（●138ページ，NOTE）にも応用され，炭疽菌や結核菌は，この方法を用いて患者の病巣からコッホによって発見された。

● **コッホの条件**　コッホは，これらの病原菌の発見を通じて，のちにコッホの条件として有名になる，ある微生物が特定の感染症の病原体であるとみとめられるための，以下のような条件を考え出した。これらはコッホの3条件ともいわれ，また3を前半と後半に分けて4条件ともいう。

（1）その病気の病変部に必ずその微生物が見いだされること。

（2）その微生物はその病気だけにみられること。

（3）その微生物を純粋培養して，感受性のある動物に接種したとき，もとと同じ病気をおこすこと，さらに，その病変部から必ずその微生物が再び分離培養によって取り出されること。

　この条件は，その後多くの研究者によって多数の感染症の病原体の発見に応用され，19世紀の終わりまでに，今日知られているおもな病原微生物の発見に結びついていった。この条件はこのようにきわめて重要な役割を果たしてきたが，現在では，どの病原体もがこの条件をすべて満足するとは限らず，とくにウイルスや，近年目だって増えている日和見感染症の病原体のなかには，この条件を満足しないものがあることが明らかとなっている。

## 2　感染症の予防と抗毒素の発見

　予防接種はイギリスのジェンナー❶の種痘法の発見に始まるが，さらにパスツールはワクチンによる予防接種の問題を系統的に研究し，炭疽・狂犬病・丹毒などに対する**ワクチン**をつぎつぎにつくり出し，免疫学の基礎を築いた。

　治療に用いる免疫血清の応用は，コッホの門弟である**ベーリング**❷と**北里柴三郎**❸による**破傷風抗毒素**の発見を機に始められた。嫌気性菌である破傷風菌の純粋培養にはじめて成功したのが北里である。ベーリングと北里は，この破傷風菌をウサギに発病しない程度少量ずつ何回かに分けて注射した。その後，このウサギに多量の破傷風菌を注射しても，発病を完全に予防できた。さらに，このウサギの血清を破傷風にかかったことのない別のウサギに注射すると，そのウサギも破傷風を発病しなくなることを発見し，この血清中に含まれる物質を抗毒素と名づけた。ベーリングは，破傷風に対する免疫血清の考え方をジフテリアに応用し，**ジフテリア抗毒素**がヒトの治療にはじめて用いられた。

## 3　ウイルスの発見

　1892年，ロシアの**イワノフスキー**❹は，タバコのモザイク病（タバコの葉にモザイク状に斑点を生じる病気）の病原体が，細菌を通さないはずの素焼きの土でつくった細菌濾過器を通過することを見いだした。その後（1898年），**ベイエリンク**❺は，このことを検証するとともに，細菌より小さくて

**NOTE**
❶ジェンナー
　Jenner, E.(1749～1823)
❷ベーリング
　von Behring, E. A.(1854～1917)
❸北里柴三郎

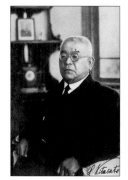
(1852～1931)
❹イワノフスキー
　Iwanowski, D. A.(1864～1920)
❺ベイエリンク
　Beijerinck, M. W.(1851～1931)

光学顕微鏡でみとめることはできないが増殖する病原体が存在するものと考えた。これと時を同じくして，ドイツの**レフレル**❶と**フロシュ**❷は，動物の口蹄疫（こうてい）の病原体がやはり細菌濾過器を通過することを発見した。

　これらの病原体は濾過性病毒 filterable virus または不可視性病毒 invisible virus と名づけられたが，現在は単に**ウイルス** virus といわれている。

　一方，細菌を宿主とするウイルス（バクテリオファージ，◉46ページ）も，イギリスの**トウォート**❸や，フランスの**デレル**❹によって発見された。1935年には，アメリカの**スタンレー**❺がタバコモザイクウイルスを結晶のかたちで取り出すことに成功し，ウイルスの研究に新しい時代を切り開いた。

　1940年代になると，これらの動物・植物および細菌を宿主（しゅくしゅ）（寄生を受ける生物）とするウイルスの研究は，1つの流れとなって急速に進展しはじめた。1950年代以後はつぎつぎと新しいウイルスが分離され，その生物学的性状や宿主との関係が詳しく検討・研究されるようになった。

## 4　感染症治療薬の発見とその後の歩み

● **第1期**　化学療法（◉150ページ）を最初に志し，その目的で化学療法薬を最初に合成したのは，ドイツの化学者，**エールリッヒ**❻である。トリパノソーマ原虫感染マウスに，色素であるトリパンレッドが有効であることを**志賀潔**❼とともに発見し，色素が化学療法薬になりうることを明らかにした。

　次に彼は，有機ヒ素化合物のアトキシール（◉図1-4-a）が梅毒に有効であることを明らかにした。しかし，副作用が強すぎることから，さらに研究を行い，1910年ついに**秦佐八郎**❽とともに，毒性の少ない**サルバルサン** salvarsan（アルスフェナミン arsphenamine）を発見した（◉図1-4-b）。

　この発見以来，合成化学療法薬の研究が急速に進み，トリパノソーマに対するゲルマニン，リーシュマニアに対するアンチモン化合物，マラリア原虫に対するプラスモヒン，アテブリンの発見などが続いた。しかし，細菌に有効な物質は発見されなかった。

● **第2期**　1933年，ドイツの化学者，**ドマク**❾によって，**サルファ剤**が合成された。それまでの研究によって，色素剤が有効なことが知られていたので，ドマクは各種の色素化合物の合成を行った。その結果，赤色プロントジルの有効な部分が，色素とは無関係な**スルファミン** sulfamine（スルファニルアミド；◉図1-4-c）であることが明らかになり，以降，各種の細菌に有効な多数のサルファ剤が合成された。

● **第3期**　イギリスの**フレミング**❿は，ブドウ球菌に対するリゾチーム（◉

□ **NOTE**

❶**レフレル**
　Löffler, F. A. J.
（1852〜1915）
❷**フロシュ**
　Frosch, P.（1860〜
1928）
❸**トウォート**
　Twort, F. W.
（1877〜1950）
❹**デレル**
　d'Hérelle, F. H.
（1873〜1949）
❺**スタンレー**
　Stanley, W. M.
（1904〜71）
❻**エールリッヒ**

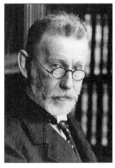

Ehrlich, P.（1854〜1915）
❼**志賀潔**
　（1870〜1957）
❽**秦佐八郎**
　（1873〜1938）
❾**ドマク**
　Domagk, G.（1895〜1964）
❿**フレミング**

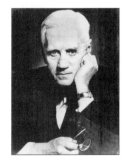

Fleming, A.（1881〜1955）

　　a. アトキシール　　　　b. サルバルサン　　　　c. スルファミン

◉**図1-4　化学療法薬の化学構造**

99ページ)の作用を研究中に，培地中に混入したアオカビの一種であるペニシリウム－ノターツムのコロニーが，ブドウ球菌の発育を抑制していることを偶然発見した。

ついで彼はこのカビを分離，純培養し，その培養濾液がブドウ球菌・レンサ球菌などの増殖を阻止することを報告し，この物質を**ペニシリン** penicillin と命名した(1929年)。しかし，精製が不十分であったため実用化にはいたらなかった。

その後，1940年に**フローリー❶**と**チェイン❷**が共同研究によってペニシリンの精製に成功し，臨床的に応用されるようになった。

1943年には，**ワクスマン❸**によって**ストレプトマイシン** streptomycin が発見され，生物が産生する物質で，他の微生物の発育を阻害するような物質に対して**antibiotic**(**抗生物質**)の名称が提案されて，この言葉が広く使われるようになった。

以来，抗生物質による化学療法時代が幕を開け，微生物，とくに土壌中の真菌や放線菌類のなかから抗生物質を産生するものが多く発見され，その精製・実用化に向けての研究が急速に拡大されていった。

**☰ NOTE**
**❶ フローリー**
Florey, H. W.(1898～1968)
**❷ チェイン**
Chain, E. B.(1906～1979)
**❸ ワクスマン**

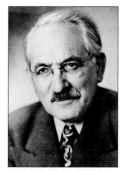

Waksman, S. A. (1888～1973)

---

**✎ work** 復習と課題

❶ 微生物を分類し，それらの大きさを比較しなさい。
❷ 真核生物と原核生物の構造上の違いを述べなさい。
❸ 病原微生物がもつ病原性ということの意味を述べなさい。
❹ コッホの条件について述べなさい。
❺ ウイルスが「濾過性病原体」といわれる理由を述べなさい。

---

**参考文献**
1. 丸山茂徳・磯崎行雄著：生命と地球の歴史(岩波新書)．岩波書店，1998.
2. パストゥール著，山口清三郎訳：自然発生説の検討(岩波文庫)．岩波書店，1970.
3. メチニコフ著，宮村定男訳：近代医学の建設者(岩波文庫)．岩波書店，1968.
4. クリフォード＝ドーベル著，天児和暢訳：レーベンフックの手紙．九州大学出版会，2003.
5. 川喜田愛郎著：パストゥール(岩波新書評伝選)．岩波書店，1995.

第 2 章

細菌の性質

# A 細菌の形態と特徴

　細菌は肉眼では見えないが，染色して顕微鏡で観察すると，さまざまな形態や細胞の並び方が見られる。さらに電子顕微鏡によって，より細かい構造も観察できるようになった。この章では細菌の形態と構造を学ぶが，必ず機能と関連づけて学ぶことが大切である。

## 1 大きさ・形・空間配列

　細菌 bacterium（複数形は bacteria）は，種類によって形・大きさ・空間配列がある程度一定しており，細菌の分類や感染症の診断に有用な特徴となっている。ただし，これらの特徴は培養の条件・日数，遺伝子の変異などによって変化することがあるので，注意しなければならない。

● **大きさ**　細菌は光学顕微鏡で見ることができる微小な単細胞生物で，大きさは 0.5 μm から 30 μm ぐらいまでであるが，大部分は 1 μm から 4〜5 μm の間にある。大きさの単位としては，μm，nm が主として用いられる（●4ページ，NOTE）。

● **形**　形は，球状（**球菌** coccus），杆状（**桿菌** bacillus または杆菌），らせん状（**らせん菌**）の3つに大きく分類される（●図2-1）。

　球菌にも正円形，三角形（ランセット形），ソラマメ形などがある。

　桿菌は長径が短径よりも長く棒状をしているが，長径と短径がほぼ等しく球菌に見える桿菌（球桿菌 coccobacillus）もある。桿菌には，菌端が半円形をしているものや直角になっているもの，しだいにとがっていって紡錘形をなすものなどがある。

　らせん菌のうち，ビブリオは桿菌の一種に入れられることもある。平面的にはバナナ状に曲がって見えるが，立体的には菌の長軸に沿って菌体が半回転ほどねじれた形をしている。スピリルムおよびスピロヘータは，長軸に沿って菌体が数回から十数回，回転してらせん状になったもので，そのねじれのピッチの間隔，菌体の大きさなどは菌の種類によってほぼ一定している。

● **空間配列**　細菌を顕微鏡で観察すると，菌の種類によってそれぞれ特徴ある空間配列をしている場合が多い。たとえば球菌については，ブドウの房状に配列するもの（ブドウ球菌），真珠のネックレスのように連なるもの（レ

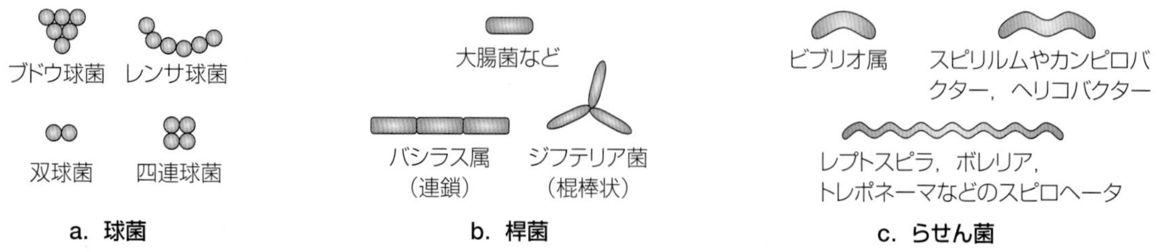

ブドウ球菌　レンサ球菌

双球菌　四連球菌

a. 球菌

大腸菌など

バシラス属　ジフテリア菌
（連鎖）　（棍棒状）

b. 桿菌

ビブリオ属　スピリルムやカンピロバクター，ヘリコバクター

レプトスピラ，ボレリア，トレポネーマなどのスピロヘータ

c. らせん菌

●図2-1　細菌の形態と配列

ンサ〔連鎖〕球菌），必ず2個または4個ずつ，あるいは8個ずつ向かい合う
もの（双球菌 diplococcus，四連球菌 tetragena，八連球菌 sarcina）などが知られ
ている。このような配列は，それぞれの細菌の分裂様式の特性によるもので
ある。また，桿菌については，連鎖状に配列するもの（炭疽菌），L，Y，V，
W の文字のように配列するもの（ジフテリア菌）などがある。

# 2 染色性

　細菌の形状は，細菌をスライドガラス上で火炎やアルコールで**固定❶**し，
塩基性アニリン色素（クリスタルバイオレットやフクシン）で**染色**して，顕微
鏡で観察する。

　細菌を生きたまま観察するには，特殊な装置（位相差顕微鏡・暗視野顕微
鏡）を用いなくてはならないが，染色すると通常の光学顕微鏡でも観察する
ことができる。さらに色素および染色法を選択すれば，菌の種類によっては
染め分けが可能である。菌の種類の同定に用いられるこのような染色法を**鑑
別染色法**といい，**グラム** Gram **染色法**（●図 2-2），**抗酸染色法**などがある。

● **グラム染色法**　とくにグラム染色法は重要で，細菌はグラム染色によっ
て，紫色に染まる**グラム陽性菌**と，赤色に染まる**グラム陰性菌**に大別される。
この染色性の違いは，細胞壁の構造の違いによる。また，染色法によって得
られる形・大きさ・配列・染色性などは，他の生化学的特徴とともに細菌学
的診断に不可欠である（●139ページ）。なお，真菌（カビや酵母）はグラム陽
性，ヒトを含む高等動物の細胞はグラム陰性である。

NOTE

❶**固定** fixation

　ここでは，スライドガラ
ス上に細菌をくっつけて，
菌体が染色中に流されない
ようにするという意味と，
タンパク質を凝固させて，
染色過程で細菌の細胞構造
がこわれないようにすると
いう意味の2つがある。

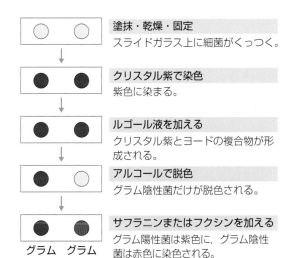

塗抹・乾燥・固定
スライドガラス上に細菌がくっつく。

クリスタル紫で染色
紫色に染まる。

ルゴール液を加える
クリスタル紫とヨードの複合物が形
成される。

アルコールで脱色
グラム陰性菌だけが脱色される。

サフラニンまたはフクシンを加える
グラム陽性菌は紫色に，グラム陰性
菌は赤色に染色される。

グラム陽性　グラム陰性

**a. グラム染色の手順**

**b. ブドウ球菌と大腸菌の混液のグラム染色像**
紫色のグラム陽性球菌がブドウ球菌，赤色のグラム陰性桿
菌が大腸菌である。
（写真提供：小川みどり博士）

●**図 2-2　グラム染色**

# 3 構造と機能

## 1 細菌細胞の全体的な構造

近年, 電子顕微鏡技術の発展とともに, 細菌のような小さな生物もその内部の構造はかなり複雑であることがわかってきた。電子顕微鏡で見た細菌細胞(菌体ともいう)を模型的に示すと, おおよそ●図2-3 のようになっている。

細菌の**細胞質** cytoplasm を包んでいるのが, 脂質二重膜からなる**細胞膜** cell membrane であり, その外側には**細胞壁** cell wall がある。グラム陽性菌の細胞壁が厚いペプチドグリカン層からなるのに対し, グラム陰性菌の細胞壁は**外膜**とその内側にある薄いペプチドグリカン層からなる(●図2-4)。グラム陰性菌の細胞膜は, 外膜と区別するために**内膜**ともよばれる。細胞質の中には

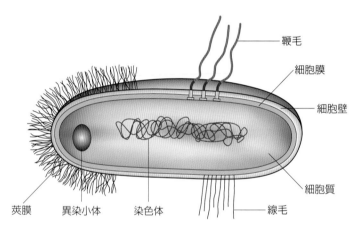

鞭毛
細胞膜
細胞壁
細胞質
線毛

莢膜　異染小体　染色体

●図2-3　細菌の構造模型

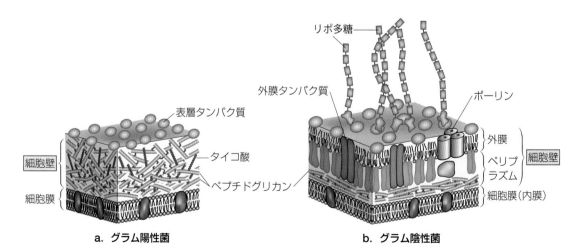

リポ多糖
外膜タンパク質
ポーリン
表層タンパク質
外膜
細胞壁
ペリプラズム
タイコ酸
ペプチドグリカン
細胞膜
細胞膜(内膜)

a. グラム陽性菌　　　　　　b. グラム陰性菌

●図2-4　ペプチドグリカンの構造
グラム陽性菌の細胞壁はペプチドグリカンを大量に含むので, クリスタル紫(クリスタルバイオレット)とヨードの複合体がアルコールで脱色されない。そのため, グラム陽性菌はグラム染色では紫色に染まる。

**染色体** chromosome があるが，核膜で包まれていないため**核様体** nucleoid ともよばれる。

　このような構造はほとんどの細菌に共通であるが，菌の種類によってはその他の付属物をもつものがある。たとえば，細胞壁の外側に**莢膜** capsule または**粘液層** slime layer をもつものがあり，運動を行う菌には**鞭毛** flagellum がある。そのほか，菌体の周囲に細い**線毛** fimbria(pilus)をもつものがある。

　細胞質には，いろいろな栄養分が**顆粒**となって存在することがある。また，ある種の菌では生活環の一部として**芽胞**を形成するものがある(◉次ページ)。

## 2 菌体各部のなりたちと組成

● **細胞壁**　細胞壁は**多糖** polysaccharide を主成分とする強固な厚い膜で，細菌が菌体を一定の形に保持するのを支えている(◉図2-4)。また細菌は内部の浸透圧が高く，細胞壁はこの圧による破壊作用から菌体をまもっている。細胞壁がこわれたり，細胞壁の合成が不完全であったりすると，細菌はみずからの高い浸透圧に耐えられず破壊される。

　細胞壁の構造と成分の構成は，グラム陽性菌とグラム陰性菌とでかなり異なるが，どちらにも共通して存在するのが，**ペプチドグリカン** peptidoglycan とよばれる，多糖とペプチド peptide からなる化合物である(◉図2-5)。これが，細胞壁にかたさを与えて菌体を保護している重要な物質である。

　グラム陰性菌の細胞壁は，グラム陽性菌の細胞壁よりもペプチドグリカンの量が少ない。そのいちばん外側には**外膜** outer membrane とよばれる，細胞膜に似た膜構造がある(◉図2-6)。その成分の1つである**リポ多糖** lipopolysaccharide(**LPS**)は，菌体の抗原(**O抗原❶**)となり，また内毒素(◉80

**NOTE**
❶ **O抗原**
　グラム陰性菌がもつ3つの表層抗原(O, H, K)の1つで，菌体抗原ともいう。Oは ohne Hauch(ドイツ語)に由来し，Hauch(吐く息によってできるガラス面のくもり)のない状態の意味。

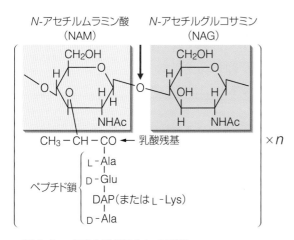

◉**図2-5　ペプチドグリカンの構造**
血清・卵白などに含まれる酵素のリゾチーム lysozyme は，ペプチドグリカンを溶かし，菌を破壊する(➡ が作用点)。抗菌薬の一種であるペニシリンは，ペプチドグリカンの合成を阻害し，その結果，菌を破壊する)。
DAP：ジアミノピメリン酸

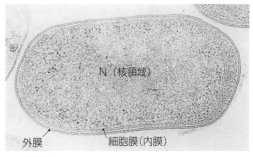

a. **大腸菌**

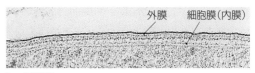

b. **緑膿菌**

◉**図2-6　グラム陰性菌の外膜と細胞膜の切片像**

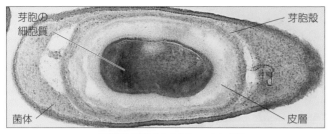

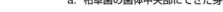

a. 枯草菌の菌体中央部にできた芽胞

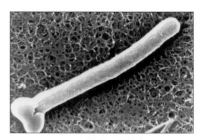

b. 芽胞の発芽

**○図2-7 芽胞の電子顕微鏡像**

ページ)としての作用ももっている。

　外膜には**外膜タンパク質**とよばれる一群のタンパク質が存在し，外膜のさまざまな機能に関与している。そのなかでもとくに量の多いものは**主要外膜タンパク質**とよばれていて，外膜に埋め込まれて管のような構造をつくっている。細胞内外の低分子物質は，この管を通って外膜を通過することができる。このような管状構造をつくるタンパク質を一般に**ポーリン❶**とよんでいる。

● **細胞質**　細胞質は，薄い半透性の細胞膜でおおわれ，内部はリボソームribosome と mRNA，tRNA，酵素タンパク質などの高分子物質，および液体成分からなる。リボソームは RNA とタンパク質からなる顆粒で，タンパク質合成の場である。染色体は環状の二本鎖 DNA 分子であるが，核膜で包まれていない点が真核生物の核と異なっている。そのほか小胞体・ミトコンドリアなどの細胞小器官も存在しない❷。

● **芽胞**　一部の細菌は，発育環境がわるくなると抵抗性の強い**芽胞** spore とよばれる構造体を菌体中に形成し，生命の維持をはかる(○図2-7-a)。芽胞の内部は極端に圧縮され，水分の含量が 30％程度と少なくなっているが，この中に染色体のコピーが含まれる。芽胞には芽胞殻・皮層とよばれる2種類の厚い層があり，内部への水の浸入を防いでいる。このため乾燥・熱・薬品などに対して非常に抵抗力が強い。芽胞の熱抵抗性は医学的にも重要で，完全に殺すには高圧蒸気滅菌器(オートクレーブ)を用い2気圧・121℃で20分間の加熱が必要である(○127ページ)。

　細菌は芽胞のままでは増殖することができないが，環境が生存に適した状態になると内部に水分が浸入し，芽胞から通常の細菌が出てきて(発芽という)，再び増殖を始める(○図2-7-b)。増殖ができる通常の活動型の細菌を**栄養型** vegitative form とよび，芽胞を**耐久型**あるいは**休眠型**とよぶ。

　芽胞をつくる細菌は自然界に多種類存在するが，すべて**グラム陽性菌**である。そのなかで病原菌が含まれる属は，クロストリジウム属(破傷風菌・ボツリヌス菌・ウェルシュ菌など)，クロストリジオイデス属(クロストリジオイデス–ディフィシレ)，バシラス属(炭疽菌・セレウス菌など)の3属である。芽胞が形成される位置と大きさは菌種によって異なるので，鑑別に利用される。

NOTE

**❶ポーリン** porin
　穴 pore をつくるタンパク質の意味。βバレルとよばれる円筒形の構造をもつ。

NOTE

**❷**膜構造のかわりの機能をもつ液相 droplet が発達していると考えられている。

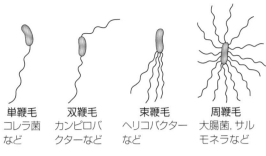

単鞭毛
コレラ菌
など

双鞭毛
カンピロバ
クターなど

束鞭毛
ヘリコバクター
など

周鞭毛
大腸菌，サル
モネラなど

▷図 2-8　鞭毛の数と位置

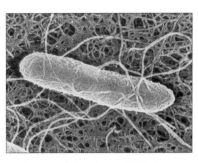

▷図 2-9　サルモネラの周鞭毛

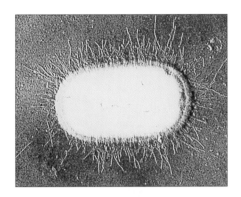

▷図 2-10　大腸菌の線毛

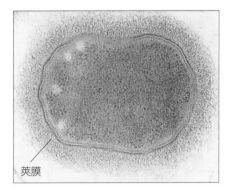

萊膜

▷図 2-11　肺炎桿菌の萊膜の電顕像
周囲が厚い萊膜におおわれている。

● **鞭毛**　運動性のある細菌は，菌体の周囲に 1 本から数十本の**鞭毛**をもっ
ていて，鞭毛を回転させて運動をする。鞭毛はタンパク質でできており，数
および位置は菌の種類によって一定している(▷図2-8)。コイル状にねじれ
ており，平面的には波状に見える(▷図2-9)。原虫などの真核生物がもつ鞭
毛とは構造が異なる。鞭毛はタンパク質なので，よい抗原となり，**H 抗原**
❶といわれる。化学走性(▷28ページ)のほか，細胞への付着にも必要である。
● **線毛**　線毛は鞭毛より細く，かつ 1 つの菌がもつ数も多いが，運動性と
は関係がない(▷図2-10)。形状は波形を示さず，直線的な構造をしている。
菌が組織などの表面に付着するための器官と考えられている。

　生理的な排除機構がはたらいている尿路・消化管などへの感染には，組織
表面に付着するための定着因子として線毛が必要である(▷74ページ)。これ
は**定着線毛**ともよばれ，病原因子の 1 つとして重要である。そのほか，細菌
を互いに接合させ，遺伝子の受け渡しをする機能をもった線毛もあり，**性線
毛** sex pilus または**接合線毛** conjugative pilus とよばれる。
● **萊膜**　菌体の細胞壁の外側を一般に多糖(ときにタンパク質)がさらに包
んでいることがあり，これを 萊 膜という(▷図2-11)。この萊膜には弱いな
がら抗原性があり，**K 抗原**❷とよばれている。

　萊膜は，白血球などによる宿主の攻撃に対して抵抗性(抗貪食作用)を示し，
菌の毒力を強めている(▷76ページ)。萊膜をもつ代表的な菌として，肺炎球

🔲 NOTE

❶ H 抗原
　ドイツ語の Hauch (▷
17 ページ，NOTE) に由
来する。

🔲 NOTE

❷ K 抗原
　ドイツ語の Kapsel (萊
膜) に由来する。萊膜抗原
ともよばれる。

菌・肺炎桿菌・炭疽菌などがある。ペスト菌の場合は特殊で，**エンベロープ** envelope とよばれるタンパク質性の膜がある。

 # 4 菌体の化学的組成

● **菌体の組成**　細菌の菌体は重さで水分を約80%含み，元素としては炭素が乾燥重量の45〜55%，リンが2.5〜5%，窒素が8〜15%を占め，ミネラルも1.3〜1.9%含まれている。窒素は大部分が菌体タンパク質の成分として用いられ，炭素はタンパク質・多糖・脂質などの有機物の主成分である。リンは核酸やリン脂質の成分である。

● **菌体タンパク質**　菌体乾燥重量の50〜75%をタンパク質が占める。構造タンパク質として存在するほか，酵素としてさまざまな代謝に関与し，また膜タンパク質として膜内外での物質輸送を担っている。そのほかリボソームを構成し，タンパク質の合成に関与している。

● **核酸**　核酸は DNA（デオキシリボ核酸 deoxyribonucleic acid）と RNA（リボ核酸 ribonucleic acid）の2種類からなる。DNA は染色体やプラスミド（●30ページ）を構成する。RNA はメッセンジャー messenger RNA（伝令 RNA；mRNA），トランスファー transfer RNA（転移 RNA；tRNA）として細胞質内に存在し，さらにリボソーム ribosome RNA（rRNA）としてリボソームを構成し，タンパク質合成に重要な役割を果たしている。

● **多糖**　菌体に含まれる多糖は乾燥重量の10〜30%で，その大部分は細胞壁の構成成分である。菌の種類によっては，莢膜・粘液層として多糖を多く含有するものもある。

● **脂質**　菌体に含まれる脂質は乾燥重量の10〜20%である。細胞膜の主要成分であり，タンパク質や多糖と結合して細胞膜や細胞壁を構成する。結核菌では菌体の約40%が脂質で，細胞壁に多量のろう・脂肪酸・リン脂質をもっている。

# B 培養環境と栄養

　人工の培地を用いて細菌を増殖させる**培養**には，それぞれの細菌に適した環境と栄養が必要である。環境としては，温度，湿度，pH，酸素の濃度，塩分の濃度などがある。栄養としては，細菌の種類によって，有機化合物が必要なものや，無機化合物だけで増殖できるもの，さらにビタミンなどの微量栄養素を必要とするものなどがある。これらの条件は菌の種類によって著しく異なるので，どのような菌を培養するかによって，利用する培地が決まってくる。

# 1 物理的・化学的環境

● **湿度** 発育・増殖に必要な栄養素は水にとけて吸収されるので，細菌の生育には高い湿度が必要である。そのため，培地（●23ページ）は多量の水分を含んでいることが必要である。

食物を保存する場合に，これを利用して細菌が発育・増殖しないように，干物にするなどの乾燥させる加工法が行われている。しかし，細菌によっては，乾燥は増殖を停止させることはできても，死滅させることはできない場合がある。

● **温度** 細菌の発育・増殖には一定の温度が必要で，大部分の病原細菌は宿主（ヒト）の体内温度付近，すなわち35〜37℃で最もさかんに発育・増殖する。このように発育・増殖に最も適した温度域を**至適温度** optimum temperature といい，細菌の種類によってそれぞれ決まっている。

また，至適温度よりも発育増殖率は低下するが，発育・増殖がおこりうる温度域を**発育温度域**という。生体への寄生性が強い淋菌は35〜37℃，自然界でも生存できるブドウ球菌は12〜45℃というように，菌の種類によって発育温度域は異なる。リステリア−モノサイトゲネスや腸炎エルシニアは5℃でも増殖できるので，食物を保存するときには注意しなければならない。

また海水中の細菌のなかには好低温菌があり，これらは0℃でも発育・増殖することができる。一方，温泉中の硫黄（イオウ）細菌のように至適温度が50〜65℃で，発育温度域が40〜70℃である好高温菌もいる。

病原細菌の多くは，60℃で30分間加熱すれば死滅する。一方，単なる低温，たとえば4℃以下にした場合，細菌の代謝はとまるが，死滅することはない。このため，低温度ではかなりの長期間，細菌を保存することが可能である。

● **pH** すべての生物は，その細胞が接する水に，一定範囲の水素イオン濃度（**pH**）を必要とする。私たちの血液の pH は 7.4 前後（7.4 ± 0.05）に保たれ，それをこえるわずかな変動も生命の危険を意味する。細菌の場合も同様で，生活環境の pH が発育・増殖および生命の維持に大きな意味をもっている。

そのため，細菌を培養するにも，培地の pH を一定に調整し，保持する必要がある。発育が可能な pH 域を**発育 pH 域**といい，そのうちで発育・増殖に最も適した pH を**至適 pH** という。これらは細菌の種類によって異なり，とくに酸性に強い乳酸桿菌，弱アルカリ性でも発育できるコレラ菌などがあるが，多くの病原細菌の至適 pH は，ヒトの生体内の pH とほとんど一致して中性または弱アルカリ性である。

● **酸素** 生物にとって酸素は，それを利用して酸素呼吸（好気呼吸）を行い多くのエネルギーを得るという有利な面と，酸素呼吸に伴って出る活性酸素の毒性にみまわれるという不利な面の両面をもち，いつもこのジレンマを生きている。細菌も例外ではない。細菌は，酸素がなければ増殖できない**好気性菌** aerobe，酸素があると増殖できない**嫌気性菌** anaerobe（偏性嫌気性菌），

酸素があってもなくても増殖できる**通性菌** facultative bacterium（通性嫌気性菌）の3つに大別できる。

[1] **好気性菌**　電子伝達系（◉25ページ）の最終電子受容体として酸素を使う、すなわち酸素呼吸を行う細菌で、緑膿菌・レジオネラ・結核菌などがある。ただし、緑膿菌は酸素のかわりにフマル酸や硝酸イオン（$NO_3^-$）を最終電子受容体とすることができ、これを**嫌気呼吸**という。しかし、いずれにしても電子伝達系が稼働（かどう）する。さらに好気性菌はスーパーオキシドジスムターゼ（SOD）、カタラーゼ、ペルオキシダーゼなど、活性酸素を消去する酵素系をもっていて、酸素の毒性から逃れている。

[2] **嫌気性菌**　酸素のない条件下でしか増殖できない細菌で、すべて**発酵**（はっこう）による代謝を行い、ふつう酸素存在下ではたらく電子伝達系をもっていない。活性酸素の毒性を消去する酵素系をもたないものが多く、酸素に触れると増殖できない。

[3] **通性菌**　好気的条件下では解糖系とクエン酸回路、電子伝達系を使った呼吸を行い、嫌気的条件下では混合有機酸発酵などの発酵を行う。

● **二酸化炭素**　たとえば淋菌・カンピロバクターなど、二酸化炭素を炭素源として利用しうるものがあるが、このような細菌には大気中の二酸化炭素濃度（約0.03%）では低すぎて利用しにくい。そこで、培養に際しては、二酸化炭素を加えた密閉容器を用いて二酸化炭素の濃度を高める方法がある。

# 2　栄養と代謝

　細菌が生命を保ち、増殖するためには、外界から栄養素を低分子のかたちで取り入れ、これを酵素のはたらきで化学的に変換して、いろいろな菌体構成成分として合成しなければならない。このような、物質合成に向かう過程を**同化作用** anabolism という。一方、同化作用や運動を行うのに必要なエネルギーを供給するために、糖類などを分解しなければならない。このような分解に向かうはたらきを**異化作用** catabolism という（◉図2-12）。

　同化作用と異化作用の複雑な化学反応は菌体内で共役（きょうやく）[●]して行われる。このような一連の化学反応を**物質代謝**（または単に**代謝** metabolism）という。

□ NOTE
❶**共役** coupling
　ある反応の生成物がもう一方の反応の基質（酵素反応で作用を受ける物質）となるような関係が互いになりたつとき、これらの反応は共役しているという。

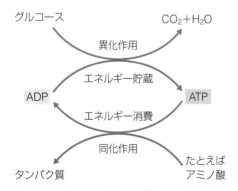

◉**図2-12　細菌のエネルギー代謝**

## 1　栄養

● **エネルギー源**　細菌も，増殖・代謝・運動などにエネルギーを必要とする。エネルギーを産生する方法によって，化学物質がもつ化学エネルギーを取り出して利用する**化学合成細菌**と，光のエネルギーを利用する**光合成細菌**がある。化学合成細菌には，エネルギーを取り出せる化合物が有機物質に限られる**有機栄養細菌**と，無機物質からもエネルギーを取り出せる**無機栄養細菌**がある。病原細菌はすべて有機栄養細菌である。

● **菌体成分のもとになる物質**　菌体を構成している化合物は核酸・タンパク質・脂質・糖質などであり，細菌は簡単な化学物質からこれらの有機化合物を合成する。これらの物質の骨格となるのは炭素化合物であるが，この炭素原子をもっぱら自分以外の有機物から得ている細菌と，無機物の炭素（おもに二酸化炭素）をも利用して得ている細菌とがあり，それぞれ**従属栄養細菌**，**独立栄養細菌**（自家栄養細菌）とよんでいる。病原細菌はすべて従属栄養細菌であり，栄養素として有機化合物が必要である。

　窒素も細菌の構成要素として重要で，アミノ酸・核酸は窒素を含んだ化合物である。この窒素源としては，空気中の窒素からアンモニアを合成して利用する菌や，空気中の窒素は直接利用できずアンモニアのような簡単な化合物を必要とする菌，これも利用できず特定のアミノ酸を必要とする菌などがある。

● **無機塩類**　細菌の増殖には無機塩類が必要である。ナトリウム（Na），カリウム（K）は細菌の浸透圧の調整に関与し，リン（P）は浸透圧に関与するほかにアデノシン三リン酸（ATP）や核酸・リン脂質の成分となる。鉄（Fe）は各種の補酵素の重要な成分である。そのほか，マグネシウム（Mg），マンガン（Mn），モリブデン（Mo）などが必要となる。

● **ビタミン**　細菌がみずから合成することができず，しかも微量であるが発育に不可欠の栄養素をビタミンまたは発育素といい，酵素の補酵素としての役割をもっている。ビタミンのはたらきはヒトにおけるそれと同じで，パラアミノ安息香酸，パントテン酸，ニコチン酸，葉酸，ビタミン $B_1$・$B_2$・$B_6$・$B_{12}$ などがある。

## 2　培地

　以上のことから，細菌を培養する際に用いる**培地** culture medium には，浸透圧と pH の調整のために Na，K，リン酸塩，炭酸塩などの塩類が，エネルギー源あるいは炭素源としてグルコース（ブドウ糖）が，窒素源として塩化アンモニウムや動物組織の分解物（ペプトン）などが加えられる。当然のことながら，培養しようとする菌がどのような化合物を利用できるかによって，加える物質も異なってくる。目的とする細菌のみを選択的に培養し，その他の菌の増殖を抑制する培地を**選択培地**という。

● **固形培地と液体培地**　培地には，**固形培地** solid medium と，**液体培地** liquid medium がある。培地を固めて液状の培地を固形培地にするには，寒天

agar を使用する。寒天は海草の成分で，おもにアガロースとアガロペクチンという多糖からなる。100℃前後でとけ，冷やすと固まるという性質があり，30〜40℃で培養してもとけることはなく，細菌の培養に適している。海中の細菌には分解できるものがあるが，病原細菌は分解できないという性質も寒天が利用される理由である。

## 3　エネルギー産生

● **ATP の産生**　生体内でのエネルギー産生は，主としてグルコース（ブドウ糖）の酵素的分解によって行われる。これは細菌であってもヒトの細胞であっても，同じである。そのときに放出される自由エネルギーは，アデノシン三リン酸（ATP）中の高エネルギーリン酸結合（〜P）のかたちで貯蔵される。

● **プロトン駆動力**　細菌はこのほか，細胞膜の内外にできた $H^+$（プロトン）の濃度勾配によって生じる電気化学ポテンシャルを，エネルギーとして使っている。このエネルギーは，プロトンが荷電をもった物質としてもつ電気エネルギーに，溶質としてのプロトンの濃度勾配によって生じる浸透圧エネルギーが加算されたもので，**プロトン駆動力**という。膜を境にして電池ができるようなもので，膜の物質輸送のエネルギー源として ATP とともに用いられる。

## 4　物質代謝

● **解糖と呼吸**　グルコースの分解過程は2段階からなっており，無酸素の状態で行われる第1段階を**解糖** glycolysis といい，ここで1分子のグルコースから2分子のピルビン酸を生じる。この反応系を**解糖系**とよぶ。第2の段階では，酸素の存在下でピルビン酸はアセチル CoA を経て**クエン酸回路**に入り，完全に酸化的分解を受けて二酸化炭素と水を生じる（$C_6H_{12}O_6 + 6O_2 \rightarrow 6CO_2 + 6H_2O$）。

　クエン酸回路で生じた NADH がもつ電子または水素原子のエネルギーは，**電子伝達系**で ATP に変換され，最後に酸素に受け取られて水となる。この過程を**呼吸** respiration という。

● **発酵**　大部分の嫌気性菌および通性菌は，酸素の供給がないか，あるいは少ない状態では，解糖系だけを用いてグルコースを分解する。そのためグルコースは完全には酸化されず，解糖系で生じたピルビン酸からさらに各種のアルコール・酸などの有機物がつくられる。このように酸素を用いないで行われる糖質（炭水化物）の分解を**発酵** fermentation という（●図 2-13）。

　どのような有機物ができるのかは，細菌のもつ酵素によって決まっている。たとえば乳酸菌はほかの酸をつくらず，ほとんど乳酸だけを産生する（乳酸発酵）。大腸菌などは乳酸だけでなく，酢酸，蟻酸，コハク酸，エタノールなども産生する（混合有機酸発酵）。

● **腐敗**　病原細菌の多くはさまざまな有機酸の混合物をつくり出すが，なかには酸ではなくアルデヒド化合物を産生するものもある。タンパク質が細菌の酵素の作用によって分解されてアミノ酸のカルボキシ基（−COOH）が外

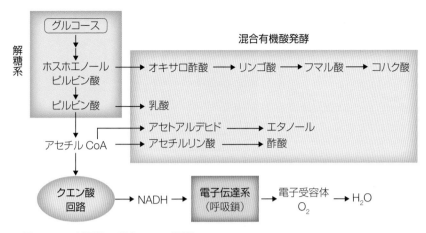

● **図 2-13　大腸菌のグルコース代謝**

れると，アミンになる。また，アミノ酸が分解されてアミノ基($-NH_2$)が外れると，アンモニア($NH_3$)が生じる。硫黄を含んだアミノ酸が分解されると，硫化水素($H_2S$)が産生される。これらの物質はヒトに有害で，不快な臭気がある。このように，タンパク質や窒素を含む化合物が微生物の作用で嫌気的に分解されて悪臭物質を生じる現象を，**腐敗** putrefaction という。

# 3　分裂と増殖

　植物や動物が個体を増やすときは減数分裂を行い，精細胞と卵細胞をつくり，両者の接合によって子孫を残すという方法をとるが，細菌の増殖はこれとは根本的に異なる**二分裂** binary fission という様式をとる。

● **二分裂と増殖**　ATP として保存されたエネルギーは，高エネルギーリン酸結合が外れて ATP が ADP（アデノシン二リン酸）または AMP（アデノシン一リン酸）になることによって取り出される。このエネルギーを使って多くの同化作用が営まれる。その最大の同化作用は**増殖** multiplication である。

　アミノ酸は ATP と反応して，アミノアシル AMP のかたちでタンパク質の合成に向かう。同様のエネルギー供給を受けて，核酸や細胞壁の多糖の合成が進む。菌体の分裂の前にまず染色体の複製がおこり，1 つの細胞に 2 つの染色体が存在する状態が生じる。やがて菌体がくびれて隔壁が生じ，菌は 2 つに分裂する（二分裂；● 図 2-14）。この二分裂の繰り返しが増殖である。

● **コロニー（集落）の形成**　二分裂によって生まれた子孫の細胞は，遺伝的に親とまったく同じであり，**クローン** clone（● 92 ページ，NOTE）とよばれる。

　栄養が十分に補給され，温度・pH が適当であれば，多くの細菌は 30 分に一度程度の回数で分裂を繰り返すので，20 時間以上たつと細胞の数は固形培地上で 10 億〜100 億個に達し，肉眼で見えるほどの細菌の集団をつくる。これを**コロニー** colony（**集落**）とよんでいるが，そのコロニーに含まれる細菌はすべて 1 つのクローンと考えてよい。コロニーの形，大きさ，色，表面の性状などは，それぞれの菌種で特徴をもっているので，種の判定にも利

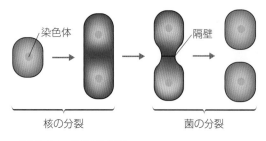

▶図2-14　細菌の分裂

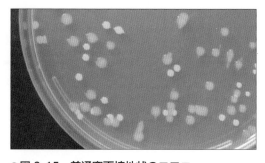

▶図2-15　普通寒天培地状のコロニー

乳白色のものが大腸菌の，黄色のものが黄色ブドウ球菌のコロニーである。
（写真提供：小川みどり博士）

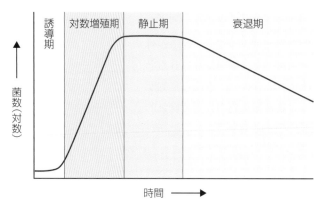

▶図2-16　細菌の増殖曲線（液体培地の場合）

用できる（▶図2-15）。

● **増殖曲線**　細菌の増殖過程には，4つの期 phase がある（▶図2-16）。十分な栄養をもっている新しい液体培地に菌を植える（接種）と，ある時間菌数が増加しない時期（**誘導期** lag phase）があり，次に二分裂を繰り返して活発に増殖する時期（**対数増殖期** logarithmic growth phase または log phase）に移行する。対数増殖期が進むと環境内の栄養分が少なくなり，代謝産物が蓄積して pH が変化し，ついには菌は増殖を停止する（**静止期** stationary phase）。この時期を過ぎると菌は死滅に向かい，生菌数はしだいに減少する（**衰退期** decline phase）。

● **世代時間**　分裂から次の分裂までを1世代という。培養の条件を一定にすればその時間は菌種によって決まっており，これを**世代時間** generation time という。培養の条件を最適にした場合，多くの菌では世代時間は約30分であるが，結核菌のように発育の遅い菌では十数時間かかる。

# 4　物質輸送

細菌は，同化やエネルギーの産生に必要な物質を環境中から取り込み，逆

に細菌にとって不利なもの，不要・過剰なものは体外に排出しなければならない。排出機能は菌体内のホメオスタシス(恒常性)の維持や感染に必要であるとともに，化学療法薬や重金属などの有害物質から菌体をまもっている。これらの営みに加えてタンパク毒素を分泌したり，遺伝子を体外に移行させたりするために，さまざまな物質輸送機構を備えている。菌体内外への物質輸送は，細胞膜を境にした次のような経路を通して行われる。

● **チャネル**　膜タンパク質が親水性の孔をつくり，物質が拡散**❶**によってここを移動する。グラム陰性菌のポーリン(◖18ページ)もこれである。

● **キャリア型ファシリテーター**　細胞膜の片側で基質**❷**と結合して膜の反対側へ移動し，ここで離れることによって基質を出し入れするものである。1つの物質を輸送するもの，2つの物質を同じ方向へ輸送するもの，2つの物質を反対方向へ輸送する逆方向性のものがある。薬剤耐性の原因となる薬物排出ポンプは，薬剤とH⁺(プロトン)の逆方向性のものである。

● **ATP 駆動性能動輸送系**　次の2つがある。

［1］**ABC❸トランスポーター**　栄養素，金属イオン(とくに鉄イオンのシデロフォア**❹**)の取り込み，細胞壁成分の細胞表層への輸送，タンパク質の分泌などを行う。

［2］**タンパク質分泌装置**　細菌が菌体内でつくるタンパク質(ときには遺伝子も含む)を菌体外に分泌する装置で，ある種のものは外毒素(◖77ページ)の分泌に関与し，グラム陰性菌ではⅠ～Ⅳ型がよく知られている(◖図2-17)。いずれもATPを駆動力として使って能動輸送を行う。

Ⅰ型は，細胞質内から直接細胞外に分泌されるものである。

Ⅱ型は，シグナル配列とよばれるペプチド鎖をもったタンパク質が分泌されるものである。シグナル配列に導かれて内膜を通ったタンパク質は，**ペリプラズム❺**とよばれる空間でシグナル配列を切り離し，残りのタンパク質本体だけが外膜を通って分泌される。

Ⅲ型は，鞭毛の基部と共通の構造をなし注射針のような形となっており，

**NOTE**

**❶拡散** diffusion
　濃度勾配に従って濃度の高いところから低いところへ溶質が自然に移動する現象。エネルギーを使って行う能動輸送 active transport に対する概念である。

**❷基質**
　酵素や輸送タンパク質のような機能性タンパク質が作用するときの対象となる物質のこと。一般にさまざまな程度の特異性がみられる。

**❸ABC**
　ATP-binding cassette の略。ATP結合カセット。

**❹シデロフォア** siderophore
　侵入性の細菌が産生する物質で，鉄を輸送する(◖75ページ)。

**❺ペリプラズム** periplasm
　ペリプラズム間隙ともいう。大腸菌などのグラム陰性菌にある，細胞膜(内膜)と細胞壁(外膜)との間のスペース(◖16ページ，図2-4)。

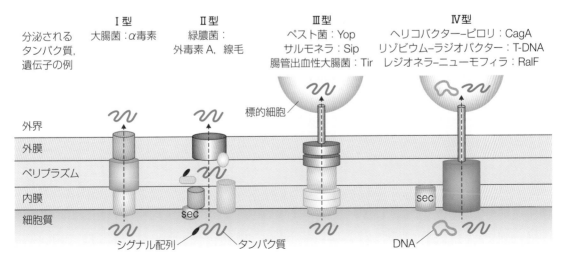

|  | Ⅰ型 | Ⅱ型 | Ⅲ型 | Ⅳ型 |
|---|---|---|---|---|
| 分泌されるタンパク質，遺伝子の例 | 大腸菌：α毒素 | 緑膿菌：外毒素A，線毛 | ペスト菌：Yop<br>サルモネラ：Sip<br>腸管出血性大腸菌：Tir | ヘリコバクター-ピロリ：CagA<br>リゾビウム-ラジオバクター：T-DNA<br>レジオネラ-ニューモフィラ：RalF |

◖**図2-17**　グラム陰性菌のタンパク質分泌装置(Ⅰ～Ⅳ型)

宿主細胞内に直接タンパク質を注入し，細胞機能を障害する。このとき分泌されるタンパク質は，外毒素といわず**エフェクター分子**❶effector molecule とよんでいる。細胞外に出ないので，免疫学的認識を受けず抗体ができない。

　Ⅳ型は，タンパク質とDNAの両方を分泌することができるもので，接合線毛と共通の装置をもっている。このシステムも宿主細胞内に直接エフェクター分子を送り込むことができる。

　なお，Ⅰ～Ⅳ型のほかにⅤ～Ⅸ型のタンパク質分泌装置が近年の研究で発見され，構造・機能の解析が進められている。このうちⅦ型は結核菌をはじめとするグラム陽性菌に広くみつかっているが，一般にグラム陽性菌のタンパク質分泌装置にはまだ不明な点が多い。

● **糖の取り込み**　ホスホトランスフェラーゼ系とよばれる機構によって，多くの細菌が糖をリン酸化❷して細胞内に取り込んでいる。細菌に特有な機構である。

# 5　環境変化の感知と対応

　細菌は原始的ではあるが，環境の変化を感知する機構をもち，環境の変化に対応して活動するという，生き物としての機能を備えている。これらの機能は，自然界で生きのびるためにも，感染して病原性を発揮するためにも必須のものである。

● **二成分制御系**　センサータンパク質と反応調節タンパク質の2つのタンパク質（二成分）のリン酸化を介した制御である。菌体表面にあるセンサータンパク質は，環境の変化を感知するとリン酸化され，さらに菌体内にある反応調節タンパク質をリン酸化する。リン酸化された反応調節タンパク質は，特定の遺伝子DNAの転写を促進する（▶図2-18）。

● **運動と化学走性**　鞭毛をもち運動性のある細菌は，栄養となる物質がある場所には近づき，逆に危険なものからは遠ざかるという特性をもっている。これを**化学走性**❸といい，鞭毛の回転を調節することによって可能となる。この場合の調節は，細胞膜にある化学受容体としてのセンサータンパク質がメチル化❹されて行われる。

● **ストレス応答**　低温，高温，浸透圧の異常，pHの変化，低栄養，酸化などのストレスを感知し，それらに対応して生きのびるための，細菌の適応現象である。ストレスに対応してつくられるタンパク質を**ストレスタンパク質**といい，生存に必要なタンパク質やDNAをストレスによる変性から保護する役割を担っている。

---

NOTE

**❶エフェクター分子**
　Ⅲ型・Ⅳ型分泌装置によって細菌から宿主の細胞内へ直接注入されるので，外毒素と区別される。細胞内シグナル伝達を阻害するものが多い。生体防御で用いられるエフェクター分子（抗体など；▶105ページ）とは異なった概念である。

NOTE

**❷リン酸化**
　リン酸基が結合すること。タンパク質の機能発現調節にも利用される。

NOTE

**❸化学走性**
　走化性ともよぶ。ある種の刺激に呼応して移動をおこす走性のうち，化学物質（その濃度）が刺激になるもの。正と負の走化性がある。

**❹メチル化**
　メチル基がタンパク質に結合すること。結合したり分離したりすることによって，タンパク質の機能調節，とくに活性化・不活性化が行われる。

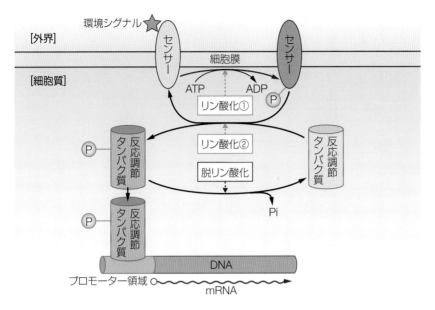

◗図 2-18　二成分制御系

# C　細菌の遺伝

## 1　染色体

　細菌の染色体は**二本鎖 DNA** からなり，核膜に包まれずに細胞質内に存在する。ほとんどの細菌が環状で1個の染色体をもっているが，例外的にボレリア属の染色体は線状であり，またビブリオ属は環状の2個の染色体をもっている。

　染色体 DNA を鋳型にして mRNA（メッセンジャー RNA）が転写され，mRNA が鋳型となって，tRNA（転移 RNA）が運ぶアミノ酸からタンパク質が合成される翻訳の機序は，基本的に他の生物と同じである。しかし，細菌の DNA には，真核生物にあるイントロン❶がないのが特徴である。

　近年，細菌の全ゲノムの塩基配列を決定する作業が行われ，2017 年9月現在，すでに 8,000 種をこえる重要な細菌の全塩基配列が決定されている。◗表 2-1 に代表的な菌種の塩基対数と遺伝子の数を示した。

　自然界で生きのびる能力が高い病原細菌，たとえば大腸菌や緑膿菌は遺伝子数が多い。一方，ヒトや動物への寄生性が強く，生存環境が限定されている細菌，たとえばボレリア属やマイコプラズマ属は，塩基数も遺伝子数も少ないことがわかる。後者の細菌は，宿主という環境に適応しているうちに，宿主に代謝を依存して多くの遺伝子を欠落させていったと考えられる。

◲NOTE

❶イントロン intron（介在配列）

　DNA の塩基配列のうち，翻訳されない部分。mRNA が転写される際には，イントロンは除外される。

◖表2-1　おもな細菌のゲノムサイズと遺伝子の数

| 菌種 | ゲノムサイズ（Mbp*） | 遺伝子数 |
|---|---|---|
| 大腸菌 | 4.64 | 4,289 |
| 枯草菌 | 4.21 | 4,100 |
| 結核菌 | 4.41 | 3,924 |
| インフルエンザ菌 | 1.83 | 1,717 |
| ヘリコバクター - ピロリ | 1.67 | 1,566 |
| 発疹チフスリケッチア | 1.11 | 834 |
| ライム病ボレリア | 0.91 | 853 |
| 肺炎マイコプラズマ | 0.82 | 678 |

＊ 1Mbp＝100万塩基対

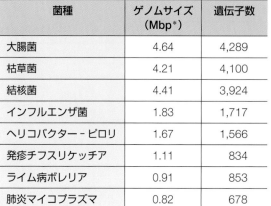

◖図2-19　淋菌のプラスミド
①Rプラスミド：薬剤耐性にかかわるプラスミド。Rはresistanceの略。
②接合性プラスミド：細菌どうしの接触による遺伝子の伝達である接合に重要な役割を果たす。
（写真提供：小川みどり博士）

# 2 プラスミド

　多くの細菌は染色体DNAのほかに，それより小さい環状の二本鎖DNAをもつ。この遺伝因子はプラスミド plasmid とよばれており，複製によって安定して子孫に受け継がれる（◖図2-19）。

　プラスミドは，細菌の生存のために必須の遺伝子を含むわけではないが，細菌の重要な性状に関与するものがある。薬剤耐性遺伝子をもつ**Rプラスミド**や，接合で他の菌に遺伝子を移す能力のある**接合性プラスミド**がそうである。そのほか毒素遺伝子など，病原性にかかわる遺伝子を保有するプラスミドも多い。

# 3 変異

● **遺伝子の構造的変化（突然変異）**　DNAの点変異・欠失・挿入などにより，DNAの塩基配列に変化がおこることを突然変異という。突然変異には，①ある一定の低い頻度でおこる自然突然変異，②放射線や紫外線などを作用させることでおこる誘発突然変異，③**転移因子** transposable element の挿入によっておこる突然変異などがある。転移因子には，**挿入配列** insertion sequence（IS）や**トランスポゾン** transposon がある。これらの因子は染色体やプラスミドの他の部分に移動し，その遺伝子を機能できなくする。

● **遺伝子の獲得**　細菌が新しい遺伝子を獲得する機序として，転移因子の移動，プラスミドの移動，パソジェニシティアイランド（◖次ページ）の移動，バクテリオファージの感染や溶原化（◖46ページ, plus），接合 conjugation などの機序がある。これらは遺伝子の**水平伝播** horizontal transfer とよばれている。病原性大腸菌O157，MRSA（メチシリン耐性黄色ブドウ球菌）などの出現は，この機序による。

● **おもな変異現象**　遺伝子の変異によっておきる現象には，次のようなものがある。

　1 **形態の変異**　鞭毛・線毛・莢膜の消失などである。

　2 **コロニーの変異**　リポ多糖が完全につくられず乾燥した性状のコロニーになったり，粘稠性のコロニーが通常のコロニーになったりする。

　3 **抗原の変異**　O抗原・H抗原・K抗原が変化して，血清型の多様性が生じる。

　4 **毒力の変異**　突然変異にもよるが，プラスミドの獲得や消失によってもおこる。病原性に関与する遺伝子がしばしば特定の染色体の場所にまとまって存在している。これをパソジェニシティアイランド pathogenicity island という。この遺伝子群がまとまって他の菌へ移ることも明らかとなってきた。

　5 **耐性の変異**　化学療法薬や消毒薬，重金属に対する抵抗性の増大が突然変異やプラスミドの移行によっておこる。

# D　細菌の分類

　細菌の分類学では，人為的な先入観をできるだけ排し，生物の進化の道筋にそった，生物の自然史を最も忠実に反映した分類法を理想としている。細菌は高等生物と異なり形態も構造も単純であるため，それらだけで細菌を分類することは困難であったし，これまで生化学的性状，細胞膜の組成などによる分類が行われてきたが，限界があった。

　しかし近年，分子遺伝学的手法が目ざましい進歩をとげ，遺伝子の構造と塩基配列をもとに分類するのが，最も生物の自然史にそった，進化論的にも合理的な分類法であるとの認識にいたっている。一方，これまでの細胞学的・形態学的・生化学的手法も，分子遺伝学的手法を補完するものとされ，現在はこれらを組み合わせた分類法である多相分類学が用いられている。

● **5つの要素**　分類学を意味する'taxonomy'という用語は，「束」とか，「似たものをまとめる」という意味をもつ'taxon'に由来し，日本語では'taxon'を「分類群」と訳している。分類学は5つの要素で構成される。

　1 **分類**　狭義の分類 classification では，それぞれの分類群がもつ性状を定義する。分類群には**階級**があり，これを**分類階級**という。分類階級は**種**が基本となり，種より上にいくにしたがって，**属，科，目，綱，門**がある(▶表2-2)。

　2 **命名**　分類群には**学名**が与えられる。学名はラテン語の文法に従ってつけられる。種の学名は属名に種形容語(または種小名)を加えた2語の組み合わせであり，この方式を**二名法**という。和名は学名ではない。

　3 **同定**　1つの細菌細胞から増殖してくる子孫の集団を**菌株** strain という。環境中や臨床材料から得られる細菌は学名もなにもわからない菌株であるが，この菌株がどの分類群に所属するかを決めるのが，**同定** identification という作業である。

**表 2-2　分類階級(黄色ブドウ球菌の例)**

| 分類階級 | 名称 |
|---|---|
| ドメイン domain | 真正細菌 Bacteria |
| 門 phylum | フィルミクテス門 *Firmicutes* |
| 綱 class | バシラス綱 *Bacilli* |
| 目 order | バシラス目 *Bacillales* |
| 科 family | ブドウ球菌科 *Staphylococcaceae* |
| 属 genus | ブドウ球菌属 *Staphylococcus* |
| 種 species | 和名：黄色ブドウ球菌<br>学名：*Staphylococcus aureus* |

**表 2-3　種より下位の細分類**

| 型別法 | 型別される性質 | 例 |
|---|---|---|
| 血清型別 | O抗原，H抗原，K抗原など | 腸内細菌目の細菌 |
| 生物型別 | 生化学的・生理学的特徴 | コレラ菌 |
| ファージ型別 | バクテリオファージの感受性 | ブドウ球菌 |
| 栄養要求型別 | 必要とする栄養素の違い | 淋菌 |
| 病原型別 | 病原性の違い | サルモネラ属 |

**4 菌株の保存**　分類群(種)には基準となる菌株があり，これを**基準株** type strain とよぶ。基準株は公的菌株保存施設に保存されなければならない。保存中に性質が変化すると分類が破綻(はたん)するので，性状が変化しないように保存法が工夫されている。

**5 系統進化**　遺伝子の塩基配列から細菌の系統進化がわかってきた。その進化の道すじや細菌どうしの類縁関係を樹木の枝のようにあらわしたものを系統樹という(▶6ページ，図1-3)。

● **種より下位の分類**　感染源や感染経路を疫学的に明らかにするためには，種を決定するだけでは不十分であり，種以下の細分類が必要となってくる(▶表2-3)。この細分類のことを**型別**(かたべつ) typing とよぶ。型別によって，感染拡大を防ぐための対策を個別に立てることができる。

# E　常在細菌叢

ヒトは胎児の間は無菌状態であるが，生まれるときに母親の産道にいる細菌によってまず汚染され，その後は有菌的な状態で一生を過ごす。とくに皮膚や粘膜など外界に接する部位には，さまざまな種類の細菌群が定着する。これらを個々に取り扱うときは**常在細菌** indigenous bacterium とよび，細菌群を一括して**常在細菌叢**(そう) normal bacterial flora または**正常細菌叢**とよぶ。

● **常在細菌叢の功罪**　常在細菌は通常は宿主に害を与えず，宿主と共生状態にある。宿主の摂取する食物や宿主の排泄する分泌物などを栄養素として発育する一方，なかには宿主にとって必要なビタミン類を合成して宿主に提供するものもある。

また常在細菌叢は外来性の微生物，とくに病原細菌の侵入・定着に拮抗(きっこう)して，これらの感染を防ぐ役割をも果たしている。もし抗菌薬などで常在細菌叢を死滅または減少させると，外来性の細菌の侵入・定着が容易におこりうるようになり，また常在している少数の病原菌が優勢となる。これを**菌交代**

現象とよび，これが原因となって症状を引きおこした場合を**菌交代症** superinfection とよぶ。

　さらに，常在細菌は宿主の感染抵抗力・免疫応答力を増強させ，免疫・リンパ系の発達を促すはたらきもあるといわれている。しかし，がんの末期や，移植のために免疫抑制薬を使用している場合など，宿主の抵抗力が低下すると，常在細菌による感染症がおこってくることがある。また，常在部位からほかの部位に混入することで，感染症をおこすこともある。これらを，**内因感染** endogenous infection という。

## 常在細菌の分布

　人体の常在細菌は部位によって著しく異なっているが，それぞれの部位にはほぼ決まった種類のものが分布している（●図2-20）。

● **皮膚**　皮膚1 cm$^2$あたりの細菌数は通常 $10^3$〜$10^4$ 程度であるが，多い部位では $10^6$ くらい存在する。表皮ブドウ球菌は皮膚全体に分布する。足の多汗症の人では，この菌が汗を分解して特有のにおいを発生する場合があり，足臭汗症という。

　皮膚に常在するコリネバクテリウム属の細菌は**ジフテロイド** diphtheroid

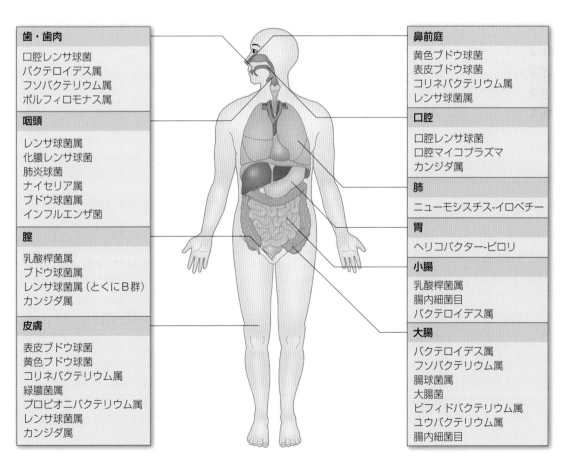

● 図 2-20　おもな常在細菌叢の分布（真菌も含む）

(**類ジフテリア菌**)ともよばれる。アポクリン汗は元来無臭であるが，ジフテロイドや表皮ブドウ球菌によって汗が分解されて生じる低級脂肪酸が腋臭症（わきが）のにおいの主因となる。

アクネ菌は毛穴の脂腺に常在し，思春期の痤瘡（にきび）の原因となる。黄色ブドウ球菌は伝染性膿痂疹（とびひ）の原因となる。また，カンジダ－アルビカンスは湿疹（おむつかぶれなど）の原因になるほか，血管への留置針から侵入して菌血症をおこし，さらに眼球に到達するとぶどう膜炎をおこす。

● **鼻前庭** 鼻前庭には表皮ブドウ球菌のほかに，黄色ブドウ球菌がしばしば見いだされる。この黄色ブドウ球菌は院内感染や，食中毒の原因菌として重要である。そのほか，コリネバクテリウム属やレンサ球菌属も生息する。

● **咽頭** 咽頭では，レンサ球菌属が優勢である。それ以外に，ナイセリア属，コリネバクテリウム属，ブドウ球菌属などが存在する。常在細菌以外に一時的に肺炎球菌やインフルエンザ菌，髄膜炎菌などの病原菌が少数定着していることがあるが，必ずしも発病するとは限らない。

● **口腔** 口腔からは，約500菌種が分離・同定されている。粘膜面・歯表面・歯肉溝で分布が異なる。粘膜面にはレンサ球菌属の菌種が大部分であるが多様な菌種がおり，**口腔レンサ球菌**と総称されている。そのほかアクチノマイセス属，ヘモフィラス属が常在する。

歯表面の常在菌は，歯垢や齲歯の有無によって大きく異なる。歯垢にはアクチノマイセス属をおもなものとして，$10^8$/mgの菌が含まれる。歯と歯肉の間にできる溝（歯肉溝）は嫌気的であるため，レンサ球菌属やアクチノマイセス属のほか，歯肉炎の原因である嫌気性菌のポルフィロモナス－ジンジバリスが分布している。

ほかには，らせん状のスピロヘータが生息しており，墨汁を用いて歯垢や歯周ポケットの内容物のネガティブ染色❶をすると見つけることができる。

**NOTE**

**❶ネガティブ染色**

菌体そのものではなく背景を染色して，そのなかに観察する菌体を浮かび上がらせる染色法。光学顕微鏡による観察には黒色の墨汁やニグロシンを，電子顕微鏡による観察には電子線不透過性の重金属塩溶液（酢酸ウラニウムなど）を用いる。

---

**plus** ┃ **常在細菌叢を学ぶ意義**

医療従事者にとって，常在細菌叢の知識は重要である。常在細菌は生体の表面などに分布し，宿主の状態によっては感染症の起炎菌となる可能性がつねにあるからである。

● **内因感染の予測** 組織の損傷や手術に引きつづいて，どのような種類の微生物によって感染がおこりやすいかの予測ができ，その対策を立てることができる。たとえば，抜歯をしたあとでは，口腔内の常在細菌であるストレプトコッカス－サンギニスなどによる心内膜炎の可能性を，また腸管の手術後では，腸管内の常在細菌による嫌気性菌感染症などの術後感染症の可能性を考えておかなければならない。このような感染は原因菌が外来性ではないので，内因感染である。

● **汚染菌と起炎菌の鑑別** 検体から検出された菌が起炎菌であるかどうかを判断するのに，常在細菌の知識が必要である。たとえば，血液培養でアクネ菌が検出された場合，この菌が採血の際に汚染しただけなのか，起炎菌であるのかは，血液培養を再度行って確かめる必要がある。

● **菌交代症の理解** 菌交代症（▶33ページ）などの知識は，細菌の異常増殖による感染症を理解するのに必要である。たとえば，広域スペクトルの化学療法薬を長期間投与されている患者では，カンジダ－アルビカンスの異常増殖による腸炎（下痢）や腟炎などの可能性を考慮しておかなければならない。

● **消化管**　胃には胃酸(pH 1～2)があるために，ほとんどの微生物は生存することができないが，**ヘリコバクター－ピロリ**はかなりの割合の成人に保有されており，胃炎・胃潰瘍の原因菌となることが明らかとなっている。

　十二指腸・空腸も胆汁や膵液などの作用が及ぶため内容物中の細菌の数は$10^3$～$10^5$/g 程度であるが，乳酸桿菌(ラクトバシラス)属やレンサ球菌属などが生息している。回腸では$10^8$/g をこえる菌数となり，腸内細菌目の細菌や，バクテロイデス属などのグラム陰性嫌気性菌がみられる。

　大腸では細菌数が$10^{10}$～$10^{11}$/g と多くなり，菌種も 100 以上に及ぶ。そのなかではバクテロイデス属が最も多く，ビフィズス菌(ビフィドバクテリウム属)，ユウバクテリウム属などが続く。腸内細菌目の細菌も生息するが，大腸菌は総数の 0.1％ 程度を占めるにすぎない。

● **泌尿・生殖器**　腎臓・尿管・膀胱は無菌であるが，尿道下部にはレンサ球菌属や腸球菌属，腸内細菌目の細菌などが検出される。

　腟の常在細菌は年齢・性周期によって変化するが，**乳酸桿菌属**が優勢であり，腟内の pH を 4.4～4.6 に保って，肛門から侵入してくる腸管内のグラム陰性菌の増殖を抑えている。この乳酸桿菌属の細菌は**デーデルライン**Döderlein **桿菌**とよばれ，腟の自浄作用に役だっている(●228 ページ)。

　こうした自浄作用があるものの，腟にはミクロコッカス属，表皮ブドウ球菌をはじめ，カンジダ腟炎の原因となる真菌のカンジダ－アルビカンス，新生児の敗血症や髄膜炎を産道感染させる B 群レンサ球菌や，性行為で感染するウレアプラズマ属，トリコモナス腟炎の原因となる腟トリコモナスという原虫が見つかることもある。

　外陰部の恥垢には，抗酸菌の一種であるスメグマ菌が生息する。

---

**▨ work** 復習と課題

❶ グラム染色法とその意義について述べなさい。
❷ 細菌の細胞構造の特徴を述べなさい。
❸ 細菌の芽胞，莢膜，鞭毛の果たす役割について述べなさい。
❹ 細菌を培養する際の栄養条件，および温度，pH について述べなさい。
❺ 好気性菌，嫌気性菌，通性菌の特徴を述べなさい。
❻ 細菌の一般的な物質代謝について述べなさい。
❼ 発酵および腐敗について述べなさい。
❽ 細菌の増殖様式について述べなさい。
❾ 常在細菌が宿主に対して果たす有用な役割と，反対に病原性を示す場合について述べなさい。
❿ 常在細菌の種類とそれらが分布している場所について述べなさい。

---

**推薦図書**
1. 天児和暢著：写真で語る細菌学. 九州大学出版会, 1998.

第 3 章

ウイルスの性質

　ウイルスは，光学顕微鏡で見えず，細菌濾過器をすり抜け，人工培地で増殖できないという性質をもつ病原体として発見された。電子顕微鏡の出現や培養細胞技術を用いたウイルス増殖の確立により，その性質が明らかとなってきた。ウイルスの実体は「タンパク質の殻に包まれた伝染性の遺伝子」である。

# A　ウイルスの特徴

　ウイルスは大きさ，構造，核酸の種類，増殖形式などの点で，細菌などの他の微生物と大きく異なっている（▶表3-1）。ウイルスにも多くの種類があり，感染対象となる生物（宿主）も動物・昆虫・植物・細菌と多岐にわたる。歴史的な流れから，細菌に感染するウイルスはバクテリオファージとよばれる。また，増殖の様式もウイルスにより大きく異なる。

● **大きさ**　ウイルスは細菌よりも小さく，直径20〜250 nm程度である。光学顕微鏡の限界分解能は200 nmであるため，ウイルスの微細構造を観察することはできない。より高い解像度をもつ電子顕微鏡が，ウイルスの形態の観察に用いられる。

● **構造**　ウイルスの遺伝情報のすべてが組み込まれた核酸を，**ウイルスゲノム**という。核酸はDNAとRNAのいずれかである。ウイルスはゲノムとそれを包んで保護している**タンパク質**からつくられており，種類によっては脂質二重膜からなる**エンベロープ**とよばれる構造をもつ（▶41ページ）。

● **増殖様式**　細菌や培養細胞が増殖可能な培地にウイルスを加えても，ウイルスは単独では増殖することができない。しかし，いったん生きた細胞に感染すると，みずからの遺伝情報に基づいてゲノムとタンパク質の合成を行い，これらを組みあげて子孫ウイルスを大量に合成する。

　このような増殖様式は**複製** replication とよばれ，細菌などの二分裂とは大きく異なるウイルスがもつ特徴の1つである。

● **細菌・真菌・原虫と異なる点**　細菌・真菌・原虫はゲノムとしてDNAをもち，遺伝情報をmRNAとして転写し，タンパク質合成を行っている。したがって，菌体・虫体内にはDNAとRNAの両方が存在している。しかし，ウイルス粒子中にはDNAもしくはRNAのいずれか一方しか含まれて

▶表3-1　ウイルスと細菌との性状の比較

| 性状 | ウイルス | 一般細菌 | マイコプラズマ | リケッチア | クラミジア |
|---|---|---|---|---|---|
| 核酸（DNAとRNA） | 一方 | 両方 | 両方 | 両方 | 両方 |
| タンパク質合成系（リボソーム） | − | ＋ | ＋ | ＋ | ＋ |
| 細胞壁 | − | ＋ | − | ＋ | ＋ |
| エネルギー産生系 | − | ＋ | ＋ | ＋ | − |
| 二分裂による増殖 | − | ＋ | ＋ | ＋ | ＋ |
| 細胞外（人工培地）での増殖 | − | ＋ | ＋ | − | − |
| 抗菌薬に対する感受性 | − | ＋ | ＋ | ＋ | ＋ |

いない。

　また，外界から栄養を取り込み，エネルギーを産生し，タンパク質や核酸を生合成するという，生物の基本的な特性をウイルスはもっていない。ウイルスと細菌（マイコプラズマ・リケッチア・クラミジアも特殊であるが細菌である）との性質の比較を◯表3-1に示した。

# B　ウイルスの構造と各部分の機能

## 1　ウイルスの基本構造と名称

● **カプシド**　ウイルス粒子の基本構造は，遺伝情報のすべてが含まれるウイルスゲノムと，それを包み込むタンパク質の殻（**カプシド** capsid）からなりたっている。

● **ヌクレオカプシド**　核酸とカプシドを合わせた構造を**ヌクレオカプシド** nucleocapsid といい，形態の違いにより正二十面体とらせん体の2つに大きく分けられる（◯表3-2）。

● **エンベロープ**　ヌクレオカプシドの外側に脂質二重膜より形成される**エンベロープ** envelope をもつものがある。エンベロープ上にはウイルス糖タンパク質が突出しており，電子顕微鏡で観察するととげ状の突起として観察されることからスパイクとよばれることもある。ヌクレオカプシドとエンベ

◯表3-2　**カプシドの形状とエンベロープの有無からみたビリオンの種類**

| | | カプシドの形状 | |
|---|---|---|---|
| | | 球状の立方対称型（正二十面体） | 円柱状のらせん対称型（らせん体） |
| エンベロープ | なし | ウイルス核酸／カプシド｝ヌクレオカプシド<br>アデノウイルス，パピローマウイルス，ポリオーマウイルス，パルボウイルス，レオウイルス，ピコルナウイルス，カリシウイルスなど | ヌクレオカプシド<br>タバコモザイクウイルスなど（動物ウイルスはみつかっていない） |
| | あり | ヌクレオカプシド／テグメント／エンベロープ<br>ヘルペスウイルス，トガウイルス，フラビウイルスなど | スパイク／ヌクレオカプシド／エンベロープ<br>パラミクソウイルス，オルトミクソウイルス，アレナウイルス，ラブドウイルス，フィロウイルスなど |

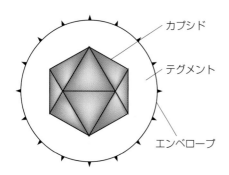

a. ウイルスの基本構造の模式図

カプシド

テグメント

エンベロープ

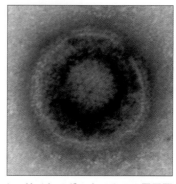

b. サイトメガロウイルスの電子顕微鏡像

▷**図3-1　ウイルスの基本構造**

一本鎖の核酸

二本鎖の核酸

▷**図3-2　一本鎖と二本鎖**

ロープとの間にはマトリックスタンパク質やテグメントタンパク質などのウイルス由来タンパク質が介在していることが一般的である。

● **ビリオン**　形態的に完全なウイルス粒子を**ビリオン** virion とよぶ(▷図3-1)。一部のウイルスは特徴的な形態のビリオンをもつ。ビリオンの構造は，一部の複雑な構造をもつウイルスを除き，ヌクレオカプシドの形状とエンベロープの有無によって▷表3-2のように分けることができる。

# 2　ウイルス核酸

● **種類**　ウイルス核酸の種類にはDNAとRNAがあり，いずれか一種類をビリオン中に含んでいる。ウイルスにより一本鎖の核酸をもつもの，二本鎖の核酸をもつものがある(▷図3-2)。

　DNAを核酸としてもつ場合，多くは直線状であるが，なかには環状となっているものもある。RNAを核酸としてもつもののなかには，ゲノムが**分節**になっているもの(A型・B型インフルエンザウイルスは8本，レオウイルスは10本など)や，ゲノムを1組もつもの(レトロウイルス)がある❶。

　ウイルスゲノムに含まれている遺伝子数は3〜約250個であり，細菌(大腸菌)の約4,000個と比べるとはるかに少ない。

● **機能**　ウイルスゲノムにはタンパク質の遺伝情報とそれらの発現調節にかかわる情報が含まれている。ウイルスによっては，ビリオンから抽出したゲノム核酸を細胞に入れるだけで，子孫ウイルスを産生する。このような核酸を，**感染性核酸** infectious nucleic acid とよぶ。

　増殖の際に，ウイルスゲノムは大量に合成される。この過程で突然変異が

NOTE

❶分節ゲノムをもつウイルスの場合，1つの分節には部分的な遺伝情報しか含まれていないため，ビリオン中に異なる種類の分節が1本ずつ集まった場合にのみ感染性をもつ。たとえば，A型・B型インフルエンザウイルスの場合には8種8本の分節ゲノムがそろったときに完全なゲノムとして機能する。一方，レトロウイルスの場合には完全な機能をもつゲノムがビリオン中に2本含まれている。

生じたり，他のウイルスとのゲノム組換えや分節の交換がおこることによって，変異ウイルスが生じる。このようにして出現した変異ウイルスが，再感染や世界的な大流行の原因となったりする。

# 3　カプシド

● **構造**　ウイルスゲノムを包み込むカプシドは，ウイルスタンパク質によってつくられる。ウイルスは少数の遺伝子しかもたないため，1〜数種類のタンパク質とゲノムが規則的に集合することによって，ヌクレオカプシドを形成する。例外もあるが，ヌクレオカプシドは**立方対称** cubic symmetry（多くは正二十面体）か，**らせん対称** helical symmetry のいずれかの形をとる。

● **機能**　内部にあるウイルスゲノムを保護することがカプシドのおもな機能であるが，エンベロープをもたないものでは感染の指向性も決定する。

# 4　エンベロープ

一部のウイルスでは，細胞内で形成されたヌクレオカプシドが脂質二重膜に包まれることによりビリオンが形成される。このようなビリオン形成のメカニズムを**出芽**といい，感染した細胞から奪い取った脂質二重膜をエンベロープという。らせん対称のカプシドをもち，動物に感染するウイルスは，すべてエンベロープをもっている。エンベロープ上にはウイルスに由来する糖タンパク質があり，ウイルスの感染指向性を決定している。

エンベロープは脂質二重膜であるため，アルコールや石けんなどにより容易に破壊される。したがって，エンベロープをもつウイルスはこれらによって簡単に感染性を失う。

# C　ウイルスの増殖

ウイルスは生きた細胞の中でのみ増殖するため，検体からウイルスを分離したり，研究用にウイルスを増やすためには動物や発育鶏卵などの生体や，体外に取り出して培養した細胞（培養細胞）にウイルスを接種する必要がある。ヒトノロウイルスなど一部のウイルスは培養細胞による増殖法が確立されておらず，ヒトの体内以外では増殖できない。

● **培養細胞の種類**　ウイルスの培養に用いられる細胞には，次のようなものがある。

1 **初代培養細胞**　動物の組織を細胞レベルまでバラバラにして培養したもの。サル腎細胞，ヒト包皮線維芽細胞などがあり，もとの臓器の性質をよく残している。

2 **二倍体細胞株**　初代培養細胞を何回か植え継いだもの。染色体はもとの臓器と同じ二倍体である。ヒト胎児肺線維芽細胞などがある。

　　③ **株化細胞**　がん細胞に由来したり，染色体の異常などにより二倍体細胞株が無限の増殖能を獲得したもの。子宮頸がん由来の**ヒーラ** HeLa **細胞**やサル腎臓由来の**ヴェーロ** Vero **細胞**など多数ある。

# 1　ウイルスの増殖過程

## 1　侵入と脱殻

　　細胞へのウイルスの感染は，細胞表面上にウイルスが**吸着** adsorption することから始まる。吸着の際にはウイルスタンパク質と細胞表面上の分子が結合する。このような細胞表面上の分子を**受容体** receptor とよぶ。ウイルスはそれぞれに特異的な細胞表面分子を受容体として利用する。吸着したウイルスはさまざまな方法で細胞内へ**侵入** penetration し❶，最終的にウイルス粒子からゲノムが放出される。この過程を**脱殻** uncoating という。ウイルスゲノムから mRNA が**転写** transcription され❷，タンパク質へと**翻訳** translation される。

## 2　複製と組み立て

　　ウイルスタンパク質は，ウイルスゲノムや mRNA の合成にかかわる酵素類とビリオンの産生にかかわるタンパク質に大別される。カプシドなどのビリオンを構築するウイルスタンパク質をまとめて構造タンパク質とよぶ。
　　脱殻により細胞内に放出されたウイルスゲノムは，核酸合成酵素によって**複製** replication される。これらは構造タンパク質とともに**集合** assemble し，ビリオンを形成したあと細胞外に**放出** release される❸（◐図3-3）。

## 3　暗黒期

　　細胞にウイルスが感染した初期段階では，上記のようにいったんビリオンが解体されてしまう。したがって，新しく子孫ビリオンが産生されるまでは感染性のあるウイルスが存在しないことになる。一時的に感染性ウイルスが存在しなくなるこの期間を**暗黒期** eclipse period という。暗黒期はウイルスの増殖過程に特徴的なものである（◐図3-4）。

**━ NOTE**

**❶侵入様式の違い**
　エンベロープをもたないウイルスは，一般的にエンドサイトーシス endocytosis とよばれるメカニズムで細胞内に取り込まれたあと，ヌクレオカプシド内のゲノムが細胞中に脱殻する。エンベロープをもつウイルスでは細胞表面でエンベロープと細胞膜が融合する場合と，エンドサイトーシス後にエンベロープとエンドソーム endosome 膜が融合する場合とがある。

**❷ mRNA の合成様式**
　DNA をゲノムとしてもつウイルスの多くは，細胞がもつ mRNA 合成機構を利用する。RNA ウイルスの一部はゲノムがそのまま mRNA として機能し，ほかのものはウイルスがもつ RNA 合成酵素により mRNA が産生される。

**❸ビリオンの放出様式**
　エンベロープをもたないウイルスの場合には，細胞が破壊されることによって組み立てられたビリオンが放出される。エンベロープをもつウイルスの場合には，出芽 budding とよばれるメカニズムでヌクレオカプシドがエンベロープに包まれる。細胞表面の細胞膜をエンベロープとするものが多いが，ゴルジ装置膜や小胞体膜をエンベロープとするものもある。

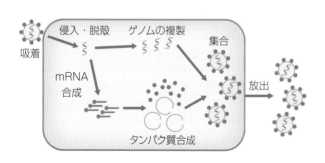

◐図3-3　ウイルス増殖の模式図

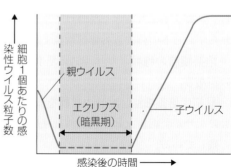

◐図3-4　ウイルスの増殖曲線

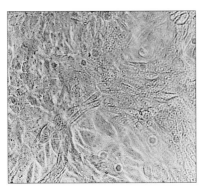

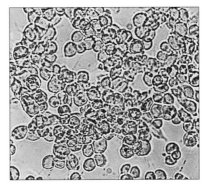

a. 非感染培養細胞（Vero 細胞）

b. 単純ヘルペスウイルス１型の感染による細胞変性効果（Vero 細胞）

◉図 3-5　ウイルスの細胞変性効果（CPE）

## 2　感染細胞の変化

　ウイルスの増殖は細胞に大きな負荷を与えることから，感染細胞には時間とともに形態変化がおこる。このような変化を**細胞変性効果** cytopathic effect（CPE）とよぶ（◉図 3-5）。細胞変性効果をおこした細胞は多くの場合死滅するが，ウイルスのなかには感染細胞の異常な増殖を引きおこすものがある。このような性質の変化を**形質転換** transformation といい，これらの細胞に突然変異が生じることによって**不死化** immortalization したものが，がんを引きおこす。

# D　ウイルスの分類

## 1　ウイルス学的な分類

　ヒトを含む動物に感染するウイルスは数千種類を数え，それらはビリオンの物理化学的性状に基づいて分類されている。まず，ウイルスゲノム核酸の性質により **DNA ウイルス**と **RNA ウイルス**に分類され，さらにカプシドの形状，エンベロープの有無，ウイルスゲノムの状態（一本鎖，二本鎖，直線状，環状，分節など）によりさらに細かく分類される。

　一般的に生物の学名は，大腸菌であれば *Escherichia coli* というように，二名法で表記されるが（◉31 ページ），ウイルスの場合は二名法を用いず，科名を -*viridae*，亜科名を -*virinae*，属名を -*virus* という語尾で表記する❶。主要なウイルス科とその科の代表的な病原ウイルスを◉表 3-3，3-4 に示した。

◻**NOTE**
❶近年，ウイルスの再分類や名称変更が盛んに行われている。麻疹ウイルスの学名が *Measles morbillivirus* とされたように，二名法に近いかたちの学名をもつものも出てきている。

◉表3-3　主要な DNA ウイルスの分類

| ウイルス科 | カプシドの形状 | 核酸の性状（分節数） | エンベロープ | おもなヒトの病原ウイルス | 代表的なウイルス感染症 |
|---|---|---|---|---|---|
| ポックスウイルス | 複雑 | 2本鎖 | ＋ | 痘瘡ウイルス<br>伝染性軟属腫ウイルス | 痘瘡（天然痘）<br>伝染性軟属腫 |
| ヘルペスウイルス | 正20面体 | 2本鎖 | ＋ | 単純ヘルペスウイルス<br><br>水痘-帯状疱疹ウイルス<br>サイトメガロウイルス<br><br><br>EBウイルス<br>ヒトヘルペスウイルス6 | 口唇ヘルペス・性器ヘルペス<br>水痘・帯状疱疹<br>肺炎・網膜炎・先天性サイトメガロウイルス感染症<br>伝染性単核〔球〕症<br>突発性発疹 |
| アデノウイルス | 正20面体 | 2本鎖 | － | アデノウイルス | 咽頭結膜炎（プール熱） |
| パピローマウイルス | 正20面体 | 2本鎖 | － | パピローマウイルス | 尋常性疣贅・子宮頸がん・尖圭コンジローマ |
| ポリオーマウイルス | 正20面体 | 2本鎖 | － | JCウイルス | 進行性多巣性白質脳症 |
| パルボウイルス | 正20面体 | 1本鎖 | － | ヒトパルボウイルスB19 | 伝染性紅斑 |
| ヘパドナウイルス | 正20面体 | 2本鎖（部分的に1本鎖） | ＋ | B型肝炎ウイルス | B型肝炎 |

# 2　臨床的な分類

　上記のウイルス学的分類とは別に，感染経路，感染の標的となる臓器・器官などに基づいた臨床的な分類も一般的に用いられている。

　1 アルボウイルス arbovirus　arthropod-borne（節足動物媒介性）からの造語である。カやダニの体内で増殖し，吸血の際にヒトへと侵入する。フラビウイルス科（日本脳炎ウイルス，デングウイルス，黄熱ウイルス，ジカウイルスなど），トガウイルス科（チクングニヤウイルスなど）などが含まれる。

　2 血液媒介性ウイルス　血液を介して感染するウイルスであり，輸血や針刺し事故により感染する可能性がある。輸血前のスクリーニングとしてB型・C型肝炎ウイルス，ヒト免疫不全ウイルス，ヒトTリンパ球向性ウイルス，ヒトパルボウイルスB19と梅毒トレポネーマが対象となっている。

　3 呼吸器親和性ウイルス　鼻から肺にかけての呼吸器官に感染するウイルスの総称である。鼻かぜなどの軽いかぜ症候群から重症肺炎まで，引きおこす疾患の重症度はさまざまである。オルトミクソウイルス科（インフルエンザウイルス），アデノウイルス科，ピコルナウイルス科（ライノウイルスなど），コロナウイルス科（重症急性呼吸器症候群〔SARS〕ウイルスなど）などが含まれる。

　4 消化管親和性ウイルス　経口的に感染し増殖するウイルス群で，胃腸炎・下痢をおこし，便とともに排出される。ロタウイルス，ノロウイルス，アストロウイルス，エンテロウイルスなどが含まれる。

◯ **表 3-4　主要な RNA ウイルスの分類**

| ウイルス科 | カプシド<br>の形状 | 核酸の性状<br>（分節数） | エンベ<br>ロープ | おもなヒトの<br>病原ウイルス | 代表的な<br>ウイルス感染症 |
|---|---|---|---|---|---|
| レオウイルス | 正 20 面体 | 2 本鎖<br>(10〜12) | − | ロタウイルス | ウイルス性下痢症 |
| コロナウイルス | らせん体 | 1 本鎖 | + | SARS コロナウイルス | 重症急性呼吸器症候群<br>(SARS) |
| パラミクソウイルス | らせん体 | 1 本鎖 | + | 麻疹ウイルス<br>ムンプスウイルス | 麻疹<br>流行性耳下腺炎 |
| ニューモウイルス | らせん体 | 1 本鎖 | + | RS ウイルス | 新生児細気管支炎 |
| ラブドウイルス | らせん体 | 1 本鎖 | + | 狂犬病ウイルス | 狂犬病 |
| フィロウイルス | らせん体 | 1 本鎖 | + | マールブルグウイルス<br>エボラウイルス | マールブルグ病<br>エボラ出血熱 |
| ボルナウイルス | らせん体 | 1 本鎖 | + | ボルナ病ウイルス | ボルナ病 |
| オルトミクソウイルス | らせん体 | 1 本鎖<br>(7〜8) | + | インフルエンザウイルス | インフルエンザ |
| ハンタウイルス | らせん体 | 1 本鎖(3) | + | ハンタウイルス | 腎症候性出血熱 |
| フェニュイウイルス | らせん体 | 1 本鎖(3) | + | SFTS ウイルス | 重症熱性血小板減少症候<br>群(SFTS) |
| ナイロウイルス | らせん体 | 1 本鎖(3) | + | クリミア-コンゴ出血熱<br>ウイルス | クリミア-コンゴ出血熱 |
| アレナウイルス | らせん体 | 1 本鎖(2) | + | ラッサウイルス | ラッサ熱 |
| ピコルナウイルス | 正 20 面体 | 1 本鎖 | − | ポリオウイルス<br>A 型肝炎ウイルス<br>コクサッキーウイルス | 急性灰白髄炎(ポリオ)<br>A 型肝炎<br>手足口病など |
| ヘペウイルス | 正 20 面体 | 1 本鎖 | − | E 型肝炎ウイルス | E 型肝炎 |
| カリシウイルス | 正 20 面体 | 1 本鎖 | − | ノロウイルス | ウイルス性下痢症 |
| アストロウイルス | 正 20 面体 | 1 本鎖 | − | ヒトアストロウイルス | ウイルス性下痢症 |
| フラビウイルス | 正 20 面体 | 1 本鎖 | + | 日本脳炎ウイルス<br>ウエストナイルウイルス<br>黄熱ウイルス<br>ジカウイルス<br>C 型肝炎ウイルス | 日本脳炎<br>ウエストナイル熱<br>黄熱<br>ジカウイルス感染症<br>C 型肝炎 |
| マトナウイルス | 正 20 面体 | 1 本鎖 | + | 風疹ウイルス | 風疹・先天性風疹症候群 |
| レトロウイルス | 正 20 面体 | 1 本鎖<br>(2 本 1 組) | + | ヒト T リンパ球向性ウ<br>イルス | 成人 T 細胞白血病 |

⑤ **肝炎ウイルス**　もっぱら肝細胞を標的とするウイルスの一群をさす。
A 型肝炎(ピコルナウイルス科), B 型肝炎(ヘパドナウイルス科), C 型肝炎
(フラビウイルス科)など, A〜E 型までが知られている。なお, 全身感染を
おこした際に肝臓でも増殖してウイルス性肝炎をおこすもの(サイトメガロ
ウイルスや EB ウイルスなど)は, 肝炎ウイルスに含めない。

⑥ **神経親和性ウイルス**　脳や脊髄などの中枢神経に感染し, 増殖するウ
イルスの一群をさす。日本脳炎ウイルス, 狂犬病ウイルス, ポリオウイルス

などがあげられる。

　⑦ **がんウイルス**　がんなどの悪性腫瘍との関連があるウイルスである。ヒトパピローマウイルス（子宮頸がん・中咽頭がん），ヒトTリンパ球向性ウイルス（成人T細胞白血病），EBウイルス（リンパ腫・胃がん）などが含まれる。

　⑧ **性感染症をおこすウイルス**　ウイルスに限らず性交渉によりおこる感染症を性感染症と総称する。ウイルスではヒト免疫不全ウイルス，ヒトパピローマウイルスなどがあげられる。

# 3　特殊なウイルスおよびその他の病原因子

## 1　欠損ウイルス

　ウイルスのなかには増殖に必須の遺伝子をそもそももっておらず，自身の感染だけでは増殖できないものがあり，**欠損ウイルス** defective virus とよば

---

**plus**　**バクテリオファージ bacteriophage（ファージ phage）**

　ウイルスは感染する宿主の種類によって，動物ウイルス，植物ウイルス，細菌ウイルスに大別することができる。このうち細菌ウイルスは，通常，バクテリオファージ（「細菌を食うもの」の意），またはファージとよばれる。動物細胞と比べて細菌は培養が比較的容易であることもあり，ファージの研究を通してウイルスの性質の多くが明らかにされた。ほとんどすべての細菌に，それぞれに特有のファージがあり，通常これら宿主の細菌の名前をとって，大腸菌ファージなどのようによばれる。

●**増殖様式**　増殖様式に基づいて2種類に分けられる。1つは宿主の細菌の中で増殖してその細菌をとかすもので，ビルレントファージ virulent phage とよばれる。細菌をとかす作用を溶菌 bacteriolysis とよぶ。

　もう1つは，ファージのゲノムが宿主細菌の染色体DNAに組み込まれ，あるいはプラスミド（●30ページ）となって，細菌の分裂と同調して共存していくもので，テンペレートファージ temperate phage とよばれる。宿主細菌の染色体DNAに組み込まれたファージDNAをプロファージ prophage，プロファージをもっている細菌を溶原菌 lysogenic bacterium という。

●**はたらき**　外界の刺激によって溶原化したファージが活性化すると，ファージ粒子を産生して溶菌をおこす。テンペレートファージが感染した細菌が溶原菌になることを溶原化 lysogenization といい，細菌が溶原化して，ファージがもっていた新しい遺伝的形質を獲得する場合を溶原変換 lysogenic conversion，あるいはファージ変換という。また，溶菌の際にテンペレートファージが細菌ゲノムの一部をもち出して他の細菌に伝達することがあり，形質導入 transduction とよばれる。

　このような遺伝子の伝達は，細菌の病原性に大きな影響を及ぼすことがある。病原性をもつジフテリア菌やボツリヌス菌は，外毒素（タンパク質毒素）を産生させる遺伝子をプロファージとしてもっている。また，1996年にわが国で1万人をこす食中毒患者を出した腸管出血性大腸菌（EHEC）O157:H7 などでも赤痢菌に由来する志賀毒素遺伝子をもつプロファージが含まれている。このように，ファージは病原遺伝子を別の細菌へ伝播することによって，病原菌の進化や多様化に関与している。

●**応用**　同じ種類の菌であっても特定のファージに対する感受性が異なることがある。この性質をもとに，生物学的な性状では区別できないような異なる細菌を識別し分類することができる。これをファージ型別（ファージタイピング phage typing）といい，感染源や感染経路の特定など疫学的な追跡に利用される。また，特定の病原細菌のみを特異的に溶菌するファージを製剤として投与するファージ療法の研究・開発も進められている。さらに，研究面ではタンパク質間相互作用の解析にもファージディスプレイ法として用いられている。

○表3-5　ウイルス・ウイロイド・プリオンの比較

|  | ウイルス | ウイロイド | プリオン |
|---|---|---|---|
| 核酸 | DNA か RNA | RNA | － |
| タンパク質 | ＋ | － | ＋ |
| カプシド/エンベロープ | ＋ | － | － |
| 紫外線照射による失活 | ＋ | ＋ | － |
| 宿主 | 動物・植物・細菌 | 植物 | 動物(哺乳類) |

れる。これらのウイルスの増殖のためには**ヘルパーウイルス**とよばれるウイルスが一緒に感染する必要がある。

　たとえば D 型肝炎ウイルスは，B 型肝炎ウイルスがヘルパーウイルスとして重感染することで，ビリオンを産生することができるようになる。欠損ウイルスとヘルパーウイルスの組み合わせはさまざまである。

## 2　プリオン

　プリオンは，タンパク質のみからなる病原体である(○302 ページ)。ゲノム核酸をもたないことから紫外線照射に抵抗性である。また，病原性プリオンは非常に安定であることから，医療器具の滅菌・消毒のために特殊な方法が用いられる。プリオンによる疾患として，ヒトのクロイツフェルト－ヤコブ病やウシのウシ海綿状脳症(いわゆる狂牛病)などが知られている。

　血液中の病原性プリオンの有効な検出方法がないため，献血の際に問診することで輸血による感染リスクを低減する措置がとられている。

## 3　ウイロイド

　植物の病原体のなかには，カプシドなどのタンパク質の殻をもたず，RNA だけで感染し，病気を引きおこすものがあり，**ウイロイド** viroid とよばれる。

　ウイルス・プリオン・ウイロイドの比較を○表3-5 に示した。

---

**📝 work**　復習と課題

❶ 細菌と比較してウイルスの増殖の特徴を述べなさい。
❷ ウイルスの構造について述べなさい。
❸ ウイルスの増殖過程について述べなさい。
❹ ウイルスが感染した細胞の示す細胞変性効果と不死化について述べなさい。
❺ 代表的な DNA ウイルスと RNA ウイルスをいくつかあげなさい。
❻ 血液媒介性のウイルスと呼吸器から感染するウイルスをあげなさい。

---

**推薦図書**
1. 高田賢蔵編：医科ウイルス学，改訂第 3 版．南江堂，2009.

# 第 4 章

真菌の性質

　カビ・酵母・キノコの類は，**真菌**fungus（複数形は fungi）と総称される下等な真核生物である。真菌は自然界に広く生息し，有機物を分解して自然界の元素の循環に重要な役割を果たしている。また真菌は，古くから日本酒やビール，みそ，しょうゆ，パンやチーズなどの発酵食品・飲料の製造に利用されてきた。

　しかし反面，動物・植物に病気（**真菌感染症**，**真菌症**）をもたらしたりする有害な面もある。これらは，**病原真菌**pathogenic fungus とよばれている。

# A　真菌の形態と特徴

## 1　細菌との違い

　同じ微生物でも，細菌と真菌とでは構造に大きな違いがある（●表4-1）。細菌は原核生物であるが，真菌は真核生物である。真菌細胞には核を細胞質から隔てる核膜があり，ミトコンドリア・小胞体などの細胞小器官が発達している。リボソームは高等動植物のそれと同じ大きさである。細胞全体の大きさも真菌のほうが細菌より大きい（●図4-1，●4ページ，図1-1）。

## 2　形態

　真菌の基本形は，糸状をした**菌糸**（**菌糸型**）と，細菌のような形の**酵母様真菌**（**酵母型**）の２形である。このほかに，菌糸での**胞子**の形成もみられる。

●表4-1　真菌と細菌の構造の違い

| | 真菌 | 細菌 |
|---|---|---|
| 大きさ | 酵母で約5μm | 球菌で約1μm |
| 核膜 | あり | なし |
| 染色体の数 | 複数 | ふつう1つ |
| ミトコンドリア | あり | なし |
| 小胞体 | あり | なし |
| リボソーム | 80S＊ | 70S＊ |
| 細胞壁の成分 | キチン，<br>β-D-グルカン | ペプチドグリカン |
| 細胞膜の成分 | エルゴステロール<br>あり | エルゴステロール<br>なし |

＊Sは沈降係数を示すスベドベリ単位（●5ページ）

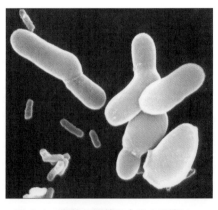

●図4-1　真菌と細菌の大きさの違い
大型の細胞が真菌（カンジダ‐アルビカンス），左のほうの小さな桿菌が大腸菌。

# 1 菌糸

● **発芽・先端成長**　真菌の増殖は，**胞子** spore の**発芽**から始まる。発芽した胞子は，一端から伸張し，長い糸状の菌をつくって成長していく。このような形状の真菌を**菌糸** hypha とよぶ。その成長点は，菌糸の両端部分である。このような成長の仕方を**先端成長** apical growth とよぶ。

● **菌糸体の形成**　菌糸は，長くなっても分裂はしない。ところどころで**分枝** branching がおこり，複雑にからみ合って菌糸のかたまりをつくる。このかたまりを**菌糸体** mycelium とよぶ（◉図4-2）。

● **隔壁**　菌糸は分裂しないが，**隔壁** septum で区切られることがある（◉図4-3-b）。隔壁ができる菌糸を**有隔菌糸** septate hypha という。隔壁ができても，隔壁には穴があいているので，完全には菌糸が区切られることはなく，栄養や細胞質内の物質はこの穴を通って流通する。

　細菌が分裂のためにつくる隔壁（◉25ページ）とは，意味も目的もまったく異なっている。

● **栄養菌糸と気中菌糸**　培地や動植物の内部に侵入して栄養の吸収を担う菌糸は**栄養菌糸** vegetative hypha とよばれ，外に向かって増えたものは**気中菌糸** aerial hypha という。気中菌糸の先端には，植物の種子にあたる**胞子**が生じる（◉図4-3）。

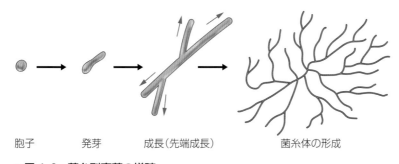

胞子　　　発芽　　　成長（先端成長）　　　菌糸体の形成

◉**図4-2　菌糸型真菌の増殖**

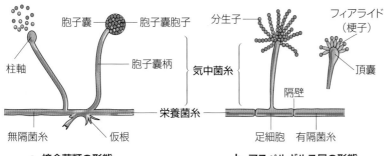

胞子囊　胞子囊胞子　　分生子　　　フィアライド（梗子）

柱軸　　　胞子囊柄　　気中菌糸　　　　　頂囊

隔壁

栄養菌糸

無隔菌糸　仮根　　　　　足細胞　有隔菌糸

a. 接合菌類の形態　　　b. アスペルギルス属の形態

◉**図4-3　菌糸の種類と無性胞子の形成（胞子囊胞子と分生子）**

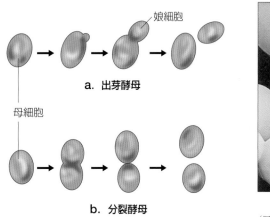

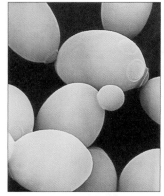

c. 出芽酵母の増殖
（写真提供：大隅正子博士）

◉図 4-4　酵母様真菌の増殖様式

## 2　酵母様真菌

　真菌のうち，糸状にならず球形または卵形の細胞で，**出芽** budding または二分裂で増殖する一群のものを**酵母** yeast または**酵母様真菌** yeast-like fungus という。これらの真菌は固形培地上に細菌のようなコロニーをつくる。この細胞は直径が3～5 μm で，ブドウ球菌の3～4倍の大きさである。

●**出芽酵母と分裂酵母**　出芽による増殖は，細胞の一部が突出し，ここに小さな細胞（娘細胞）ができ，母細胞の核が分裂してこの中に移行し，やがて大きくなって，母細胞から離れる，という様式でおこる。この様式で増えるものを**出芽酵母**とよぶ（◉図 4-4-a, c）。一方，細菌と同じような**二分裂**によって増えるものは，**分裂酵母**という（◉図 4-4-b）。

●**仮性菌糸**　酵母様真菌も，培養の条件によっては長くのび，菌糸のような形になることがあるが，これは本当の菌糸ではなく，**仮性菌糸** pseudohypha という。

## 3　二形性

　ふつう真菌は菌糸型か酵母型の一方の形態しかとらないが，病原真菌の多くは，生活環境によってどちらの形態をもとりうる。一般に，培養条件下では菌糸型の発育をし，感染組織内では酵母型の形態をとる（他方，カンジダ－アルビカンスは培養条件下で酵母型，感染組織内で菌糸型を呈する）。このような2つの形態をとりうることを**二形性** dimorphism といい，病原性の発現と深く関係している。培養条件下では，25℃では菌糸型，生体内と同じ 37℃では酵母型というように，温度で二形性を示すものが多く存在する。

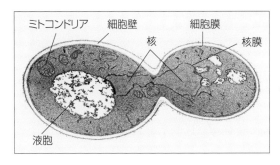

◉**図4-5　真菌の切片像**
カンジダ-アルビカンスの二分裂前の像で，核が分裂しようとしている。
（写真提供：大隅正子博士）

# 3 菌体の構造

## 1 細胞壁

　真菌にも細菌と同じように，**細胞壁** cell wall とよばれる厚い層がある（◉図4-5）。真菌の細胞壁をつくっている骨格をなす構造は，**キチン❶**，**β-D-グルカン❷**，**マンナン❸**であり，菌糸型と酵母型ではその組成に違いがある。菌糸型ではキチンと β-D-グルカンが多く，酵母型ではマンナンが多い。細菌の細胞壁の成分であるペプチドグリカンは真菌にはない。

## 2 細胞内の構造

　◉図4-5 に示したように，真菌の細胞内の構造は，細菌よりも動植物細胞に似ている。核は核膜によって明確に細胞質と区別され，細胞質内にはミトコンドリア・小胞体などの細胞小器官や液胞などがみられる。

# B 真菌の増殖

　真菌の増殖は無性生殖が基本であるが，多くの真菌は生息環境によって有性生殖も行うことができる。一般的に，環境が生息に適しているときは無性生殖の形式を，適していないときは有性生殖の形式をとる。

# 1 無性世代と有性世代

● **無性生殖と有性生殖**　酵母様真菌の2つの様式（出芽と二分裂）による増殖と，気中菌糸の先端につくられる胞子による増殖とは，どちらも親株の一部が分かれて新しい株ができるもので，これを**無性生殖**とよぶ。一方，真菌には性の区別があり，雄株と雌株の交配❹によって核の融合がおこり，続いて減数分裂を行って胞子をつくることができる。これを**有性生殖**という。
● **有性世代と無性世代**　真菌の増殖の様式が無性生殖によるか有性生殖によるかによって，真菌の生活環は**無性世代**（**アナモルフ** anamorph）と**有性世**

**NOTE**

❶**キチン** chitin
　N-アセチル-D-グルコサミンの重合体。節足動物の外骨格にも含まれる。
❷**β-D-グルカン** glucan
　グルコースとグルコサミンの重合体。
❸**マンナン** mannan
　マンノースの重合体。

**NOTE**

❹**交配** mating
　接合，受精などを経て，雌雄の2つの細胞の核が融合することをいう。

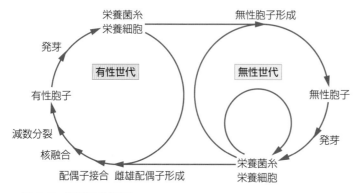

◎図4-6　真菌の生活環

代（テレオモルフ teleomorph）に大別される（◎図4-6）。すべての真菌で有性世代が見つかっているわけではなく，病原真菌には有性世代が未発見のものが多い。ふつう，感染した病巣から見つかる菌は無性世代である。

## 2 胞子の形成

　真菌の大部分は**胞子**を形成する。胞子は細菌の芽胞のような強い熱抵抗性は示さないが，真菌の散布・増殖にとって重要な形態であり，また菌種によって特有な形をもち，真菌の分類の目安となっている。
　すでにみたように，胞子には有性生殖でできる有性胞子と無性生殖でできる無性胞子がある。私たちが通常見る胞子の多くは無性胞子である。

### 1 無性胞子

　無性胞子は胞子嚢の中に形成される**胞子嚢胞子** sporangiospore と，菌体（菌糸）の外部に形成される**分生子** conidium（複数形は conidia）とに分類される（◎51ページ，図4-3）。
● 胞子嚢胞子　接合菌類（◎56ページ）にみられ，菌糸からのびた**胞子嚢柄**とよばれる側枝に袋状の**胞子嚢** sporangium ができ，この中に多数の胞子ができる（◎51ページ，図4-3-a）。この胞子を**内生胞子** endosporium とよぶ。
● 分生子　菌糸からのびた**分生子柄**の先に形成される胞子で，成熟すると菌糸から離れていく。この分生子は，内生胞子（胞子嚢胞子）に対して**外生胞子** exosporium とよばれている（◎51ページ，図4-3-b）。分生子は形成過程によって，さらに細かく分類されている（◎表4-2，◎図4-7）。

### 2 有性胞子

　病原真菌を含む多くの真菌は有性生殖能をもち，菌株，菌糸または細胞のレベルで雌雄があって交配がおこる。有性生殖をするかどうかは，真菌の分類の要点になっている。有性胞子は，有性生殖の過程から**接合胞子**，**子嚢胞子**，**担子胞子**の3つに分けられている（◎図4-8）。
　□1□**接合胞子** zygospore　雌雄の配偶子の接合，交配によって配偶子嚢をつ

○表4-2　真菌の分生子の種類

| 分生子の種類 | 特徴 | 例 |
|---|---|---|
| 分芽型分生子 blastoconidium | 芽細胞が菌糸の先端または側壁上に生じ，形成される（○図4-7-a） | カンジダ-アルビカンス |
| 分節型分生子 arthroconidium | 菌糸が隔壁で区切られて，胞子となる（○図4-7-b） | コクシジオイデス-イミチス |
| アレウリオ型分生子 aleurioconidium | 小分生子と大分生子が形成される（○図4-7-c） | フサリウム属，皮膚糸状菌 |
| フィアロ型分生子 phialoconidium | フィアライド phialide とよばれる特殊な形態をもつ分生子形成細胞から生じる（○51ページ，図4-3-b） | アスペルギルス属，フィアロフォラ属 |
| 厚膜分生子 chlamydoconidium （厚膜胞子 chlamydospore） | 菌糸の末端あるいは中間にでき，厚い膜をもつ（○図4-7-a） | カンジダ-アルビカンス |

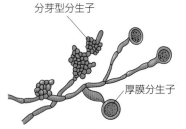

a. カンジダ-アルビカンス

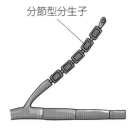

b. コクシジオイデス-イミチス

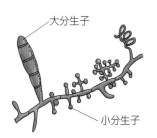

c. トリコフィトン-メンタグロフィテス

○図4-7　分生子の形態

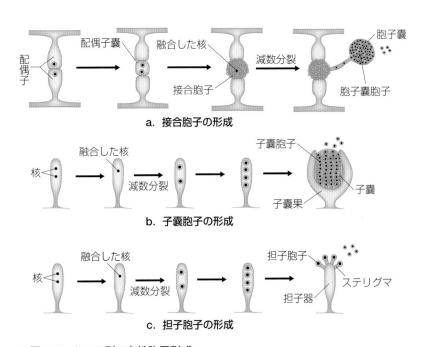

a. 接合胞子の形成

b. 子嚢胞子の形成

c. 担子胞子の形成

○図4-8　3つの型の有性胞子形成

くり，凹凸のある厚い壁が形成される。

　2 子囊胞子 ascospore　子囊とよばれる袋をつくり，その中に形成される。

　3 担子胞子 basidiospore　菌糸の末端に生じた担子器の先に形成される。

## C　真菌の分類と命名法

## 1　真菌の分類

　病原真菌は，有性胞子のでき方によって大きく 3 つのグループに分けられる。それより下位の分類は，18S rRNA の塩基配列の相同性によって行われている（●図 4-9）。

　1 接合菌類❶　有性胞子として接合胞子をつくり，無性胞子として胞子嚢胞子をつくる。菌糸には隔壁がなく，仮根を形成する（●51 ページ，図 4-3）。ヒトに病気をおこすムーコル *Mucor* 属が含まれる。

　2 子囊菌門 Ascomycota　有性胞子として子囊胞子を形成する。菌糸に隔壁を有する。病原真菌の多くのものがこれに所属する。

　3 担子菌門 Basidiomycota　有性胞子の担子胞子を形成する。菌糸に隔壁を有する。いわゆるキノコ類はこれに入る。クリプトコックス - ネオフォルマンスが所属する。

**☐ NOTE**

**❶接合菌類**

　真菌では 2007 年に系統解析による分類の見直しが行われ，それまで接合門とよばれていたものが，ハエカビ亜門やケカビ亜門に分類されるようになった。

　しかし，真菌の分類は現在も変化の途上にあるため，本書では便宜上これらを接合菌類と記載している。

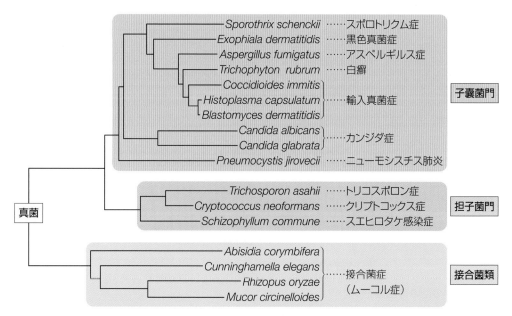

●図 4-9　18S rRNA 塩基配列に基づいた主要病原真菌の分子樹形図と引きおこす感染症

# 2 真菌の命名法

　真菌の学名は細菌と同様, 属名と種形容語の 2 語の組み合わせによる。

　これまで, 1 つの真菌種に対して無性世代に学名をつけたのち, その有性世代が発見されると有性世代の別の学名をつけるという, 二重命名法が適用されてきた。たとえば, クリプトコックス-ネオフォルマンスは無性世代の学名であるが, 担子胞子を形成する有性生殖相が発見され, フィロバシディエラ-ネオフォルマンスという有性世代の学名がつけられた。

　しかし, 近年の分子系統学の進歩によって, 有性世代が発見されなくても系統分類が可能となった。そのため, 2011 年に命名規約改定が行われ, 1 真菌種に対して 1 つの学名のみを与えることになった。しかし, 現時点ではまだ正式な学名の決定はほとんど行われていないため, 本書では従来最もよく用いられている学名を記載している。

# D 栄養と培養

●**栄養**　真菌はすべて, 栄養素として有機物を必要とする**従属栄養菌**である。エネルギー源としてよく利用するのは植物由来の糖類である。グルコースはほとんどすべての真菌が利用でき, そのほかのマルトース・スクロース(ショ糖)もよく利用できる。窒素(N)源としては, アンモニア・硝酸塩が利用される。皮膚に感染する真菌は, 角質化した皮膚や毛髪のタンパク質であるケラチンを分解して利用している。

●**培地**　培養には, 炭素源としてグルコースを加えた比較的簡単な培地を用い, これでよく発育する。微量栄養素として, ビオチン・チアミンが必要であるが, 多くのビタミン類は真菌自身で合成できる。臨床検査で利用されている培地には, サブロー Sabouraud 寒天培地(●141 ページ), ポテトデキストロース寒天培地, コーンミール cornmeal 寒天培地がある。

●**酸素・温度**　大部分の真菌は好気性で, 発育に酸素を必要とする。アルコール発酵をする酵母やパンをつくるときに利用される酵母は通性であるが, 酸素のあるほう(好気条件)が発育がよい。発育温度は 20～35℃で, 一般に細菌より低い温度域のほうがよく発育する。

| plus | 病原性真菌の抵抗力 |
| --- | --- |

　熱に対する真菌の抵抗力は通常の栄養型の細菌とほぼ同じで, 50～60℃・10 分間の加熱で死滅する。胞子の抵抗力は菌糸よりやや強いが, 65℃・1 時間ほどで死滅し, 細菌の芽胞のように強い熱抵抗性は示さない。消毒薬に対しては, 細菌とほぼ同じ抵抗性である。また, 細菌に対して有効な抗菌薬は真菌に対しては無効であり, 真菌特有の化学療法薬(抗真菌薬)が開発されている。

**✎ work**　復習と課題

❶ 真菌細胞の構造の特徴を述べなさい。

❷ 真菌がとる形態の種類とそれらの特徴を述べなさい。

❸ 環境に対応した真菌の増殖様式について述べなさい。

❹ 真菌の増殖あるいは分布拡大に果たす胞子の役割について述べなさい。

❺ 真菌の培養法について述べなさい。

**推薦図書**

1. 山口英世著：病原真菌と真菌症，第 4 版．南山堂，2007.
2. 山口英世著：真菌（かび）万華鏡．南山堂，2004.
3. 原田幸雄著：キノコとカビの生物学—変幻自在の微生物（中公新書）．中央公論社，1993.

第 **2** 部

感染とその防御

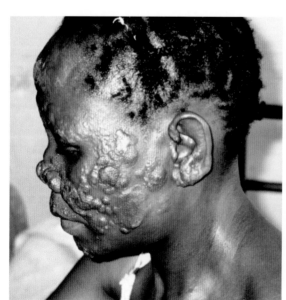
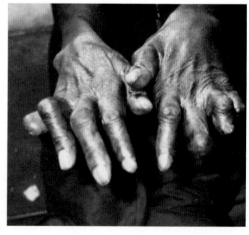

●アフリカのハンセン病患者

第 **5** 章

感染と感染症

● **微生物の適応能力の進化**　地球上に原核生物である細菌が誕生したのは約36億年前で，その後，長い間細菌の時代が続いた。しかし，約20億年前に真核生物が誕生し，細菌を食べて栄養にするアメーバの出現によって食物連鎖が始まった。細菌にとってそれまでの進化過程は，自然界の環境ストレスに対する適応能力を獲得することであった。ところが，細菌を捕食する生物の出現以降は，自分たちの種の保存のために，このような外敵に対してもたたかって生き抜いていく能力を身につけなければならなくなった。

　この能力の獲得は，のちに出現する動物やヒトに感染するための能力へとつながったと考えられる。なぜなら，感染する生物(**宿主**)の生体内にも殺菌力のある物質が存在し，細菌を食べて殺す食細胞がいるからである。その生体防御に打ち勝ち，あるいはその捕獲網からうまく逃れる能力をもった微生物は，動物やヒトの体内にまで生活圏を広げることに成功した。そして，宿主のなかで栄養を獲得する手段を身につけ，増殖しながら宿主にさまざまな影響を与える物質をつくるようになっていった。

● **本章の学習目標**　これまで微生物の構造や代謝・遺伝などについて学んできたが，それらを基礎にして，この章では「**感染** infection」という現象について学ぶ。そのうえで，ヒトが宿主である場合の感染過程，すなわち，感染の成立→発症→その後の経過，の各段階について学習していくことにする。

# A　微生物感染の機構

## 1　感染とは

● **感染と感染症**　微生物が動物やヒトの生体内に侵入して定着し，生体内を増殖の場として活動を始め，生体になんらかの反応を引きおこしたとき，「感染が成立した」という。感染の結果として，生体に障害が生じ，発熱などの症状を呈した場合を**発症**(発病)といい，感染によって引きおこされる疾病を**感染症** infectious disease という。また，微生物が感染する動物やヒトを，その微生物の**宿主** host という。

● **病原性と生体防御機構の関係**　微生物が感染症を引きおこす能力をもつとき，その微生物には**病原性** pathogenicity があるといい，病原性の程度を**ビルレンス** virulence(**毒力**)の強弱であらわす。病原微生物はそれぞれの病原性を発揮するために，さまざまな病原因子や機能をもっている。一方，生体は病原体の感染によって障害を受けることになるが，生体は微生物を異物として認識し，それを排除するための**生体防御機構**または**感染防御機構** host defense system〔mechanism〕を備えている(▶第6章)。その能力は，感染に対する抵抗力の強弱であらわされる。

　微生物が生体に感染し，発症させうるか否かは，生体側の感染防御機構と微生物側のビルレンスとの力関係によって決まるといえる。ビルレンスの強

い微生物は健康なヒトをも発症させる。これに対し，ビルレンスがないか弱い微生物は，生体に付着または侵入しても，その部位で生体防御機構によって排除され，または殺されてしまうので，感染は成立しない。

　しかし，生体防御機構が未熟であったり，障害されていたりする生体に対しては，健康な生体には無害な微生物でさえもが病原性を発揮するようになる。このような感染を**日和見感染症** opportunistic infection といい，日和見感染をおこす微生物を**日和見病原体** opportunistic pathogen，感染に対する抵抗力の低下した宿主を**易感染性宿主** compromised host（または易感染宿主）という。

　感染の成立の条件には，これら両者の力関係に加えて，生体が曝露❶される微生物の量（感染量）も関係している。

📖 **NOTE**

**❶曝露** exposure
　暴露とも書く。病原体や有害物質，X線などに生体がさらされること。

# 2　生体と病原体

● **宿主−病原体関係**　ここまで見てきた，感染は生体（宿主）と病原体との相互関係によっておこる現象であり，この関係を**宿主−病原体関係** host-pathogen relationship という。感染を理解するためには，病原体側と生体（宿主）側の両面からこの関係を把握しておく必要がある。この関係を細かく分析していくと，個々の病原因子と生体防御因子には対応関係を見いだせる。微生物の病原性は生体防御機構に打ち勝ってはじめて発揮されるので，病原因子は，①生体防御機構に対抗する手段としての病原因子と，②感染症としての症状を引きおこす病原因子に分けて考えることができる。

　宿主−病原体関係は，病原体との関係を宿主の個体レベルでとらえた言い方であるが，宿主は多くの場合集団を形成しているため，宿主集団−病原体関係としてとらえる視点も必要である。この関係には集団の人口規模や人口密度，経済的状態，人々のモラルや健康意識などの社会的要因，一般的な衛生状態，病原体の浸淫度❷などの環境的要因のほか，上下水道の普及率などの公衆衛生的対策の達成度，ワクチンの普及率などがかかわってくる。

📖 **NOTE**

**❷浸淫度**
　その地域や集団に病原体がどの程度浸透しているかという度合い。

● **伝染病**　感染症のなかで，ヒトからヒトへと伝染していくものを**伝染病** communicable disease とよぶ。伝染病が特定の地域などでふだんから継続的に発生することを**エンデミック** endemic，通常の状態よりも明らかに発生が多い状態を**エピデミック** epidemic（流行），国境をまたぐような世界的な大流行を**パンデミック** pandemic とよぶ。また，患者の数があまり多くなく，少しずつ，しかし継続的に発生する場合を，**散発的流行** sporadic infection という。

● **侵襲率**　病原体に曝露された集団のなかで，感染症を発症した人の割合を**侵襲率** attack rate とよび，病原体のビルレンスをあらわす指標の1つとなる。この侵襲率は単位人口（ふつう10万人）あたりの患者発生数（罹患率 morbidity rate）とは異なり，感染症特有の概念である。

# B　感染の成立から発症後の経過まで

病原体は種類が多く，特性も多様である。そのため感染の過程も多様であるが，ここでは，感染の成立から発症までの基本的な経過について病原細菌をモデルとして学ぶ。◐図5-1に感染とその後の時間的経過を示した。図中の①〜⑤は本文と対応している。

## 1　感染源

病原体を含むものや病原体に汚染されているものを**感染源**という。

### 1　ヒトが感染源の場合

ヒト自身が感染源となる場合は非常に多く，発症した患者だけでなく，感染は成立したものの症状のない患者も感染源になりうる。感染源が母体で児に感染する場合を**垂直感染** vertical transmission といい，そのほかを**水平感染** horizontal tramsmission という。

### 2　動物が感染源の場合

動物はわれわれの生活に密接に関係しており，ヒトへの感染源となることがある。家畜や家禽，ペット，野生動物との直接の接触や咬傷から，あるいはダニ・ノミ・カ・シラミなど節足動物が媒介して，動物からヒトに感染する。病原体を保有する動物自身は発症しないこともあるが，ヒトと動物の両方に病原性を示す微生物は多い。ヒトと動物に共通してみられる感染症を

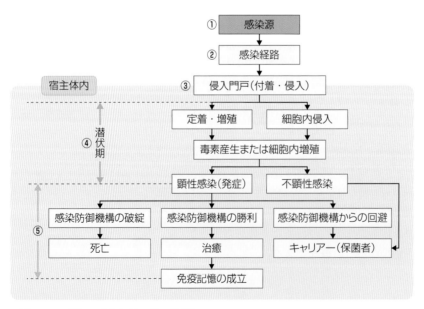

◐**図5-1　感染の成立とその後の経過**

◉**表 5-1　人獣(人畜)共通感染症をおこす微生物**

| 種類 | 属または種 | ヒトでの病原性 | その他の動物での病原性 |
|---|---|---|---|
| 細菌 | サルモネラ属 | 胃腸炎，腸チフス | 家畜・家禽の腸炎，全身性感染 |
| | エルシニア属 | ペスト，腸炎 | 齧歯類の敗血症 |
| | リステリア属 | 髄膜炎，敗血症，流産・死産 | ウシの脳炎・敗血症 |
| | ブルセラ属 | 関節炎，敗血症 | 家畜の流産 |
| | オウム病クラミジア | 肺炎(オウム病) | 鳥類は多くは無症状だが，ストレスにより下痢・敗血症 |
| | 炭疽菌 | 炭疽 | ウシ・ウマの敗血症，ブタの腸炎・リンパ節炎 |
| | レプトスピラ属 | ワイル病 | ラットは無症状，イヌの腎炎 |
| | バルトネラ属 | ネコひっかき病 | ネコは無症状 |
| 真菌 | クリプトコックス属 | 脳炎 | ハトは無症状，イヌ・ネコは肺炎 |
| 原虫 | トキソプラズマ属 | 脳炎 | ネコの全身性感染・腸炎・脳炎 |
| ウイルス | 高病原性鳥インフルエンザウイルス | 鳥インフルエンザ | 家禽の呼吸器症状・下痢・チアノーゼ |
| | 狂犬病ウイルス | 狂犬病 | 狂犬病 |
| | ウエストナイルウイルス | 脳炎 | 鳥類・ウマに脳炎 |
| | 日本脳炎ウイルス | 脳炎 | ブタの流産・死産 |
| | SFTS ウイルス | 重症熱性血小板減少症候群(SFTS) | ネコ・イヌに食欲消失，黄疸，発熱，消化器症状，白血球減少，血小板減少 |

**人獣共通感染症** zoonosis または**動物由来感染症**という(◉表 5-1)。

## 3　食物や飲料水が感染源の場合

　食物や水はわれわれの生存に欠かせないものであり，また微生物の増殖に必要な栄養素・水分そのものでもある点から，食物や水に病原微生物が混入していると感染源となる。

　病原体を含む食物の摂取によって，急性胃腸炎症状(下痢・腹痛・嘔吐)あるいは神経障害などの中毒症状が引きおこされることを**食中毒** foodborne infection(food poisoning)という。詳細は経口感染(◉67 ページ)で述べる。

　微生物による食中毒を理解するためには，原因となる微生物が自然界のどこに生息しているかを知ることが大切である。微生物が生息する環境(場所)を知ることによって汚染される食材や食品が推測できるし，原因食と感染経路，予防法を考えることができる(◉表 5-2)。たとえば，腸炎ビブリオなどの海水に住む細菌は，海産の魚介類が原因食となり，淡水魚は原因食にならない。バシラス属(セレウス菌)やクロストリジウム属(ウェルシュ菌，ボツリヌス菌)などの土壌に住む細菌は，畑の作物や植物，川の魚などを汚染する。大腸菌・サルモネラ属菌・カンピロバクター属菌などの家畜やニワトリの腸管にいる細菌は，牛肉・豚肉・鶏肉や卵が原因食となるほか，これらの糞を肥料に使った野菜なども汚染されて原因食となることがある。

　共同飲用水が病原体に汚染されると，大規模な水系感染が発生することが多い。コレラ菌が生息する真水を介してコレラが，ヒトや動物の糞便で汚染された井戸水を介して腸管出血性大腸菌やカンピロバクター属菌による感染がおこる。原虫のクリプトスポリジウム属のオーシストは塩素消毒がききに

▶表5-2　食中毒の病原体とおもな原因食品・食材

| 病原体の種類 | | | おもな原因食品・食材 |
|---|---|---|---|
| 細菌 | 感染型 | カンピロバクター - ジェジュニ，カンピロバクター - コリ | 食肉(とくに鶏肉) |
| | | サルモネラ属菌 | 卵，食肉(とくに鶏肉) |
| | | 腸炎ビブリオ | 魚介類 |
| | | 腸管出血性大腸菌 | 牛肉 |
| | | ウェルシュ菌 | 深鍋で調理したカレー，シチュー，スープ |
| | | セレウス菌(下痢型) | 弁当，プリン |
| | | リステリア属菌 | 生乳，乳製品，食肉加工品 |
| | | エルシニア属菌 | 食肉(とくに豚肉) |
| | | コレラ菌 | 感染者の糞便で汚染された水 |
| | | 赤痢菌 | 感染者の手指が触れた食品 |
| | 毒素型 | 黄色ブドウ球菌 | おにぎり |
| | | ボツリヌス菌 | ビン詰，缶詰，いずし， |
| | | セレウス菌(嘔吐型) | 焼飯，焼きそば，スパゲッティ |
| ウイルス | | ノロウイルス | 二枚貝(とくにカキ) |
| | | A型肝炎 | 二枚貝 |
| | | E型肝炎 | 猪肉，鹿肉，豚肉 |
| 真菌 | | カビ毒(アフラトキシンなど) | 穀類，ナッツ類，トウモロコシ，乾燥果実 |
| 寄生虫 | | クドア粘液胞子虫 | 養殖ヒラメ |
| | | サルコシスティス - フェアリー | 馬肉 |
| | | アニサキス | サバ，アジ，イワシ，サンマ，カツオ，イカ |

くいため，水道水源が汚染されると集団感染がおこる。

　なお，飲み水の細菌学的衛生管理の指標として，飲み水がヒトや動物の糞便に汚染されていないかどうかをみることは重要である。大腸菌や腸球菌は，本来ヒトや動物の腸管に生息する細菌で，自然界には生息していないため，糞便汚染指標菌となる。

## 4　環境中の物が感染源の場合

　感染者から排出された病原体が周囲の物品などに付着し，環境中でしばらく感染力を保っていると，そこに触れたヒトは手指を介して皮膚や粘膜から感染することがある。たとえば，ドアノブやスイッチなどのように多くの人が高頻度で触れる場所にはインフルエンザウイルスや新型コロナウイルスが，トイレの便座や手すりにはノロウイルスが付着していることがある。病院内では患者周囲の物品やリネンに薬剤耐性菌が付着している可能性があり，感染対策上重要である。

　また，環境中の病原体の生息場所も感染源となる。たとえば，土壌には破傷風菌の芽胞が，冷却塔の水や噴水にはレジオネラ属菌が，朽ち木にはスポ

ロトリックス‐シェンキイが存在していることがある。

# 2 感染経路

　感染源から病原体が生体に侵入する経路を**感染経路**という。感染経路は感染源とともに，病原体の自然界における分布や生態，抵抗性，人間生活と人間社会を取り巻く社会的要因などと密接に関係している。

## 1 経口感染

　食物と水を介して微生物が生体に侵入する機会は多い。前述のように，食物の中で増殖した病原微生物やその毒素の摂取によって食中毒が発生し，共同飲用水が病原微生物に汚染されると大規模な水系感染の発生につながる。食物や水に含まれた病原微生物は口から胃・腸管に入るので，この経路を**経口感染**という。

● **食物からの経口感染（食中毒）**　病原微生物による食中毒の原因（病因）には●表5-2 に示したように，①感染性のある微生物（細菌・ウイルス）または寄生虫，②微生物（細菌・真菌）が産生した毒素がある❶。①は食中毒が原因の「感染症」である。なお，感染者が調理して汚染された食品を健康なヒトが摂取して感染した場合も食中毒に含める。食中毒のなかでは細菌・ウイルスが関与するものの頻度が高いので，ここではこの両者について述べる。

　① **細菌性食中毒**　細菌が原因でおこる食中毒で，感染型と毒素型に分けられる。

　①**感染型食中毒**　食物中で増殖した細菌を食物とともに摂取することによっておこるもので，腸の中で細菌がさらに増殖して下痢をきたす。感染型には，腸管内で産生あるいは放出される毒素が下痢の原因となる場合（毒素原性大腸菌やウェルシュ菌など）と，細菌が細胞内に侵入して増殖し，細胞を障害して症状をおこす場合（赤痢菌やリステリア属菌など）とがある。前者は，生体内毒素型食中毒とよばれることもある。発症には細菌が宿主の腸管内で増殖する必要があるため，潜伏期は比較的長く（12～48 時間），炎症がおこるために発熱を伴うことが多い。

　②**毒素型食中毒**　食物中で増殖した細菌が産生した毒素が食物中に蓄積され，これを摂取することによって短時間のうちに症状が引きおこされるものである。ボツリヌス菌のボツリヌス毒素や黄色ブドウ球菌の腸管毒によるものなどが含まれる❷。潜伏期は短く（3～6 時間），ふつう発熱はみとめない。

　② **ウイルス性食中毒**　原因としてはノロウイルスが最も多く，カキなどの二枚貝を非加熱で摂取することによって感染する。また，ノロウイルスの感染者が調理した汚染食品を介して感染することもある。

● **水からの経口感染（水系感染）**　飲み水を介して感染する機会が多いものとして，細菌ではコレラ菌・赤痢菌・カンピロバクター属菌など，原虫ではクリプトスポリジウム属がある。

---

**NOTE**

❶食中毒統計上の食中毒の原因微生物には，以前は，急性胃腸炎症状を引きおこし，かつヒトからヒトに感染しないものだけが含まれていた。赤痢菌やコレラ菌は下痢をおこすが，ヒトからヒトへの感染力が強いという理由で，またチフス菌やリステリア属菌はふつう下痢をおこさず全身性感染をおこすという理由で，食中毒の原因菌には入れられていなかった。しかし，現在はこれらも含め，食物や水から感染する細菌はすべて原因微生物のなかに入れられ，行政の対応もそのようにかわってきた。

---

**NOTE**

❷ボツリヌス中毒（食餌性ボツリヌス症）は毒素型（食品内毒素型）食中毒，乳児ボツリヌス症は感染型（生体内毒素型）食中毒である。

## 2 経気道感染

　空中に浮遊する微粒子を**エアロゾル** aerosol といい，それが花粉・真菌・細菌・ウイルスなどである場合をとくに**バイオエアロゾル** bioaerosol という。それらを口や鼻から吸い込むことで気道に入り，呼吸器感染やアレルギーをおこす。この感染経路を**経気道感染**という。◯表5-3 に，経気道感染する微生物を種類別にまとめた。同じく口から入っても，嚥下されて胃や腸に行くものは経口感染として区別しなければならない。

●**ヒト由来の微生物の経気道感染**　空気中の感染源の多くは，感染者由来の飛沫または飛沫核である。

　①**飛沫感染**　感染患者や保菌者(キャリアー)の咽頭・喉頭・気管支・肺に付着し増殖した病原微生物は，咳やくしゃみ，会話によって**飛沫**(直径 5 μm 以上の水滴)となって空中に飛散する(◯図5-2)。これを健康な人が鼻や口から吸い込んだり，眼の結膜に付着したりして，粘膜面から病原体が侵入すると感染する。これを**飛沫感染**という。通常，飛沫は空気中を 1～2 m 飛んで重力により落下するので，この飛距離内に健康な人がマスクやフェイスシールドなどの防護具なしで立ち入ると感染を受けることになる。多くの人が集合する教室や映画館などでは，飛沫を介して百日咳，結核などの細菌感染症，インフルエンザ，ムンプス，新型コロナウイルス感染症(COVID-19)

◯**表5-3　経気道感染する微生物の種類**

| 感染源の由来 | | ヒトの気道 | | 自然界 |
|---|---|---|---|---|
| 感染源の性質 | | 飛沫感染 | 空気感染(飛沫核感染) | |
| 病原体 | 細菌 | 結核菌，ジフテリア菌，百日咳菌，肺炎球菌，肺炎マイコプラズマ，肺炎クラミジアなど | 結核菌 | レジオネラ属菌，炭疽菌 |
| | ウイルス | インフルエンザウイルス，麻疹ウイルス，ムンプスウイルス，SARS コロナウイルス2など | 麻疹ウイルス，水痘-帯状疱疹ウイルス | — |
| | 真菌 | — | — | アスペルギルス属，ヒストプラズマ属，コクシジオイデス属，ムーコル属など |

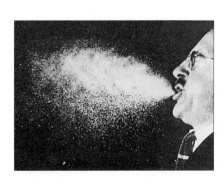

◯**図5-2　咳による飛沫の飛散**
咳による飛沫の多くは大きさが 5 μm 以上で，1～2 m 飛んで落下すると考えられ，近くにいるヒトにだけ飛沫感染をおこす可能性がある。一方，5 μm 以下の粒子は軽いので空気の流れに乗って浮遊し，飛沫核感染(空気感染)の原因となる。

などのウイルス感染症が，ヒトからヒトへ伝播する。

　**2 空気感染**　微生物を含んだ飛沫が，空中で乾燥して微生物だけになり，長時間空気中を漂うようになったものを**飛沫核**という。乾燥に抵抗性が強く空中や塵埃中で長く感染力を維持できる微生物は，空気の流れに乗って飛沫核が遠く離れたヒトまで到達し，これを吸い込むことによって感染をおこす可能性がある。これを**空気感染（飛沫核感染）**という。このような感染症の例として，結核，麻疹，水痘がある。飛沫核の大きさは $5\,\mu\mathrm{m}$ 未満である。空気感染をおこすものは，飛沫感染もおこしうる（◯表5-3）。

● **環境由来の微生物の経気道感染**　患者由来ではなく，環境から発生し空中に漂っている微生物によって感染する場合もある。レジオネラ属の細菌はエアロゾルとなって肺炎やポンティアック熱の集団発生の原因となり，真菌の胞子は肺真菌症やアレルギーの原因となる。

## 3 接触感染

　ヒトや動物との接触によって病原微生物が移ってきて皮膚や粘膜から感染が成立することを**接触感染**という。

● **ヒトとの接触感染**　ヒトとの接触感染の代表的なものが，**性感染症** sexually transmitted infection（STI）である。性感染症には，性器どうしや口腔粘膜どうしの接触に限らず，口腔と性器もしくは肛門との接触や，肛門性交など，性行為に伴うすべての感染症が含まれる。原因には多くの微生物がある（◯表5-4）。接触部位に病変をおこすことが多いが，なかには，HIV（ヒト免疫不全ウイルス）や A・B・C 型肝炎ウイルス，ジカウイルスのように，性行為で感染するが接触部位にはまったくなんの病変もおこさないものもある。

　また，感染者に直接手で触れるか，もしくは感染者の体液や感染者から排出された病原体が付着した周辺の物品・リネンに触れた際に，触れたヒトの手指に病原体が付着し，その手指を介して，自分自身もしくはさらにその手で触れた別のヒトに，皮膚や粘膜から病原体が感染することがある。このような場合も接触感染に含める。とくに病院内では，医療従事者の手指を介した薬剤耐性菌などの伝播がおこることがあり，接触感染予防策により防止す

---

| plus | **エアロゾル感染（マイクロ飛沫感染）** |
|---|---|

　新型コロナウイルスの感染経路に関して，エアロゾル感染が国際的に重視されている。エアロゾルとは，気体中に浮遊する液体または固体の微小な粒子と周囲の気体の混合体である。エアロゾル感染という言葉には，明確な医学的定義はなく，わが国ではマイクロ飛沫感染と表現されている。
　エアロゾル感染は，ウイルスを含む粒子の内容は水分を含む微粒子による飛沫感染に近く，粒子の大きさは飛沫から水分が蒸発して生ずる水分を含まない微粒子による飛沫核感染に近く，粒子の浮遊時間・拡散距離は飛沫感染と飛沫核感染の中間であり，3密（密閉・密集・密接）と大声を出す環境でおこりやすいとされる。

◎表5-4　性感染症をおこす微生物や節足動物

| 種類 | 微生物名(疾患名) |
|---|---|
| 細菌 | 梅毒トレポネーマ[1]，淋菌[1]，軟性下疳菌[1]，トラコーマクラミジア(L1-3)[1]（第四性病） |
| 真菌 | カンジダ - アルビカンス[2]（腟カンジダ症） |
| 原虫 | 腟トリコモナス[2]，ランブル鞭毛虫[2]，赤痢アメーバ[2] |
| ウイルス | HIV，HTLV-1，単純ヘルペスウイルス[2]，サイトメガロウイルス，EBウイルス，A型・B型・C型肝炎ウイルス，ヒトパピローマウイルス[2]，ジカウイルス |
| 節足動物 | ケジラミ[2]，疥癬虫[2] |

1)性病予防法で「性病」とよばれていたものの原因菌。
2)1)のほかに性器に病変がおこるもの。

◎表5-5　節足動物ベクターに媒介される感染症

| 種類 | 感染症 |
|---|---|
| ノミ | ペスト，発疹熱（ノネズミがリザーバー） |
| シラミ | 発疹チフス，塹壕熱，回帰熱 |
| ダニ | ライム病，つつが虫病，日本紅斑熱，重症熱性血小板減少症候群(SFTS) |
| カ | 日本脳炎，黄熱，マラリア，デング熱，ウエストナイル熱，ジカ熱 |
| 吸血性ハエ | 睡眠病，オロヤ熱（カリオン病） |

ることが重要である。

● **動物との接触感染**　家畜や家禽，ペット，野生動物との直接の接触により感染する場合がある。たとえば，ブルセラ症・野兎病は感染動物との接触によって皮膚の創傷からヒトに病原体が感染する。

## 4　経皮感染

　ふつう表皮からの感染はおこりにくいが，虫刺され，動物咬傷，注射器の針刺し事故などで経皮感染をおこす。

● **ベクターによる感染**　ペストを媒介するノミや，リケッチア感染を媒介するダニ，日本脳炎やマラリアを媒介するカ（蚊），睡眠病を媒介するツェツェバエなどの節足動物が，ヒトに感染症を媒介する**ベクター** vector となる。ベクターは**病原体保有動物（リザーバー** reservoir）の刺咬を繰り返して毒化（病原体を保有すること）し，ヒトに病原体を伝播することもあれば，ツツガムシのようにベクター自身がリザーバーを兼ねることも多い。◎表5-5 に節足動物によって媒介される感染症をあげた。

● **動物咬傷による感染**　動物に咬まれて感染する病原体がある。代表的な例として，狂犬病ウイルスに感染したイヌなどに咬まれると，唾液に含まれるウイルスが皮膚から侵入する。

● **針刺しなどによる感染**　経皮感染は，そのほかに注射針などの医療器材

◎表 5-6　母親から胎児または新生児に感染する微生物

| 経路 | 病原微生物 |
|---|---|
| 経胎盤 | 細菌：梅毒トレポネーマ，リステリア属<br>原虫：トキソプラズマ属<br>ウイルス：サイトメガロウイルス，水痘 - 帯状疱疹ウイルス，風疹ウイルス，麻疹ウイルス，ヒトパルボウイルス，HIV，ジカウイルス |
| 経産道 | 細菌：淋菌，ストレプトコッカス - アガラクティエ，トラコーマクラミジア<br>真菌：カンジダ属<br>ウイルス：単純ヘルペスウイルス，B 型肝炎ウイルス，サイトメガロウイルス，HIV |
| 母乳 | ウイルス：HTLV-1，HIV，サイトメガロウイルス |

※トキソプラズマ Toxoplasma，その他 Others（B 型肝炎ウイルス，梅毒トレポネーマなど），風疹ウイルス Rubella virus，サイトメガロウイルス Cytomegalovirus，単純ヘルペスウイルス Herpes simplex virus の母児感染によって，低出生体重・肝腫大・黄疸・紫斑・先天異常などの症状をきたすことを，便宜上，TORCH（トーチ）症候群と称する。

による場合もある。輸血や血液製剤による感染をとくに**血液感染**ともいう。針刺し事故で感染するものとして HIV，B 型・C 型肝炎ウイルス（HBV・HCV）などがあり，これらはひげそりや歯ブラシの共用でも感染することがある。針刺し事故の発生予防には，万全の注意をはらわなければならない。

● **病原体の直接侵入による感染**　一方，レプトスピラ属菌や寄生虫の住血吸虫は皮膚から直接侵入し，感染する。

### 5 母児感染

**母児感染**（**母子感染**，もしくは**垂直感染**）は，感染した母体から胎児または新生児に病原体が移行するもので，以下の 3 つの感染経路がある（◎表 5-6）。

① **経胎盤感染**　子宮内で胎盤を通じて胎児に感染がおこるもので，梅毒や，多くのウイルス（風疹ウイルス，サイトメガロウイルス，HIV など）が，出生児に先天性の障害を与える。

② **経産道感染**　出産時に母親の産道にいる病原体が新生児に感染する場合と，出産時の母親の出血による血液感染とがある。前者の例として淋菌感染症，ストレプトコッカス - アガラクティエ（GBS）感染症，後者の例として B 型肝炎や HIV 感染症がある。

③ **母乳感染**　母乳を飲むことによって感染するものである。母乳中のリンパ球に感染しているヒト T リンパ球向性ウイルス 1（ヒト T 細胞白血病ウイルス，HTLV-1）が新生児に移行する場合が，その典型である。

## 3 侵入門戸と付着

● **侵入門戸の病原体特異性**　病原体によっては，生体内への入り口（**侵入門戸**）が，感染の成立を左右する重要な要素である。たとえば，チフス菌を皮膚にすり込んでも腸チフスはおこらないが，経口的に摂取すると，チフス菌は小腸に定着し，腸管のリンパ組織を経て血行性に全身に広がり，腸チフ

スが発症する。レンサ球菌の多くはその反対で，経口的に与えてもふつう発病せず，皮膚にすり込むと化膿をおこす。

　一方，腸管の常在細菌である大腸菌のなかには，尿道から侵入して尿路感染症を引きおこすものがある。また口腔内の常在細菌であるレンサ球菌の一部には，抜歯などをきっかけにして血中に入り，心内膜炎をおこすものがある。このように通常生息している部位ではなく，別の侵入門戸に移動して，そこから入ることによっておこる感染を，**異所性感染**とよぶ。

● **おもな侵入門戸**　病原微生物のおもな侵入門戸は，外界と接する**皮膚**と**粘膜上皮**である。皮膚は重層扁平上皮でおおわれているので感染には強く，外傷や熱傷で上皮が破壊された場合や，ベクターや注射による刺咬・穿刺のときに問題となる。創傷は化膿症のほか，破傷風やガス壊疽などを引きおこす病原体の侵入門戸となる。

　粘膜上皮は外界と接しており，つねに異物の侵入を受けるので，異物を排除する機能を備えている（●98ページ）。それに対して病原細菌は，粘膜上皮に**付着** adherence するための線毛とその先端に存在する付着素（アドヘジン），非線毛性付着因子（AFA）とよばれる表面タンパク質を有しており，また鞭毛も腸管での付着に重要な役割を果たす（●74ページ）。

# 4　付着・侵入から発症まで ──病原体と生体防御機構とのたたかい

● **潜伏期**　病原体が生体に付着・侵入してから発症するまでの期間を，**潜伏期** incubation period という。病原体は定着，増殖，毒素産生または細胞内侵入・増殖という過程を経て病原性を発揮する（●64ページ，図5-1）。この過程全体を通じて，病原体は生体防御機構に打ち勝ったり，またはそれから逃れたりする。感染部位でおこるこのようなせめぎ合いにはたらく病原因子については，「細菌感染の機構」（●73ページ）で詳しく述べる。

● **発症**　病原体の感染が成立し，生体になんらかの異常が生じた場合を**発症**という。生体側からみると，生体防御機構の発動にもかかわらず病原体の増殖と活動が防ぎきれなかった結果である。感染が発症にまで進展するかどうかは，病原体のビルレンス（毒力）と曝露量（感染量），および生体の感染抵抗力（免疫の有無や強さも含めて）が影響することはすでに述べた。

● **症状のあらわれ方**　症状がはっきりとあらわれる感染を**顕性感染**という。これに対して，細菌の分離や抗体価の上昇によって菌の増殖が確かめられても，なんら典型的な症状が出ない場合があり，これを**不顕性感染**という。ビルレンスの強い病原体も，健康人に対しては不顕性感染に終わる場合は多い。

　感染の経過中におこる症状には，生体防御機構の発現としてあらわれるものが含まれる。感染症の症状を理解するには病原体と生体防御の知識が必要なので，第6章の「感染の徴候と症状」（●119ページ）で学ぶこととする。

# 5 発症後の経過

● **免疫の成立とキャリアー**　とくに医療的な手段を用いずに生体自身の回復力を基盤にして病原体が排除できて，症状が消失する場合を**自然治癒**という。多くの場合，**免疫** immunity が成立して，病原体を効率よく殺して排除する一方，つくられた抗体は毒素の効力をなくす(中和)。これを**感染防御免疫** protective immunity という。しかし病原体の排除が完全ではなく，ひそんでいた病原体が再び増殖し，発症することがあり，これを**再燃** recurrence という。

　他方，症状が消失しても病原体の排出が続く場合があり，その宿主を**無症候性キャリアー(無症候性保菌者)**という。キャリアーは感染源となりうる。

● **急性・慢性感染症**　感染・発症からその後の経過が一過性で急性(週の単位)に進行するものを，**急性感染症**という。病原体のビルレンスが強く，宿主の感染抵抗力も強い場合，多くは急性感染症となる。

　これに対して，慢性に(月ないし年の単位で)経過するものを，**慢性感染症**という。結核は菌の増殖速度が遅く，強力な毒素を産生することもないが，生体防御機構を回避する能力が高いので，慢性に経過する。

　ふつうは急性感染症の経過をたどるものが，ときに慢性化する場合もある。これは病原体のビルレンスがそれほど強くない緑膿菌や黄色ブドウ球菌が，感染抵抗力の低下した宿主に感染したときなどにみられる(**日和見感染**)。

● **持続〔性〕感染**　ウイルス感染の場合には，慢性感染のほかに**潜伏感染** latent infection，**遅発性感染** slow infection という感染様式がある。いずれも感染後にウイルスが体内にいつづけるもので，**持続〔性〕感染** persistent infection に含める。

　潜伏感染をおこした病原体が新たに活動を開始し，増殖して発症にいたる場合を，**回帰発症**という(例：ヘルペスウイルス)。回帰発症の場合は，感染源は感染巣としてもともと体内に潜伏しているので，一種の**内因感染**である。

# C 細菌感染の機構

　病原体は生体に侵入後，定着→増殖→毒素産生または細胞内侵入→細胞内増殖，という過程で病原性を発揮する(◖64ページ，図5-1)。一方，生体側ではこの過程に対して病原体を排除するための防御機構がはたらくが，病原体側はさらにそれに打ち勝ち，またはそれから逃れるための構造や機能を備えている。

# 1 定着因子

　**定着** colonization とは，微生物が宿主に付着したのち増殖するまでの過程を

さす。細菌が粘膜に付着するために有する因子を**定着因子** colonization factor とよんでいる。眼では涙液の流れ，呼吸器では粘膜上皮の線毛運動，消化管では腸の蠕動運動，泌尿器では尿の流れなどが，細菌の定着を妨害している。細菌はこれに逆らって定着しなければならない。その役割を担うのが定着因子である。定着因子には**線毛** fimbria（pilus）と**非線毛性付着因子** afimbrial adhesin（AFA），**鞭毛** flagellum がある。

● **線毛**　太さが3〜8 nm の線維であり，菌体に密集してはえていて，尿路感染や腸管感染をおこす細菌の重要な定着因子である。線毛には組織の細胞に付着する機能がある。その機能を担うタンパク質は**付着素**（アドヘジン adhesin）とよばれ，線毛の先端に存在する。宿主の組織側にあって線毛と反応するのは線毛受容体で，糖タンパク質である。線毛の種類によって受容体は異なる。現在知られている線毛と受容体の組み合わせは，1型線毛とマンノース，Pap❶線毛とガラクトース – ガラクトースの糖鎖，S線毛とシアル酸，M線毛と血液型M物質などである。

　このような線毛は，特定の組織の特定の細胞を標的として定着するので，その特異性は高い。大腸菌でいえば，尿路感染をおこす大腸菌は尿路に定着するための線毛（Pap線毛）をもち，腸管に感染する大腸菌は腸管の細胞に定着するための線毛（CFA❷線毛）をもつ，といったぐあいである。

● **非線毛性付着因子（AFA）**　線毛の形態をとらず，菌体の表面に存在していて宿主細胞表面に結合するタンパク質である。付着素分子とアミノ酸の配列が酷似しているものもある。

　グラム陽性菌は線毛をもたないことが多く，AFA が主要な定着因子となっている。たとえば，化膿レンサ球菌の AFA は咽頭への定着を可能にしている。一方，線毛をもつグラム陰性菌にも，AFA をもっている菌は多い。たとえば，淋菌の外膜タンパク質（Opa）は AFA の1つであり，線毛と同様に尿路への定着に関係している。

● **鞭毛**　鞭毛で運動する菌は，粘液を通過して粘膜上皮細胞に到達し，細胞に定着することができる。鞭毛の運動を阻害してやると，定着も阻害される。細菌の運動は方向性をもった化学走性（走化性）の運動であるので，化学走性を失った菌も定着力は減少する。方向性のある確実な運動が定着に必要なことがわかる。

# ② 増殖因子

　病原体は，一部の寄生虫を除いて，生体に侵入したあと**増殖**しなければ，病原性を発揮することができない。増殖しないなら，ごみやほこりとほとんど同じといえる。病原体が増殖するには，増殖に必要な栄養素やエネルギー源を宿主から獲得する必要がある。

● **加水分解酵素**　増殖に関与する因子を**増殖因子** growth factor という。増殖因子としては，組織を分解して栄養素を獲得するための各種の**加水分解酵素**が重要である。また，これらの酵素は同時に菌の組織内侵襲をたすける

**NOTE**

❶ **Pap**
　pyelonephritis-associated pilus の略。腎盂腎炎をおこす大腸菌がもっている線毛。

**NOTE**

❷ **CFA**
　colonization factor antigen の略。毒素原性大腸菌がもっている線毛。

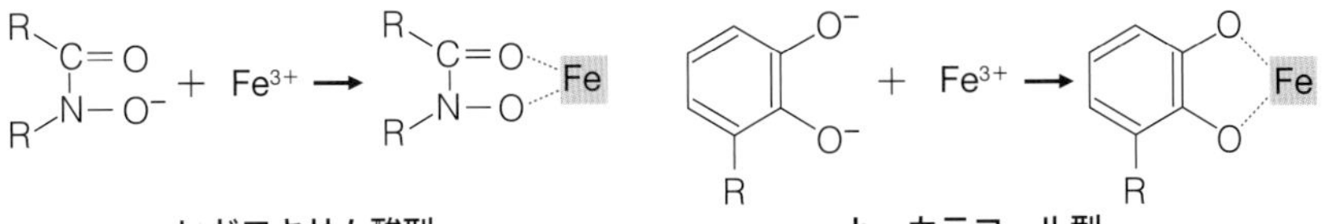

a. ヒドロキサム酸型　　　　　　　　　b. カテコール型

▶図5-3　シデロフォアの2型

ので，侵襲因子でもある（▶81ページ, plus）。

● **シデロフォア**　三価の鉄イオン（$Fe^{3+}$）は，生物にとって重要な元素である。各種酵素の反応中心元素として利用されており，その重要性は細菌においてもかわらない。

　生体内では，この鉄イオンは細菌が利用できる状態ではほとんど存在していない。大部分はヘモグロビン hemoglobin として，残りのほとんどはフェリチン ferritin やヘム heme として細胞内に存在する。そのほかわずかな量が，鉄結合性糖タンパク質であるトランスフェリン transferrin やラクトフェリン lactoferrin によって運ばれている。トランスフェリンは血液中に，ラクトフェリンは乳汁や体液中にある。このような状態の鉄を利用するには，これらの鉄結合性タンパク質よりも鉄に対する親和性が大きい物質を合成し，生体からこれを横取りしなければならない。

　細菌がつくる低分子で，鉄イオンに強い親和性をもつ鉄キレート剤❶は，**シデロフォア**❷とよばれ，化学構造からヒドロキサム酸 hydroxamate 型とカテコール catechol 型の2種類に区別されている（▶図5-3）。鉄を獲得するための装置としてのシデロフォアは，やはり増殖因子として機能する。

# 3　生体防御機構からの回避

　病原菌が生体内で増殖するには，生体防御機構の攻撃を回避したり，それに対抗したりすることが必要となる。

## 1　補体やリゾチームの殺菌作用に対抗する因子

　**補体**は C5b～9 の複合体が細菌の細胞膜に穴を空けることによって（▶101ページ），また**リゾチーム** lysozyme は細菌の細胞壁の重要な成分であるペプチドグリカンを分解することによって，殺菌を行う。多くの病原細菌は表面タンパク質を変化させたり，または莢膜を保有したりすることによって，このような殺菌物質の作用を回避している。

## 2　食細胞に対抗する因子とその機能

　好中球やマクロファージなどの**食細胞** phagocyte は，炎症部位に集合する化学走性という機能，細菌を貪食する機能，貪食した細菌を殺菌する機能，サイトカイン（▶95ページ）を産生する機能などを有しているが，病原細菌のなかには，これらの機能に対抗する手段を備えているものがある。

**NOTE**

❶**キレート剤** chelator
　「キレート」はギリシャ語で「カニのはさみ」を意味し，金属をカニのはさみではさんだような形で錯体をつくる化合物のことをいう。

❷**シデロフォア** siderophore
　ギリシャ語で「鉄を運ぶもの」という意味である。

● **ロイコシジン** 黄色ブドウ球菌や緑膿菌は，白血球膜を傷害する毒素の**ロイコシジン** leukocidin を産生し，炎症部位に遊走してくる白血球を殺す。

● **抗貪食作用** 肺炎レンサ球菌・肺炎桿菌・インフルエンザ菌・髄膜炎菌などは厚い莢膜をもち，食細胞の貪食から逃れている。莢膜の多くは多糖からなっており，菌を囲む層としてみとめられる。莢膜がなぜ貪食抵抗性を示すのかはまだよくわかっていないが，負の荷電をもつことと，親水性であることが関係していると考えられている。感染後，莢膜に対する抗体が産生されると，抗体の**オプソニン作用**（●101ページ）によって食細胞に貪食され，これらの菌も殺菌されるようになる。

　緑膿菌のなかには，粘稠（ねんちゅう）なコロニーを形成する**ムコイド型**とよばれる株があり（●204ページ），とくに呼吸器感染から分離される株に多くみられる。この株は**アルギネート** alginate（アルギン酸）とよばれる多糖性の粘稠物質を産生し，菌はこの中に生息していて，貪食作用から逃れている。またアルギネートは，物体の表面に**バイオフィルム** biofilm とよばれる層を形成し，補体による殺菌や食細胞の貪食からの回避のみならず，菌の定着にも役だち，細菌の住みかともなっている。そのほか，化膿レンサ球菌の表層にある線維状の M タンパク質 M protein（●199ページ）や，淋菌の線毛も抗貪食作用を示す。

● **食細胞内殺菌抵抗性** 細菌のなかには，好中球やマクロファージに貪食されたあとも，その殺菌作用を逃れ，食細胞内で増殖する能力をもっているものがあり，**細胞内寄生性細菌**とよばれている。これらの細胞内寄生性細菌はカタラーゼ，ペルオキシダーゼ，スーパーオキシドジスムターゼ（SOD）を産生し，食細胞の**食胞**（●101ページ）内で殺菌的にはたらく**活性酸素**を分解・消去して，食胞内での生存を可能にしている。

　また，貪食後の異物処理を担う食胞内は pH 5.5 付近の酸性であるが，レジオネラ属菌のようにその酸性化を阻害する機能や，レジオネラ属菌・結核菌のように食胞とリソソームの融合を阻害する機能をもつものがいる。ただし，食胞内でどのようにして増殖に必要な栄養素を獲得しているのかなど，不明な点が多い。一方，リステリア属菌のように食胞膜を毒素でとかして細胞質へ移動し，細胞質内で増殖する細菌もいる。

## 3　抗体に対抗する因子

● **抗体分解酵素** 感染後に産生される**抗体**に対抗する手段をもつ細菌もいる。淋菌・髄膜炎菌や肺炎球菌・インフルエンザ菌は，分泌型 IgA1 を切断する **IgA1 プロテアーゼ**を産生し，粘膜上での抗体の作用から逃れている（●81ページ，plus）。

● **抗原変異** また**抗原変異** antigenic variation といって，抗原性を変化させて抗体の作用から逃れる場合がある。回帰熱ボレリアの菌体表面タンパク質や，淋菌の線毛，トリパノソーマの表面糖タンパク質は，感染中に抗原変異をおこす。

　インフルエンザウイルスの感染防御抗原となる〔赤〕血球凝集素 hemagglutinin(HA)は，ブタに感染した際などに抗原変異をおこし，HA 抗原の違った型による大流行をおこす。ヒト免疫不全ウイルス(HIV)のエンベロープタンパク質にも，高頻度で抗原変異がおこっている。これらの抗原変異は抗体から逃れることに役だっており，有効なワクチンの作製も困難にしている。

# 4 細胞内侵入と増殖

リケッチアやクラミジアは細菌であるが，ウイルスと同様，細胞内でなければ増殖することができず，**偏性細胞内寄生性細菌**とよばれる。これらの細菌は宿主の細胞に侵入し，感染するための特殊な機構を備えている。

リケッチアはおもにベクターによる刺咬の際に生体内に侵入するが，侵入部位の血管内皮細胞でまず増殖して局所的に炎症を引きおこし，その後，血行性に全身に広がるという傾向がある。クラミジアは眼球結膜や呼吸器，泌尿器・生殖器の粘膜の上皮細胞に侵入して増殖し，細胞を破壊して炎症を引きおこす。

血管内皮細胞も粘膜上皮細胞も本来，貪食作用をもたないが，病原体側の情報が細胞骨格を変化させて，細胞内への病原体の侵入を導く。この侵入様式は**誘導〔貪〕食作用** induced phagocytosis とよばれる。増殖の場はクラミジアはエンドソーム❶内であるが，リケッチアは多くがエンドソームから出て細胞質内で増殖する。リケッチアにもクラミジアにもはっきりとした外毒素の産生はみとめられないので，その病原性は内毒素と細胞内増殖，細胞破壊に起因する。

赤痢菌・腸炎エルシニア・ネズミチフス菌も腸管の粘膜上皮細胞に侵入し，細胞内で増殖する。これらの細菌の侵入様式も誘導貪食作用であり，これはⅢ型分泌装置によって細胞内に注入される**エフェクター分子**の作用による。

**NOTE**

❶**エンドソーム** endosome

細胞外から取り込んだ栄養素などの物質を，それぞれ必要とする細胞小器官へ送る球状ないし管状の細胞小器官。

# 5 毒素の作用

細菌が産生する毒素には，大きく分けて**外毒素** exotoxin，**内毒素** endotoxin，**エフェクター分子** effector molecules の 3 種類がある(▶表5-7)。

● **外毒素**　外毒素は菌体外に分泌されるタンパク質性の毒素で，熱に弱いものが多い。良好な抗原で，抗毒素抗体がよく産生される。腸管毒や神経毒などの臓器特異性もみられる。

● **内毒素**　一方，内毒素はリポ多糖で，熱に強い。グラム陰性菌の細胞壁成分の 1 つで，菌がこわれたときに菌体外に放出される。毒素活性はリピドA 部分にあり，多糖体部分は良好な抗原(O 抗原；▶17 ページ)となる。

● **エフェクター分子**　近年，細菌のⅢ型・Ⅳ型分泌装置(▶27 ページ)を通して標的細胞に直接送り込まれる**エフェクター分子**の存在が明らかとなり，細胞内シグナル伝達を阻害するなどして病原性の発揮に重要な役割を果たしていることがわかってきた。

○表 5-7　外毒素，内毒素とエフェクター分子の比較

|  | 外毒素 | 内毒素 | エフェクター分子 |
|---|---|---|---|
| 所在 | 菌体内で合成され，菌体外に分泌される | グラム陰性菌の細胞壁構成成分 | 菌体内で合成され，標的細胞内に注入される |
| 分泌装置 | Ⅰ型，Ⅱ型分泌系 | とくに菌体がこわれたときに放出される | Ⅲ型，Ⅳ型分泌系 |
| 化学組成 | タンパク質 | リポ多糖 | タンパク質 |
| 熱感受性 | 易熱性のものが多い | 耐熱性 | 易熱性のものが多い |
| 抗原性 | 良好 | 多糖部分は良好 | 細胞外に出ないため，なし |
| 作用 | 各毒素特有 | いずれの菌もほとんど同じ | 標的細胞のシグナル伝達を阻害するものが多い |
| 毒性 | ng～μg 量で作用する | μg～mg 量で作用する | pg 量で作用すると考えられる |
| ホルマリン処理 | 無毒化される | 無毒化されない | 無毒化される |

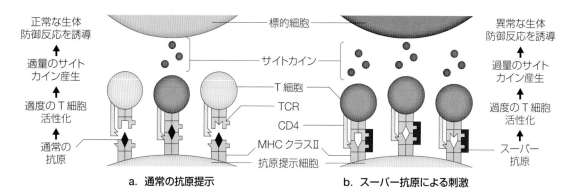

a. 通常の抗原提示　　　　b. スーパー抗原による刺激

○図 5-4　通常の抗原刺激とスーパー抗原による刺激の違い

## 1 外毒素

### ◆ スーパー抗原となる細菌毒素（Ⅰ型毒素）

　黄色ブドウ球菌が産生する毒素性ショック症候群毒素や腸管毒素，化膿レンサ球菌が産生する発熱性外毒素は，B 細胞，マクロファージ，ランゲルハンス細胞，血管内皮細胞などの MHC（●107 ページ，plus）クラスⅡ陽性細胞の MHC クラスⅡ分子のみぞの外側に結合し，T 細胞に抗原提示される。これを認識する T 細胞受容体（TCR）も，通常の抗原認識部位（可変部）ではなく外側の定常部でスーパー抗原と非特異的に結合する。

　その結果，多数の T 細胞が刺激を受けて過剰に活性化され，大量のサイトカインが産生されて，発熱・発疹・ショックなどの異常な全身症状を引きおこす（●図5-4）。非特異的にはたらいて T 細胞（とくに CD4 陽性 T 細胞）を活性化させるこのような抗原を，**スーパー抗原** superantigen とよぶ。

### ◆ 細胞膜を傷害する毒素（Ⅱ型毒素）

● **孔形成毒素**　細胞膜に傷害を与えて細胞膜を破壊し，膜を貫く孔を形成する毒素 pore-forming toxin である。そのうち，赤血球膜を破壊する溶血活性をもつものを**溶血毒** hemolysin，細胞の膜を傷害する活性をもつものを**細胞溶解毒** cytolysin とよぶ。補体の第9成分（C9）が細菌の細胞膜上で重合して膜に孔を空けるように，毒素分子が重合して細胞膜を貫通する管を形成し，細胞を破壊する。

　ブドウ球菌の**α毒素**は，外径 8.5〜10 nm，内径 2〜3 nm の管構造を形成して細胞膜を貫通する。レンサ球菌の**ストレプトリジン O❶**は，細胞膜上のコレステロールと結合して毒素との複合体が輪（外径約 30 nm）を形成し，細胞膜に入り込む。

● **細胞膜破壊毒素**　ウェルシュ菌が産生する α 毒素はホスホリパーゼ C❷で，細胞膜を構成するレシチン含有リポタンパク質に作用して膜を破壊する。ブドウ球菌が産生する**β毒素**は，リン脂質分解酵素の1つであるスフィンゴミエリナーゼ sphingomyelinase であり，**δ毒素**もホスホリパーゼである。δ毒素の場合は，その酵素活性によって界面活性作用があらわれ，細胞膜が崩壊する。

### ◆ A-B 成分毒素（Ⅲ型毒素）

　機能的に異なる 2 つのペプチド部分からなる毒素で，毒性を発揮する部分（A 成分 active site）と細胞膜の受容体に結合する部分（B 成分 binding site）とからなるので，**A-B 成分毒素**とよばれている（●図 5-5）。B 成分が細胞膜上の受容体と結合したあと，毒素分子が細胞内へ取り込まれ，ふつう A 成分が細胞内の標的分子に到達して毒素作用をあらわす。

● **毒素の作用機序**　ジフテリア毒素や緑膿菌の**外毒素 A** は，**ADP リボシル化** ADP-ribosylation によってタンパク質の合成を停止させ，細胞を傷害する。この ADP リボシル化はタンパク質修飾❸反応の 1 つであり，基質（反応を受ける部分）はさまざまであるが，タンパク質が構造的・機能的に修飾を受ける（●図 5-6）。この機序による毒素にはほかに，**コレラ毒素**や**百日咳毒素**がある。

　赤痢菌が産生する**志賀毒素** Shiga toxin は，グリコシダーゼ❹活性によってタンパク質合成を阻害し，細胞毒・腸管毒・神経毒としての作用をあらわす。腸管出血性大腸菌が産生する志賀毒素 1 型および 2 型（志賀毒素様毒素

**NOTE**

❶ **ストレプトリジン O**
streptolysin O
　酸素に触れると可逆的に不活化され，SH 基（チオール基；スルフヒドリル基ともいう）をもつ化合物（システイン，グルタチオンなど）によって還元され活性化されるので，SH 細胞溶解毒 thiol-activated cytolysin とよばれる。

❷ **ホスホリパーゼ C**
phospholipase C
　細胞膜の構成成分であるグリセロリン脂質のグリセロールとリン酸のエステル結合を加水分解する酵素。ホスホリパーゼはリン脂質加水分解酵素の総称で，A〜D の 4 種がある。

**NOTE**

❸ **修飾**
　タンパク質や DNA などの高分子の一部を化学的に変化させること。メチル化，アセチル化など。

❹ **グリコシダーゼ** glycosidase
　配糖体（グリコシド）やオリゴ糖のグリコシド結合を加水分解する酵素。糖鎖分解酵素。

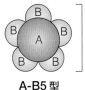

コレラ毒素
大腸菌易熱性腸管毒（LT）
志賀毒素

A：A 成分，B：B 成分

ジフテリア毒素
緑膿菌外毒素 A

**A-B5 型**　　　　　　　　　　　　**A-B 型**

● **図 5-5　A-B 成分毒素（Ⅲ型毒素）の基本構造**

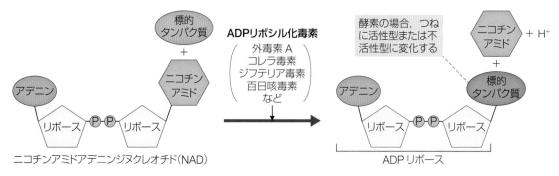

◉図5-6 **ADPリボシル化毒素による標的タンパク質の修飾**

Shiga-like toxin，またはベロ毒素 verotoxin）も，同じ酵素活性を示す。

　**ボツリヌス毒素**は，神経−筋接合部の運動神経末端からのアセチルコリンの分泌を抑制し，弛緩性麻痺をおこす。破傷風菌が産生する**テタノスパスミン** tetanospasmin（ふつう**破傷風毒素** tetanus toxin というときはこの毒素をさす）は，脊髄の抑制性シナプスの神経末端からのγ-アミノ酪酸（GABA）やグリシンの放出を阻害して神経伝達を阻害し，痙性麻痺をおこす。

　細菌毒素のなかには，細胞内シグナル伝達機構を阻害したり，または過剰に活性化したりして細胞機能に異常をもたらすものが多くみられる。この作用によって，**大腸菌耐熱性腸管毒（ST）**や**コレラ毒素**は水と塩化物イオン（塩素イオン，$Cl^-$）の分泌を亢進させ，下痢を引きおこす。

## 2 内毒素

　内毒素は**エンドトキシン** endotoxin，またその組成の**リポ多糖** lipopolysaccharide を略して，**LPS**ともよばれる。
● **所在と組成**　グラム陰性菌の外膜に存在する。**多糖部分**と**リピドA** lipid

---

**plus　トキソイドワクチンと抗毒素療法**

　ジフテリア・破傷風・百日咳の発症にはおもに外毒素が関与しているので，外毒素に対する抗体（**抗毒素** antitoxin）は毒素を中和して，それらの発症を抑えることができる。そのため，無毒化した毒素（**トキソイド** toxoid とよばれる）は抗毒素を産生するためのワクチン（**トキソイドワクチン**）として，能動免疫に用いられる。現在，ジフテリア毒素・破傷風毒素・百日咳毒素（百日咳菌の場合，菌体表層タンパク質である線維状血球凝集素もまぜてある）をそれぞれホルマリンで無毒化したのち精製したものを，三種混合ワクチンとして用いている。

　一方，抗毒素は毒素を中和するので，すでに感染を

受けてしまったり，発症したりしている場合にも用いられる（受動免疫）。破傷風に対しては抗破傷風ヒト免疫グロブリンを，百日咳に対してはヒト免疫グロブリン製剤（毒素や菌体に対する抗体が含まれていて軽症化に有用とされている）を用いる。これらの治療を**抗毒素療法**とよぶ。ジフテリアやボツリヌス中毒に対しては，現在でもウマを免疫してつくった**抗毒素血清**が用いられているが，その使用にあたってはアナフィラキシーや血清病に注意しなければならない。また抗毒素は，毒素が細胞膜上の受容体に結合したあとでは効果はないので，できるだけ早く注射する必要がある。

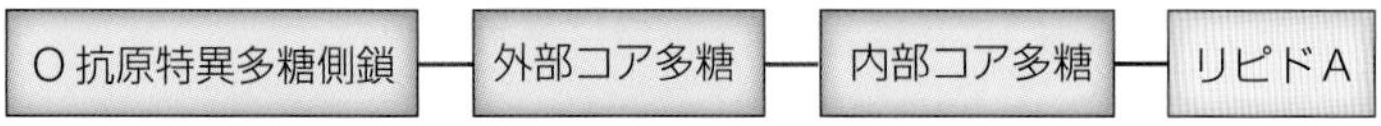

| O抗原特異多糖側鎖 | → | 外部コア多糖 | → | 内部コア多糖 | → | リピドA |

◎図5-7　内毒素(LPS)の化学構造

Aからなるリポ多糖で，多糖部分は**O抗原**(◎17ページ)の本体である。リピドAはグラム陰性菌外膜の外葉(脂質二重層の外側)にあり，これが毒性をもつ。菌体がこわれることによって，また外膜小胞として外へ放出される。

● **構造**　LPSの構造はグラム陰性菌の菌種の間で共通点が多く，基本的に◎図5-7に示すような構造をとるが，リピドAは菌種によって多少の相違がある。

● **作用**　内毒素の作用は多様である。しかし，菌種による作用の違いはほとんどない。

　①**発熱作用**　TLR❶を刺激してマクロファージや好中球からの内因性発熱物質(サイトカインのTNF❷-αやIL❸-1β)の産生を促進し，全身的発熱をおこす。このためLPSは**発熱素** pyrogen ともよばれる。

　②**マクロファージの活性化**　TLRを介してサイトカインの産生を促進してマクロファージの活性酸素の産生を高め，殺菌力を増強させる。

　③**補体の活性化**　補体の3つの経路(◎100ページ)をいずれも活性化させることができる。

　④**シュワルツマン反応**　二度の内毒素の接種によって，皮膚の出血やショックがおこるという現象である。

◻NOTE
❶ TLR
　Toll-like receptor の略。Toll様受容体(◎103ページ)。マクロファージにあって，菌体に由来する成分に対するサイトカイン分泌のシグナル伝達にかかわる受容体。
❷ TNF
　tumor-necrosis factor の略。腫瘍壊死因子(◎96ページ, 表6-1)。
❸ IL
　interleukin の略。インターロイキン(◎96ページ, 表6-1)。

---

| plus | **病原因子としての細菌酵素** |

　もともと外毒素として研究されてきたが，病原性にかかわる重要な酵素であることがわかり，外毒素と区別されている。

●**侵襲因子**　細胞間質を分解するタンパク質分解酵素やヒアルロニダーゼ，DNA分解酵素は，細胞膜を破壊するリパーゼ活性をもつ毒素(Ⅱ型毒素)とともに組織破壊を引きおこすので，**侵襲因子**として重要である。黄色ブドウ球菌，レンサ球菌，クロストリジウム属の細菌など，組織侵襲性の強い病原菌がこれらを産生する。細菌の増殖に必要な栄養素やエネルギー源を宿主内で獲得するのに欠かせないので，増殖因子でもある。

●**タンパク質分解酵素(プロテアーゼ)**　血漿中には60種類以上のタンパク質が含まれている。なかでもキニン-カリクレイン系，補体系，凝固・線溶系はすべて，特異性の高いタンパク質分解反応のカスケード(◎100ページ, NOTE)となっていて，タンパク質分解酵素インヒビターがこれを抑制している。

　細菌が産生する**タンパク質分解酵素**は，酵素前駆体の活性化，タンパク質分解酵素インヒビターの不活化によって，このカスケードの反応を増幅させ，あるいは逆に酵素を不活化してカスケードの反応を停止させる。血漿中には，そのほかに免疫グロブリンや輸送タンパク質などが含まれ，タンパク質分解酵素の作用を受けて分解される。たとえば，セラチア-マルセッセンスは3種類のタンパク質分解酵素を産生し，免疫グロブリンや補体成分の分解，コラーゲンやフィブロネクチンの分解，ハーゲマン Hageman 因子の活性化によるカリクレイン系の活性化などを行う。タンパク質分解酵素が生体防御因子の破壊，組織内侵襲，炎症の拡大に関与している好例である。

　このほかにも緑膿菌，レジオネラ属，歯周病原因菌などが，病原因子としての基質特異性は低いが，タンパク質分解酵素を産生する。一方，基質特異性の高いものとして淋菌や髄膜炎菌などのナイセリア属菌が産生するIgA1プロテアーゼは，ヒトの分泌型IgA1を特異的に分解する。

⑤ **エンドトキシンショック**　グラム陰性菌による感染が菌血症に進展すると，多量の LPS が放出される。LPS の刺激によって，マクロファージや好中球から TNF-αや，IL-1βなどのサイトカインが産生され，それに引きつづいて，血液凝固系の亢進や，血小板活性化因子，プロスタグランジン，ロイコトリエンなどの産生がおこり，ショックをおこす。

● **検査法**　LPS にはカブトガニの血球をゲル化❶する能力があり，これを**リムルス** Limulus **反応**❷という。感度が高く，これをもとに LPS の検出と定量が行われる。

□ NOTE
❶ゲル化
　コロイドが流動性のある状態(ゾル)から固体のような状態(ゲル)になること。
❷アメリカカブトガニの学名 *Limulus palyphemus* に由来する。

### 3　エフェクター分子

　ふつうの外毒素がⅠ型またはⅡ型分泌系から菌体外に分泌され宿主細胞の外から作用するのに対し，エフェクター分子はⅢ型またはⅣ型分泌系により宿主細胞の中に分泌され，はじめから宿主細胞内で作用する。

　エフェクター分子は，宿主細胞への定着(腸管病原性大腸菌)，細胞内進入(サルモネラ属菌，エルシニア属菌，赤痢菌)，細胞内増殖(レジオネラ属菌)など，さまざまな段階に関与していることが明らかにされつつある。その作用は，細胞内シグナル伝達の障害，アクチンなどの細胞骨格系の障害などであるが，全容はわかっていない。

# D　ウイルス感染の機構

　ウイルスはタンパク質の殻をかぶった伝染性の遺伝子である。細菌や真菌などと異なり，細胞外では代謝活性をもたず，無生物としてふるまう。しかし，いったん生きた細胞内に侵入すると，細胞の機能を乗っとり自己複製する。

## 1　細胞レベルでのウイルス感染

### 1　ウイルスの特性

● **偏性細胞内寄生体**　ウイルス粒子(ビリオン)中には，エネルギーの産生に必要な酵素や，タンパク質への翻訳にかかわるリボソームが存在しないため，ウイルスは生きた細胞の中でしか自己複製を行うことができない。このような生物を偏性細胞内寄生体といい，ウイルスが増殖可能な細胞や動物を宿主という。ウイルスゲノム上には限られた遺伝子しかないため，細胞のエネルギーと酵素類を巧みに利用して自己複製を行う。

● **宿主域と向性**　ウイルスのなかには，限られた種類の生物にしか感染しないものもあれば，ほぼすべての生物に感染可能なものもある。ウイルスが感染可能な生物(宿主)の範囲を**宿主域**といい，宿主域はウイルスがどのような生物種に感染可能かという種特異性により決定される。たとえば，エプス

**表5-8　ウイルスがのりこえる必要がある障壁**

| | 例 |
|---|---|
| 環境障壁 | 乾燥，太陽光(紫外線)，浸透圧変化，温度変化など |
| 物理・化学的障壁 | 粘液，胃酸，皮膚角質層，タンパク質分解酵素など |
| アクセス性 | 標的細胞の位置 |

タイン-バール Epstein-Barr ウイルスは宿主域が狭いため，通常ヒトに対してのみ感染可能である。

　ウイルスは宿主動物のすべての臓器や細胞に感染するわけではなく，特定の臓器や細胞を標的として感染する。この性質を臓器や細胞に対する**親和性**もしくは**向性** tropism という。向性はウイルスの病原性を決定する要因の1つであり，ウイルス感染症の症状は向性(臓器親和性)を反映したものである。

## 2　ウイルスの感染と増殖

　ある個体から排出されたウイルスが新しい個体に侵入し，増殖するためにはいくつかの障壁をのりこえる必要がある(◉表5-8，◉96ページ，図6-3)。このような障壁をのりこえて，標的細胞に到達したウイルスが細胞表面に吸着することでウイルス増殖サイクルが始まる。

● **ウイルス受容体**　感染は，ビリオン表面のウイルスタンパク質と細胞表面上の分子とが結合すること(吸着)から始まる。このようなウイルスの吸着や，引きつづいておこる侵入の過程にかかわる細胞表面上の分子を，ウイルス受容体 virus receptor という。侵入のために複数の受容体分子を必要とするウイルスもある。

　通常，ウイルスの臓器や細胞に対する親和性は受容体の有無によって決定され，ウイルスが侵入可能な細胞を**感受性細胞** susceptible cell とよぶ。感染に必要なウイルス受容体はウイルスの種類により異なる。

● **子孫ウイルスと宿主細胞**　感染性の子孫ウイルスを産生する感染を**産生性感染** productive infection といい，産生性感染が可能な細胞のことを**許容性細胞** permissive cell という。一方，非許容性細胞中では子孫ウイルスが産生されない，**流産感染** abortive infection に終わる。したがって，ウイルスが環境中で維持されつづけるためには，感受性細胞であり許容性細胞でもある標的細胞に感染し，子孫ウイルスが産生されつづける必要がある。

　ウイルス増殖の結果，細胞が破壊される場合を**細胞破壊型感染** cytocidal infection もしくは**細胞溶解型感染** cytolytic infection という。

## 3　細胞間のウイルスの広がり

　増殖したウイルスが新しい細胞へと伝播していく様式には，下記の3つがある。

(1)細胞外に放出された子孫ウイルスが新しい細胞に感染する。この様式の伝播は中和抗体により阻止することができる。

（2）隣接している細胞に子孫ウイルスが伝達される。この様式では，浮遊するウイルス粒子が産生されにくいため，中和抗体での感染阻止が困難である。

（3）ウイルスゲノムが感染細胞の染色体に組み込まれ，細胞分裂によって娘細胞に受け継がれる。一部のウイルスは，染色体に組み込まれることによってウイルスの産生能を失う。

## 4　ウイルス感染細胞にみられる変化

● **細胞変性効果**　一般的に培養細胞にウイルスが感染して増殖すると，感染細胞の形態が変化する。これを**細胞変性効果** cytopathic effect という。ウイルスによって細胞の円形化や，複数の細胞が融合した多核巨細胞の形成などの種類があるが，最終的には細胞死が引きおこされる。B型肝炎ウイルスなどのように，培養細胞に対して細胞変性効果をおこしにくいウイルスもある。

● **形質転換**　がんウイルスの感染細胞では細胞分裂が促進され，過剰な増殖能をもつようになる。このような現象を**形質転換** transformation（トランスフォーメーション）という。培養皿で単層を形成しながら増殖する細胞は，接触阻止❶とよばれる現象で細胞の増殖が制御されている。このような細胞に腫瘍ウイルスが感染すると，形質転換によって増殖した細胞が重層し，フォーカス focus を形成する。

● **封入体形成**　ウイルス感染細胞を固定して染色すると，核内や細胞質内もしくはその両方に，正常細胞にはない染色領域をみとめることがある。これらは，封入体 inclusion body とよばれる。封入体はおもにウイルスタンパク質が凝集することによって形成される。ウイルスにより形成される位置・染色性が異なることから診断上重要であったが，免疫学的検査や核酸増幅検査の発達により臨床上の重要性を失いつつある。

> **NOTE**
> ❶**接触阻止** contact inhibition
> 　細胞の末端が隣の細胞に接触したら増殖を停止する現象。正常（非腫瘍）細胞の培養でみられる。

## 5　ウイルス感染に対する生体応答

　ウイルス感染時にはビリオンとともにウイルス感染細胞も異物（非自己）として認識され，免疫応答を引きおこす。一般的には，病原体に対し非特異的な自然免疫（インターフェロンやNK細胞）に続いて，病原体特異的な獲得免疫が誘導される。獲得免疫には抗体とよばれる分子がかかわる液性免疫と，ウイルス感染細胞を選択的に破壊する細胞による細胞性免疫があり，両者が共同してウイルスを排除する。生体応答の詳細については第6章で述べる。

● **自然免疫**　ウイルスや細菌などの病原体を認識した一部の免疫細胞は，インターフェロンなどを分泌し，病原体の増殖に抵抗する。好中球やNK細胞などの免疫細胞は，病原体を異物として捕食し，分解する。

● **液性免疫**　抗体が結合したビリオンは，最終的にマクロファージや好中球などの細胞に捕食されることで排除される。抗体はウイルス感染細胞に結合することもあり，このような感染細胞は免疫細胞により破壊される。抗体のなかにはビリオンとの結合によってウイルスの感染を抑えるものがあり，中和抗体とよばれる❷。

> **NOTE**
> ❷ウイルス表面に抗体が結合することによって，①受容体との結合が阻害される，②脱殻に必要なタンパク質の構造変化が抑制される，などの理由によりウイルスの感染性が失われることがある。

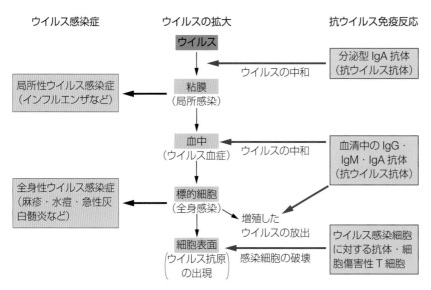

ウイルス感染症　　ウイルスの拡大　　抗ウイルス免疫反応

```
                    ウイルス
                       │         ウイルスの中和    分泌型 IgA 抗体
                       ↓ ←─────────────────       (抗ウイルス抗体)
局所性ウイルス感染症  ←  粘膜
(インフルエンザなど)     (局所感染)
                       │
                       ↓         ウイルスの中和    血清中の IgG・
                      血中   ←─────────────────   IgM・IgA 抗体
                   (ウイルス血症)                  (抗ウイルス抗体)
                       │
全身性ウイルス感染症  ←  標的細胞
(麻疹・水痘・急性灰    (全身感染)    増殖した
白髄炎など)                         ウイルスの放出
                       │                         ウイルス感染細胞
                       ↓          感染細胞の破壊   に対する抗体・細
                     細胞表面  ←─────────────────  胞傷害性 T 細胞
                   (ウイルス抗原)
                     の出現
```

◉**図 5-8　ウイルス感染症の成立と抗ウイルス免疫反応**

● **細胞性免疫**　ウイルス感染細胞は，ウイルスタンパク質の断片を細胞の表面に提示することによって，みずからの感染を免疫細胞に知らせる。このような細胞を CD8 陽性 T 細胞が認識し，破壊することによってウイルスの増殖を遮断する。細胞性免疫が中心となってウイルスを体内から排除するが，B 型・C 型肝炎などのように，細胞性免疫がはたらくことによって症状が出現することもある。

● **ワクチンの効果**　不活化ワクチンは増殖能を失っているため，液性免疫は誘導できるが，細胞性免疫を誘導することができない。一方，生ワクチンの場合は増殖能をもつため，毒性のあるウイルスが感染したときと同じように液性免疫と細胞性免疫の両方が活性化される。粘膜分泌型の IgA は生ワクチンでは産生されるが，不活化ワクチンでは通常産生されない。誘導された免疫は体内でのウイルスの増殖・拡散をさまざまに抑えている（◉図 5-8）。

# 2　個体レベルでのウイルス感染

● **局所性感染症**　個体への病原体の侵入部位を侵入門戸とよぶ。主要な侵入門戸は呼吸器・消化器・泌尿生殖器・結膜などの粘膜である。侵入門戸となる臓器・器官に病変部がとどまるような感染症を**局所性感染症**とよび，インフルエンザ，鼻かぜ（ライノウイルス），ノロウイルスによる急性胃腸炎などがある。

● **体内でのウイルスの広がり**　感染を拡散する様式は，血液を介するものと神経を介するものに大別される。

　血液中にウイルスが存在する状態を**ウイルス血症** viremia といい，ポリオウイルスや日本脳炎ウイルスなどのように血漿中にウイルスが存在するものと，麻疹ウイルスや水痘 – 帯状疱疹ウイルスなどのようにリンパ球や単核球

に吸着・感染して存在しているものとにさらに分けることができる。

　狂犬病ウイルスは感染動物の唾液中に存在し，咬傷付近の末梢神経を伝って中枢神経へと感染を拡大する。また，単純ヘルペスウイルス1型・2型や水痘−帯状疱疹ウイルスは，神経節で産生されたウイルスが神経を伝って皮膚や粘膜に運ばれ，病変をつくる。

●**全身性感染症**　侵入門戸やリンパ節でいったん増殖したあと，ウイルスが血流に乗って全身の標的臓器に運ばれて感染し，病変をおこす感染症を**全身性感染症**といい，麻疹・風疹・水痘などがある（◐85ページ，図5-8）。血液中に病原体が存在するために，輸血や針刺し事故で感染する危険性がある。また，血液中に大量のウイルスが存在しても無症状（不顕性感染）のこともある。

●**先天性感染**　妊娠中に全身性感染症をおこすウイルスに感染すると，胎盤をこえて胎児にも先天性の感染がおこる場合がある。先天性感染をおこす代表的なウイルスには，サイトメガロウイルス，風疹ウイルス，パルボウイルスB19がある。胎児への影響は，無症状から胎児死亡までさまざまである。

# E　真菌感染の機構

## 1　真菌の感染経路

　真菌も細菌と似通った感染経路をとる。

　① **経気道感染**　空中に浮遊する**胞子**を吸入することによって肺の感染をおこす。建築物の解体時には胞子の浮遊が多く，患者発生が多くなる。

　② **経皮感染**　トゲや木片などで刺傷した際，傷口から侵入する。院内感染としては，皮膚の常在菌であるカンジダ属が輸液針の皮膚挿入部から侵入して，ぶどう膜炎をおこすことがある。

---

**plus　基本再生産数と集団免疫閾値**

　ある病原体に対して免疫をもたない人（感受性者）の集団のなかで，1人の感染者が感染させる（再生産する）二次感染者の数を基本再生産数 basic reproduction number（$R_0$；アールゼロまたはアールノート）とよぶ。$R_0$ は病原体の感染力の指標であり，$R_0 > 1$ であれば流行が拡大し，$R_0 < 1$ であれば流行はおこらない。

　一方，集団のなかで，感染症の流行を防ぐのに必要な，病原体に対する免疫をもっている人の割合を集団免疫閾値 herd immunity threshold（H）とよび，H=（$1 - 1/R_0$）$\times 100$（％）で求められる。予防接種や自然感染による免疫保有者の割合が，この閾値以上であれば流行を阻止することができ，さらにその集団のなかの免疫をもたない人を間接的に感染からまもることができる（このような効果を集団免疫効果という）。

　たとえば，麻疹の場合は $R_0 = 12 \sim 18$ とされ，仮に $R_0 = 18$ とすると H=94 となり，免疫保有者（ワクチン接種者）が95％以上あれば流行を阻止できることになる。

③**接触感染**　皮膚真菌症(いわゆる水虫の病原体であるトリコフィトン属など)や性感染症(カンジダ属など)がある。

④**経口感染**　感染症としてではなく，マイコトキシン中毒が食中毒の一型としておこる。

⑤**内因感染**　菌交代症として易感染性宿主におこる。

⑥**母児感染**　カンジダ属による経産道感染がある。

# 2 真菌の病原因子

　真菌については，細菌のように多種多様な病原因子は解明されていない。真菌の病原性については，真菌がどのようにして環境中や宿主から栄養を獲得する戦略を用いているかということと関連づけて理解するとよい。

①**定着因子**　カンジダ属やアスペルギルス *Aspergillus* 属で細胞間質や細胞への接着因子をもつことが報告されている。

②**細胞壁成分**　$\beta$-D-グルカンが食細胞の貪食や殺菌に抵抗するとされている。

③**莢膜**　クリプトコックス−ネオフォルマンス *Cryptococcus neoformans* は厚い莢膜を形成し，食細胞の貪食を阻害する。

④**タンパク質分解酵素やホスホリパーゼ**　もともと栄養獲得のための酵素であり，食品の腐敗や動物死体の分解をおこす。菌体外に分泌され，生体の抗菌物質を分解したり，細胞や組織を破壊したりして，侵襲性を示す。皮膚糸状菌は**ケラチナーゼ**(ケラチン分解酵素)をもち，表皮の角質層や毛髪に好んで生息する。

⑤**毒素**　真菌が産生するタンパク質毒素はよくわかっていない。

⑥**二次代謝産物**　炭水化物・アミノ酸・脂質以外の代謝産物で，エネルギー代謝や生合成とは直接関係のない色素や毒素(マイコトキシン)がある。色素には抗食菌作用を示すものがある。

⑦**アレルゲン**　ヒトや動物に IgE を産生させてアレルギーを引きおこす。

# 3 真菌の病原性

　ヒトへの病原性は，真菌感染症(真菌症)，真菌性アレルギー，マイコトキシン中毒の3つに分けると理解しやすい。

## 1 真菌感染症

　真菌の感染部位によって①深在性真菌症，②深部皮膚真菌症，③表在性真菌症(②，③は皮膚真菌症)に分けられる(○306ページ)。

●**深在性真菌症**　全身の各臓器への真菌の感染症で，分生子(○54ページ)の吸入によることが多く，真菌性肺炎・敗血症などをおこす。もともと慢性の消耗性疾患・がん・糖尿病・白血病などがあるとおこりやすい。死亡後に病理解剖を行うと，約7割に肺になんらかの真菌感染症があるといわれており，

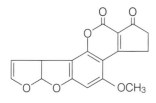

○図5-9　アフラトキシンの
化学構造

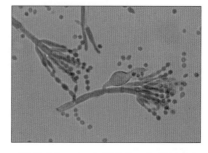

○図5-10　ペニシリウム－シトリナム

アスペルギルス属の感染が最も多い。

　また，真菌には抗菌薬がきかないため，抗菌薬による治療がさかんになるにつれて，菌交代現象に基づくと考えられる真菌感染症が増えつつある（カンジダ－アルビカンスによる真菌症が多い）。

● **深部皮膚真菌症**　傷口から皮下に真菌が侵入しておこり，皮下組織から骨に及ぶことがある。皮下にできる腫瘍のようなかたまりは，**菌腫** mycetoma とよばれている。熱帯地方に多いが，スポロトリックス－シェンキイ感染症（スポロトリクム症 sporotrichosis〔スポロトリコーシス〕）はわが国でもみられる。

● **表在性真菌症**　原因のほとんどは**皮膚糸状菌** dermatophyte で，表皮・爪・毛髪などに感染する。トリコフィトン（白癬菌），ミクロスポルム（小胞子菌），エピデルモフィトン（表皮菌）の3属が知られている。

## 2　真菌性アレルギー

　胞子がアレルゲンとなり，気管支喘息・鼻炎などのアレルギーを引きおこすことがある。アルテルナリア属，クラドスポリウム属などが多い。

## 3　マイコトキシン中毒

　真菌が産生する毒素を**マイコトキシン** mycotoxin（**真菌毒素**）とよぶ。細菌の外毒素がタンパク質であるのと異なり，低分子の二次代謝産物である。マイコトキシン中毒は，カビが生じた食品（動物の場合は飼料）を摂取することによる食中毒の一型である。毒キノコによる食中毒もその1つである。

　アスペルギルス属が産生するアフラトキシン aflatoxin（○図5-9）による家畜の食中毒が知られており，ヒトの肝がんとの関連が注目されている。そのほか，麦角菌が産生する麦角アルカロイドによる血管傷害や子宮収縮，フサリウム属が産生するフサリオゲニン fusariogenin による好中球減少症（アカカビ中毒として知られる），黄変米の原因となるペニシリウム－シトリナムが産生するシトリニン citrinin による腎障害などが知られている（○図5-10）。

## ✍ work 復習と課題

❶ 病原体の生息環境として生体のもつ意味について述べなさい。

❷ 生体の感染防御機構と，病原体が感染するという現象を関連づけて述べなさい。

❸ 感染の成立にいたるまでの経過について述べなさい。

❹ 病原微生物の感染源と感染経路を分類しなさい。

❺ 病原微生物の分布・感染源・感染経路の関連性について述べなさい。

❻ 食中毒をおこす細菌をあげ，それぞれ原因食として多いものを述べなさい。

❼ 細菌が感染を成立させるためにもっているさまざまな能力（病原因子）について述べなさい。

❽ 細胞内寄生性細菌の食作用回避能力と増殖様式について述べなさい。

❾ 感染成立における細菌の毒素のはたらきについて述べなさい。

❿ 細菌と比較したときのウイルス感染の特徴について述べなさい。

⓫ ウイルスに感染した細胞がどのような変化を示すかについて述べなさい。

⓬ 真菌の病原因子について述べなさい。

**推薦図書**

1. 甲斐明美著：知って防ごう食中毒 家庭や学校で役立つ，食中毒の知識と予防法．少年写真新聞社，2007.
2. 佐々学著：ノミはなぜはねる．新宿書房，1970.
3. 本田武司著：食中毒学入門 予防のための正しい知識，改訂版．大阪大学出版会，2012.
4. 吉川昌之介著：細菌の逆襲 ヒトと細菌の生存競争（中公新書）．中央公論社，2003.

第 **6** 章

感染に対する生体防御機構

● **免疫**　前章では，宿主 - 病原体関係としての感染を，おもに病原体側からみてきた。この章では，病原体の侵入・増殖に対して生体側がどのような防御機構を備えているのかについて学ぶ。この防御メカニズムは，**免疫** immunity とよばれる。免疫という熟語は，「疫(疫病)を免れる」という意味である。

　生体は，侵入を繰り返す多数の病原微生物を迎え撃つために，**自然免疫** innate immunity と**獲得免疫** acquired immunity という防御機構をもっている。自然免疫は生まれながらにして生体に備わっていて，異物の侵入直後から迅速に対応するものである。獲得免疫はその際，異物に特有な抗原を認識し，その抗原に特異的な T 細胞，B 細胞によって誘導される機構である。この場合は抗原特異的クローン❶の増殖を必要とするため，その成立までには数日の時間がかかるが，成立するとその効力は大きい。一度侵入してきた異物に対しては，その異物に特異的な「専任」の細胞・分子(エフェクター；▶105 ページ，NOTE)が感染防御にあたる。また，この機構は，記憶 T・B 細胞として体内に残ることから，持続的な感染防御を担うことができる。

▶105 ページ

**NOTE**

❶**クローン** clone
　同一の遺伝型をもった子孫をさし，細胞，個体についていう。ここでは T 細胞と B 細胞の抗原特異的クローンをさす。

## A　免疫にかかわる細胞，組織および臓器

　赤血球，白血球や血小板などの血液細胞は，骨髄の造血幹細胞 hematopoietic stem cells(HSCs)から産生される。そのうち，白血球が免疫防御にかかわっており，機能の異なる，さまざまな種類の細胞が含まれている(▶図6-1)。産生される過程の違いにより，白血球は骨髄系細胞とリンパ系細胞に大別される。

　ここでは，免疫担当細胞の種類と機能について大まかに説明する。

## 1　骨髄系細胞

　以下にあげる骨髄系の細胞は，骨髄中で造血幹細胞から分化・増殖し，血液中へと移動する。骨髄系細胞の多くは，自然免疫に関与する。

● **好中球**　好中球は白血球の約6割を占める。細菌などの異物を取り込み(貪食)，分解する能力をもつ。

● **好酸球・好塩基球**　細胞内寄生性細菌や，大きすぎて貪食できない寄生虫に対する防御機構で重要な役割を果たす。また，アレルギー性の炎症にもかかわっている。好中球・好酸球・好塩基球を総称して，**顆粒球**とよぶ。

● **肥満細胞(マスト細胞)**　骨髄でつくられた前駆細胞が皮膚や粘膜に定着し，最終的に肥満細胞となる。細胞表面の抗体と結合する物質に反応して，ヒスタミンやヘパリンなどのアレルギーメディエーター物質を産生する

● **単球とマクロファージ**　単球はマクロファージの前駆細胞であり，血液中にみられる。血管内から組織内に移動した単球は，周囲の細胞が放出するサイトカインによりマクロファージに分化する。マクロファージは異物を認

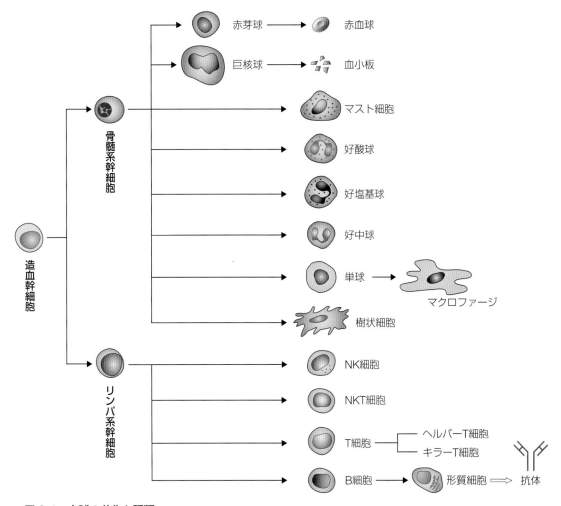

赤芽球 ⟶ 赤血球

巨核球 ⟶ 血小板

マスト細胞

好酸球

好塩基球

好中球

単球 ⟶ マクロファージ

樹状細胞

骨髄系幹細胞

造血幹細胞

NK細胞

NKT細胞

T細胞 ── ヘルパーT細胞
　　　　└ キラーT細胞

B細胞 ⟶ 形質細胞 ⟹ 抗体

リンパ系幹細胞

**◉図6-1　血球の分化と種類**

識し，貪食して処理することで自然免疫の中心的役割を果たし，清掃 scavenger 細胞といわれる。IFN-γ などのサイトカインが作用すると，殺菌力が強力となって，おもに細胞内寄生性細菌に対する感染防御の主役をなす。また，貪食した病原体に関する情報を T 細胞に伝達する役割ももつ（抗原提示，◐108 ページ）。

● **樹状細胞**　樹状細胞は全身のさまざまな組織に存在し，異物を食作用 phagocytosis や飲作用 pinocytosis によって取り込んで消化する。おもなはたらきは，異物（病原体）の侵入を T 細胞に伝えることである（抗原提示）。

# ② リンパ系細胞

　リンパ系細胞（リンパ球）も造血幹細胞に由来するが，分化・増殖の様式は骨髄系の細胞とは異なる。リンパ球の分化・増殖にかかわる組織・臓器は，**中枢リンパ組織**と**末梢リンパ組織**に分けられる（◐図6-2）。

　中枢リンパ組織はリンパ球の幹細胞 stem cell（◐図6-1）の増殖の場であり，

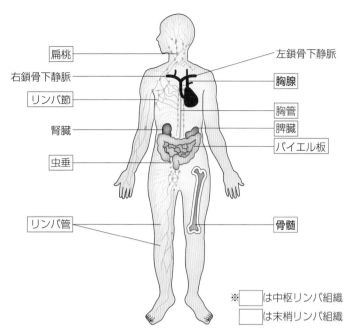

扁桃
右鎖骨下静脈
リンパ節
腎臓
虫垂
リンパ管

左鎖骨下静脈
胸腺
胸管
脾臓
パイエル板
骨髄

※ □ は中枢リンパ組織
　□ は末梢リンパ組織

◖図 6-2　リンパ組織

　かつ未熟リンパ球の分化・成熟する場としてもはたらく。**胸腺** thymus は **T 細胞** T cell（**T リンパ球** T lymphocyte）の，**骨髄** bone marrow は **B 細胞** B cell（**B リンパ球** B lymphocyte）のそれぞれ中枢リンパ組織である。中枢リンパ組織で成熟したリンパ球は末梢血へと送り出される。

　末梢リンパ組織には分化・成熟したリンパ球が集積しており，異物（病原体）の侵入に反応してリンパ球が活性化・増殖する場所である。脾臓，リンパ節や粘膜付属リンパ組織がふくまれる。

● **T 細胞**　T 細胞は胸腺で分化・成熟したのち，血液中に出現する。細胞表面上に **T 細胞受容体** T cell receptor（TCR）をもち，その性質により **αβ T 細胞**と，**γδ T 細胞**に区別される。

---

| plus | **CD 抗原** |
| --- | --- |

　免疫担当細胞の表面には多くのタンパク質が存在し，分化の段階によって発現が変化している。これらのタンパク質に対する多くのモノクローナル抗体[1]がつくられ，この抗体を用いて，これらのタンパク抗原の国際的な分類が行われ，整理されている。この分類をCD[2]分類，分類された抗原を CD 抗原とよぶ。現在350 種類をこえる CD 抗原があり，その構造や機能も明らかにされている。
CD 抗原によって，細胞の由来や分化・成熟段階（分化抗原），機能などが区別できるようになった。T 細胞，B 細胞はサブセット[3]に細分され，サブセットはCD 抗原のほかに，受容体や接着因子の種類によっても細分されるようになっている。

---

1）モノクローナル抗体 monoclonal antibody：単クローン〔性〕抗体ともよばれる。1つの抗原決定基とだけ反応する，特異性の高い抗体。
2）CD：cluster of differentiation の略。
3）サブセット subset：由来や機能などから分類される細胞の種類や集団。

また，T 細胞は CD 抗原（**○**plus）によっても分けられる。

　**CD4 陽性 T 細胞（CD4⁺T 細胞）はヘルパー T 細胞** helper T cell へと分化し，免疫反応を方向づける。ヘルパー T 細胞はさらに，異なる機能をもった TH1，TH2 と TH17 に分かれる。TH1 と TH2 は互いに相手側の機能を抑制する（**○**109 ページ）。TH17 はインターロイキン（IL）-17 を産生し細菌に対して防御的にはたらくほか，自己免疫疾患の病態形成に関与する。

　**CD8 陽性 T 細胞（CD8⁺T 細胞）は 細胞傷害性 T 細胞** cytotoxic T cell（**キラー T 細胞** killer T cell）へと分化し，感染している細胞を破壊する。

　**制御性 T 細胞（調節性 T 細胞）**regulatory T cell（**Treg**）は抑制性サイトカイン TGF-β や IL-10 を放出し，過剰な免疫応答を抑制する。

● **B 細胞**　哺乳類の B 細胞は，骨髄で成熟・分化したあと血液中に出現する。細胞表面には**表面免疫グロブリン** surface immunoglobulin（sIg）が存在し，抗原特異的受容体（B 細胞受容体）となっている。ヘルパー T 細胞のはたらきにより，**形質細胞（プラズマ細胞）**plasma cell に分化して抗体（免疫グロブリン）を産生し，**液性免疫** humoral immunity を担う。

● **NK 細胞**　ナチュラルキラー細胞 natural killer cell（NK 細胞）は，NK 細胞受容体により一部のウイルスやリーシュマニア原虫が感染した細胞を認識し，破壊する。

● **NKT 細胞**　NKT 細胞は T 細胞受容体と NK 細胞受容体の両方をもつ細胞で，CD1d により提示された脂質などを認識して活性化する。NKT 細胞も，T 細胞の TH1 と TH2 のように分けることができ，それぞれ異なる機能をもつことが明らかとなってきた。

# 3　細胞間の情報伝達

　免疫系や造血系の細胞は，互いに協調しながら生体防御を担う。そのための情報交換は，分泌型のタンパク質と細胞膜に存在するタンパク質（膜タンパク質）を介して行われている。

● **分泌型の情報伝達**　細胞間の情報伝達を担う分泌性の物質を総称して，**サイトカイン** cytokine とよぶ（**○**表6-1）。サイトカインと細胞表面上の受容体との結合が細胞内に伝達され，細胞の遺伝子発現が変化することによって，細胞の機能がさまざまに変化する。同様にほかの細胞に情報を伝える物質であるホルモンが血流にのって遠く離れた臓器に作用するのと異なり，サイトカインは炎症部位やリンパ節・脾臓・胸腺・骨髄などの狭い場所で作用する。

　サイトカインのうち，単球・マクロファージが産生するものを**モノカイン** monokine，リンパ球が産生するものを**リンホカイン** lymphokine ということもある。

● **膜タンパク質を介した情報伝達**　細胞表面上の膜タンパク質どうしが結合することによっても，情報は伝達される。この様式で情報が伝達される場合，細胞が接着し，複数の膜タンパク質が関与して情報の受け渡しがおこる。

◑表 6-1　サイトカインの種類と機能

| 1. リンパ球の増殖や分化を促進するもの | 2. 炎症性サイトカイン |
|---|---|
| 1）おもに T 細胞に作用するもの<br>　IL-2：T 細胞の増殖と活性化，<br>　IL-10：TH1 の分化と機能の抑制<br>　IL-12：TH1 の分化誘導，TNF-γ 産生誘導<br>　IL-18：IL-12 と協同して TH1 の分化誘導，IFN-γ 誘導<br>2）おもに B 細胞に作用するもの<br>　IL-4：B 細胞増殖，Ig クラス変換<br>　IL-5：B 細胞増殖，好酸球増殖促進<br>　IL-7：プレ B 細胞の増殖促進 | IL-1：炎症反応，T 細胞の活性化など<br>IL-6：急性期タンパク産生の刺激，B 細胞の分化，造血幹細胞増殖<br>IFN-γ：M φ の活性化，TH1 分化<br>TNF-α：炎症反応，M φ の活性化<br>TNF-β：M φ の活性化，B 細胞の増殖促進 |
| 3. 造血細胞の分化・増殖を促すもの | 4. 細胞の走化性因子（ケモカイン） |
| G-CSF：顆粒球系コロニー形成促進と分化<br>M-CSF：単球系コロニーの形成促進<br>GM-CSF：造血細胞の増殖と分化，M φ の活性化<br>IL-3：造血前駆細胞やマスト細胞の増殖促進 | IL-8：好中球の走化と活性化<br>MCP：単球に対する走化性因子<br>MIP：炎症細胞の集合 |

IL：インターロイキン interleukin，IFN：インターフェロン interferon，TNF：腫瘍壊死因子 tumor-necrosis factor，CSF：コロニー刺激因子 colony-stimulating factor，MCP：単球走化誘起タンパク質 monocyte chemoattractant protein，MIP：マクロファージ炎症性タンパク質 macrophage inflammatory protein，M φ：マクロファージ

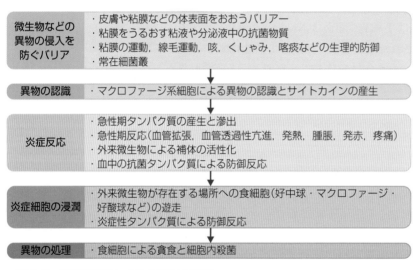

◑図 6-3　自然免疫のしくみと発現の経過

# B    自然免疫のしくみ

● **自然免疫の全体像**　自然免疫は，病原体などの異物の生体への侵入を防ぐとともに，侵入した病原体を認識して増殖を防止したり，排除したりすることで，生体を防御するしくみである（◑図 6-3）。

　自然免疫には，構造的・生理的な防御機構が含まれるほか，微生物に特有の構造パターンを見分ける細胞内外の分子や補体（◑99 ページ）の活性化，サ

**生体防御機構の概略**

ここでは，理解の手だすけとなるように，病原体を"犯罪者"に，生体を"国や地域"，生体防御にかかわる免疫細胞を"国や地域の安全をまもる人々"になぞらえ，生体防御機構について概説する。

●**自然免疫**　多くの場合，国境は川，けわしい山や海などにおかれ，人々の無秩序な往来を防いでいる。また，人々が行き交う国境・空港や港には検問所がおかれ，犯罪者が侵入しないように管理されている。他国の人は入国がゆるされたあとも，あやしい行動をとる場合には職務質問などを受けることとなる。これらの管理体制は，生体内では自然免疫に該当する。

国と国を隔てる地形は，生体では皮膚・粘液・胃酸などの物理的・生理的防御にあてはまる。これらによって人々の往来は一部の地域に制限され，この部分をきちんと管理することで犯罪者の侵入をある程度防ぐことができる。また，空港などで入国審査が行われるのと同じように，生体ではさまざまな物質が行き交う場である粘膜に生体防御を担当する免疫細胞が集まっており，犯罪者が侵入しないように監視している。

犯罪者の侵入経路はこういった管理の行き届いた部分からだけでなく，想定していないところからの場合もある。したがって，このような不審者を見つけるための巡回パトロールも必要となってくる。これまでに述べた，空港や港などの検問所職員やパトロールに携わる警察官などが，自然免疫を担当するマクロファージや好中球などに相当する。もし，不審な行動などから犯罪者であると判明した場合には，これらの機関職員が国外退去などの手続きを取るが，これが異物排除や生体防御とよばれるメカニズムである。

●**炎症反応**　転んだときのすり傷を思い出してもらいたい。傷を負ってしばらくすると赤くはれ，やがて膿が出たりかさぶたができたりする。傷口でおきている，このような一連の事象が炎症反応である。

傷口は国境でおきた自然災害のようなものであり，このような境界がこわれた部分からならず者が侵入してくる。犯罪者が大勢で暴れているような状態では，大人数の警官で対処する必要がある。地域住民に対して警報を発するとともに，現場に警官を動員し，暴動を鎮圧する。その際に必要な人員や物資が集まってくるため，傷口がはれることとなる。鎮静後は，自然災害や暴動で破壊された土地・建物などの復旧を行う。

その過程で出てきた瓦礫や残骸が膿である。

また，警報に相当するものはサイトカインとよばれる物質で，傷口周辺にとどまる場合にはその部分のはれですむ。しかし，血流に乗って全身に拡大すると発熱がおこり，程度によっては低血圧などをおこし死にいたることもある。これは，過剰な警報により引きおこされたパニックにたとえることができる。

●**獲得免疫**　先に述べたように，自然免疫は不審な行動を行う者に対する検問や職務質問であるのに対し，獲得免疫は指名手配に相当する。無関係な者を巻き込まないように，指名手配犯の逮捕には厳格な管理体制がとられている。捜査本部では，検問所や巡回パトロールなどで得られた捜査情報や，提供された写真をもとに手配写真が作成される。捜査官はこれらの情報を共有し，特定の手配犯の逮捕だけに専念する。また，犯人の遺留品をもとに警察犬の訓練も行われる。実際に手配犯の捜査にかかわるのが捜査官と警察犬である。

獲得免疫のおもなプレーヤーは抗原提示細胞，ヘルパーT細胞，細胞傷害性T細胞，B細胞と抗体である。捜査本部がリンパ節などのリンパ組織であり，抗原提示細胞は上記の捜査情報や犯人の写真を提供する人々に相当し，それらをもとに捜査官の教育を担当する人々がヘルパーT細胞である。警察犬の訓練士がB細胞であり，捜査官の目の届かないところにいるような犯人も発見できる警察犬が抗体に相当する。

●**免疫記憶**　獲得免疫で作成された捜査情報はきちんと保管されている。この役割を果たしているのが記憶T細胞である。もし，同様の事件がおこった場合にはたくわえられた情報を参照し，迅速に捜査本部をたち上げ，捜査にあたることができる。

●**免疫回避**　これまで述べてきたように，生体は犯罪者の侵入に対してさまざまな方法で対応している。しかし，つねに犯罪者が簡単に発見・排除できるわけではなく，見つからないように潜伏したり，変装を繰り返したり，場合によってはパトロールの警察官などに襲いかかったりすることで，捜査・逮捕から逃れようとしている。生体防御機構がまされば，ならず者は排除され平和が訪れるが，犯罪者の回避能力がまさるようであれば，からだの中でいたちごっこが永続し，場合によっては命を落とすことになる。

イトカイン産生による食細胞（好中球やマクロファージ）の活性化など，微生物を排除するための多層的機構である。

　自然免疫発現の結果，病原体が完全に排除される場合は，炎症反応が終息して感染も治癒する。しかし，これだけで侵入した病原体が排除できない場合には，抗原特異的な異物排除機構である獲得免疫（◉105ページ）が作動する。

# 1　上皮によるバリアー

　皮膚や消化管・呼吸器・泌尿生殖器・眼球結膜などの粘膜といった，外界と接する領域や臓器の表面を覆う細胞の層を総称して上皮という。皮膚は人体で最大の臓器とされている。熱傷（やけど）や外傷で上皮が損傷されると，損傷部が感染を受けることからもわかるように，われわれのからだをまもるうえで重要なはたらきをしている。

●**皮膚**　皮膚は重層扁平上皮（表皮）と皮下組織からなっている。表皮の最外層は死んだ上皮細胞からなる角質層でおおわれており，付着した微生物は角質層とともにはがれ落ちる。さらに上皮細胞どうしは強力な細胞間接着❶によって密着しているので，微生物の侵入を防ぐことができる。また，皮脂腺から分泌される脂肪酸や汗の中の乳酸は表皮のpH❷を低下させて，付着した菌の増殖を妨げている。

　皮膚から感染する梅毒トレポネーマなどの細菌やパピローマウイルスなどのウイルスも，小さな傷がないと生体内に侵入することができないといわれている。一方，ノミ・シラミ・ダニ・カなどの節足動物や昆虫などのベクターによって媒介される病原体は，刺咬などにより皮膚の防御機構を貫通して感染する経皮感染である。これらの微生物は，進化の結果，昆虫の力を借りて生体への侵入が可能となった。

●**粘膜上皮**　粘液により保護されている上皮を粘膜上皮といい，呼吸器，消化管，泌尿生殖器，眼球結膜などにみられる。円柱上皮や扁平上皮などがあり，生体内部を保護している。粘液には，異物を洗い流すはたらきがあり，さらに後述のリゾチーム（◉99ページ）などの多くの抗菌タンパク質を含んでいる。そのほか，分泌型IgAやIgG（◉111ページ）も含んでおり，抗原特異的な防御にもかかわっている。粘膜上皮細胞の間には多くの免疫細胞が散在し，粘膜免疫を構成している（◉117ページ）。

# 2　生理的防御

●**呼吸器**　咳やくしゃみは，上気道に侵入してきた異物を体外に排出しようとする反応である。呼吸器では粘液を産生して異物をからめ取り，これを上皮細胞の線毛運動によって喀痰として排出する。

●**消化管**　胃を空腹時にpH 1，摂食中でもpH 2付近に維持する強力な胃酸，強い界面活性作用をもつ胆汁，胃液や腸液に含まれるタンパク質分解酵

NOTE

❶**細胞間接着**
　上皮細胞間には細胞間質がほとんどなく，隣り合う細胞どうしが密着帯などによって緊密に結合されている。このような細胞間の結合を細胞〔間〕接着という。

❷**表皮のpH**
　正常な皮膚ではpHは5.0付近である。表皮のケラチン，汗の中の乳酸，常在細菌の産生するプロピオン酸などが，表皮を酸性に保つ主要因と考えられている。

素のはたらきにより，多くの食中毒病原菌やウイルスが死滅する。また，急性胃腸炎でみられる嘔吐や下痢も生理的防御である。腸の蠕動運動と分節運動は，食物とともに異物を肛門側へ排出する作用を果たし，腸液の分泌増加は下痢となって毒性の異物を排泄する。

● **泌尿器**　泌尿器では，尿の流れが異物を排出する機能をもつため，尿の逆流や停滞，尿道留置カテーテルの挿入は，感染の機会を増やすことになる。

## 3 常在細菌叢による防御

すでに学習したように人体には常在細菌叢があり（●32ページ），細菌は互いに干渉し合いながら調和を保っており，外来の病原菌が定着するのを阻止している。広域抗菌スペクトルの抗菌薬の長期投与によって菌交代症がおきるのは，この常在細菌叢が減少し，抗菌薬に抵抗性のある病原細菌が優勢となるためである。また，常在細菌叢の感染防御力を強くして食中毒などを防ごうというプロバイオティクス❶の試みもある。近年では，常在細菌叢が感染防御だけでなく，アレルギー性疾患や成人病の発症と関連する可能性が示されている。

● **腟**　腟は肛門に近く，腸内細菌の感染を受けやすい場所であるが，**デーデルライン桿菌**（乳酸桿菌属が優勢である）が腟内を pH 4.4〜4.6 程度に保っているので，多くの腸内細菌は増殖できない。腟の常在菌の数と構成は，性周期や年齢（とくに閉経の前と後）によって変動する。

● **皮膚**　皮膚の皮脂腺や毛根に常在するプロピオニバクテリウム属は，プロピオン酸を産生して皮膚表面を酸性に保っている。皮膚の常在細菌である表皮ブドウ球菌は，病原性がある黄色ブドウ球菌の皮膚への定着を妨害しているといわれている。

## 4 粘液・分泌液中の抗菌タンパク質

涙や唾液などに含まれる**リゾチーム** lysozyme は，細菌の細胞壁のペプチドグリカンを分解する。そのほか，腸液中の**ディフェンシン** defensin や精液中の**スペルミン** spermine などの抗菌活性物質がある。**ムチン** mucin は粘性をもち，微生物の粘膜への定着を防いでいる。

## 5 補体

補体系による防御も自然免疫で重要な役割を果たす。**補体**はおもに肝臓で産生されるタンパク質群であり，補体を意味する complement の頭文字 'C' がつけられた C1 から C9 までの9つを主成分として構成される。補体は血中では非活性型で存在し，体内を循環している。

● **補体カスケード**　補体は，特定の部位で切断される**開裂**という現象によって活性化され，その成分が次の補体成分を順次開裂して活性化するとい

**NOTE**

❶ **プロバイオティクス**
probiotics

十分な量を投与された際に宿主に健康上の利益を与える生きた微生物（乳酸菌やビフィズス菌など），またはそのような微生物を含む食品のことを，**プロバイオティクス**とよぶ。

また，有用菌の増殖を促進したり，活性を高めたりして宿主の健康に有利に作用する物質（オリゴ糖や食物繊維など）を**プレバイオティクス** prebiotics とよぶ。

さらに，プロバイオティクスとプレバイオティクスを組み合わせたものを**シンバイオティクス** symbiotics とよぶ。すでに多種類の食品が市販されており，そのなかには消費者庁が許可した特定保健用食品もある。

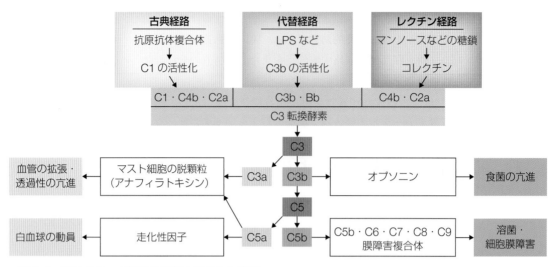

○**図6-4　補体の3つの活性化経路とその作用発現**

う，**カスケード❶**とよばれる様式で機能する。分解産物が2つできた場合，分子量の小さいほうに 'a'，大きいほうに 'b' がつけられる。たとえば，C3 は開裂を受けると大きなフラグメント C3b と小さなフラグメント C3a になる。

● **活性化の開始経路**　補体の活性化には古典経路，代替経路（別経路），レクチン❷経路の3つの経路がある（○図6-4）。これら3つの経路は，各経路が活性化する引きがねとなる反応と，**C3 転換酵素❸**の複合体がつくられるまでの反応が異なる。しかし，C3 が開裂して以後の経路は共通である。

　①**古典経路 classical pathway**　最初に発見されたので，この名称がある。菌体表面の抗原に結合した2分子の IgG または1分子の IgM の Fc 部分（○110ページ）に，C1 が結合することが引きがねになる。

　②**代替経路 alternative pathway**　古典経路のあとに見つかったので，このようによばれている。活性化の際には C1・C2・C4 は使われず，C3 が異物表面に結合することから始まる。

　③**レクチン経路 lectin pathway**　コレクチン collectin やフィコリン ficolin が菌体表面の糖鎖に結合することにより活性化が始まる。菌体の表面に結合したコレクチンは，補体のカスケードを活性化するだけでなく，細菌を凝集塊にして食細胞に貪食されやすくする。

　C3 転換酵素が形成されたあとの活性化経路は，前述の3つの開始経路ともに共通である。C3 転換酵素は，C3 を C3a と C3b に開裂する。菌体表面に結合した C3b は，C3 転換酵素に結合して C5 転換酵素複合体を形成する。この複合体は C5 を C5a と C5b に分解する。

● **補体の役割**　C3a と C5a は開裂を受けた場所から拡散し，マスト細胞 mast cell（肥満細胞）を刺激して顆粒を放出させる。その顆粒には血管の透過性を高める血管作動性物質 vasoactive substance が含まれ，食細胞が血管内から組織へ移動するのを促進する。また，サイトカインと一緒になって，食細胞を血流から離れて感染部位へと誘導するシグナルを送る。食細胞は，血流

▭ NOTE

❶**カスケード cascade**
　階段状の滝つぼに連続して水が落ちていく様をいう。転じて，次々と連続的に反応がおきる様子をこのようにいうことがある。

❷**レクチン lectin**
　糖鎖にきわめて特異的に結合するタンパク質。

❸ **C3 転換酵素 convertase （C3 コンベルターゼ）**
　補体成分 C3 を C3a と C3b に開裂する酵素。

から離れると C3a や C5a の濃度勾配によって移動し，感染部位を見つける。

　食細胞は C3b と結合する表面受容体をもつことから，表面に C3b が結合しているような細菌はこれらの細胞に捕食されやすくなる。このような補体の作用を**オプソニン作用❶**という。

　活性化された補体成分のもう 1 つの役割は，細菌を直接殺すということである。活性化された C5b は，C6・C7・C8・C9 を動員して，エンベロープをもつウイルス，グラム陰性菌，ある種のグラム陽性菌などの膜に膜傷害複合体（MAC）を形成する。MAC が形成されると，膜成分に孔があくために，エンベロープをもつウイルスは不活化され，細菌は殺される。

# 6 食細胞

　**食細胞** phagocyte は，異物や自己の老廃物を貪食・消化または殺菌して処理する白血球細胞の総称であり，代表的なものは**好中球**と**マクロファージ**である（�)93 ページ，図 6-1）。異物の侵入部位には好中球・マクロファージが集まり，異物を貪食し排除する。また，異物を認識した好中球は細胞内の顆粒に含まれる抗菌物質や活性酸素を放出して殺菌するとともに，炎症反応を促進し，白血球やリンパ球を感染部位に引き寄せる（◉図 6-5）。

● **異物の認識**　食細胞は異物表面の荷電の違いを認識するほか，異物に結合した補体成分や抗体をそれぞれ補体受容体，抗体の Fc 受容体を介して認識する（◉110 ページ）。

● **食細胞内部での分解・殺菌**　貪食された異物は**食胞** phagosome により包まれて細胞内に移動する。食胞の内部は時間とともに pH が低下し（5.5 付近），NADPH オキシダーゼという酵素により産生された活性酸素も加わり

📖 NOTE
**❶オプソニン作用**
　オプソニン opsonin とはもともとはソースの意味で，肉を食べやすくするためにソースをかけるように，食細胞が異物を食べやすくなるようにソースのような役割をする作用をいう。抗体や補体成分がオプソニンとなる。

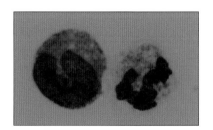
a. マクロファージ（左）と好中球（右）

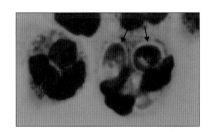
b. カンジダ - アルビカンス（矢印）を貪食した好中球

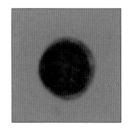
c. リンパ球

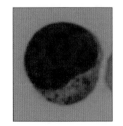
d. ナチュラルキラー細胞

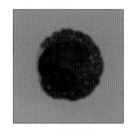
e. 好酸球

◉**図 6-5　白血球のギムザ染色像（光学顕微鏡，同倍率）**

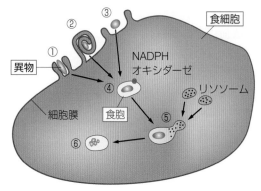

◯**図6-6　食細胞による貪食と細胞内殺菌の経過**
①～③は貪食の様式を示し，①は通常の貪食，②はコイル状貪食，③は大飲食とよばれる。④は食胞の形成，⑤は食胞とリソソームの融合，⑥は融合後の異物の消化や殺菌を示す。
食細胞が粒子状の異物を取り込むことを**食作用** phagocytosis（ファゴサイトーシス）といい，タンパク質などの可溶性分子を取り込むことを**飲作用**という（③→④にあたる）。食作用と飲作用を合わせて**飲食作用** endocytosis（エンドサイトーシス）という。

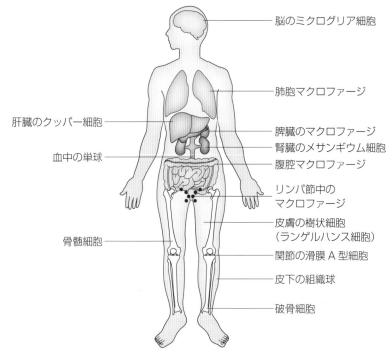

**図6-7　食細胞の分布**

殺菌作用がはたらく。ついで，食胞は**リソソーム** lysosome と融合し，リソソーム中の加水分解酵素が，殺菌を促進するとともに異物を分解する（◯図6-6）。

# 7 マクロファージによる異物監視機構

## 1 監視マクロファージと樹状細胞

● **マクロファージの分布**　全身の臓器・組織には**マクロファージ** macrophage とよばれる細胞があらかじめ分布しており，その部位への異物の侵入を監視している（監視マクロファージ）。マクロファージは存在する臓器や組織によって名称が異なるが，いずれも骨髄に由来する細胞である（◯図6-7）。

　各臓器のマクロファージはその臓器から外へ出ない固定マクロファージであるが，肺胞表面にいるマクロファージや，腹腔のマクロファージは広く表面空間の監視にあたっており，自由マクロファージという。

　次項で述べるように，これらのマクロファージは侵入してきた異物の"おおまかな"構造を認識し，炎症性サイトカイン（⊙104ページ）を産生して炎症反応を引きおこす。この反応により，感染部位への食細胞の動員がかかり，さらに補体成分などが血管外へ滲出することにより，局所での異物の排除を行う。

● **クッパー細胞**　クッパー Kupffer **細胞**は肝臓に分布するマクロファージであり，血中の異物除去の大部分を担っている。肝臓には腸から吸収された栄養素のほかに，侵入してきた微生物とその産物も門脈を通って運び込まれる。門脈血中の異物は，クッパー細胞によってほとんどが貪食・除去される。体内に存在する組織マクロファージの80〜90%がクッパー細胞であるといわれている。

● **樹状細胞**　監視マクロファージと同じように異物の侵入を監視する細胞に，**樹状細胞**がある。名前のとおり木の枝のような突起を多くもつ細胞である。異物の除去も行うマクロファージと異なり，樹状細胞は監視機能に特化している。

## 2 Toll 様受容体

　Toll 様受容体❶❷Toll-like receptor（TLR）は，マクロファージや樹状細胞，上皮細胞に存在し，細菌に特有なリポ多糖（LPS），鞭毛タンパク質や，ウイルス由来の二本鎖 RNA などの"おおまかな"形を異物として認識する（⊙図6-8）。認識後は細胞内のシグナル伝達によって IL-6，IL-1β，TNF-α など

—| NOTE

**❶受容体** receptor（レセプター）

　細胞表面（細胞膜上）にあって，細胞外からもたらされた刺激や情報を最初にキャッチし，細胞内へ伝達する装置。ホルモンやサイトカインなどに対する受容体がある。

**❷ Toll 様受容体の発見**

　Toll 様受容体はショウジョウバエのカビに対する抵抗性の研究から明らかとなった機構である。ショウジョウバエの *Toll* 遺伝子は，幼虫の発生期には虫体の腹側と背側の向きを規定する遺伝子であるが，同時にカビを殺すタンパク質の産生を促し，カビに対する抵抗性を担う遺伝子でもある。これに相当する哺乳類の遺伝子が調べられ，相同性のある複数の TLR が発見された。

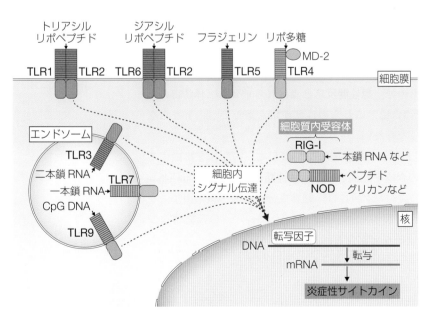

⊙**図6-8　TLR と細胞質内受容体による病原体（→）の認識とシグナル伝達（⤙）**

の炎症性サイトカインが産生される。こうした監視マクロファージのうち抗原提示能力のあるものは，あとで述べる獲得免疫につなげる重要な役割を演じる。

### 3　細胞質内受容体による病原体の認識と対応

　Toll 様受容体（TLR）が細胞表面やエンドソーム内などの細胞質外部の異物を認識するのに対して，細胞質内の異物を認識する機構も生体には備わっている。TLR と同じように，細胞質内に存在するペプチドグリカンなどの菌体成分やウイルス二本鎖 RNA などを認識するそれぞれの受容体分子が知られている（●図6-8右）。

　これらの受容体分子が異物を認識することによって，インターフェロンや炎症性サイトカインの産生がおこる。細胞質内の受容体も多種類あり，情報伝達経路もそれぞれに特有の経路がある。

# 8　炎症性サイトカインと急性期反応

　炎症性サイトカインは，①病原体の侵入を受けた部位に炎症を引きおこす局所的作用と，②発熱などをおこす全身的作用を有している。

● **炎症の局所的作用**　異物の侵入を認識した監視マクロファージから産生・放出された IL-1β や TNF-α は，局所の血管（とくに後毛細管細静脈）の内皮に作用して血管を拡張させ，血流を増加させるとともに，血管透過性❶を亢進させる。同時に好中球に対する接着因子を内皮細胞に発現させ，血中の好中球が血管外に浸潤するのをたすける。局所的炎症で発熱・発赤・疼痛・腫脹（炎症の四徴）がおこるのは，このためである。

　血管外に出た好中球は，活性化された補体成分などによって遊走し，異物のあるところに到達して病原体を貪食し，殺菌する。

● **全身的作用**　病原体の侵入は局所の炎症反応だけでなく，全身的な発熱・食欲不振・傾眠・易疲労感などの反応を引きおこす。私たちが感染時に経験するこれらの症状は，IL-1β，TNF-α，IFN-γ などのサイトカインによって引きおこされるもので，**急性期反応**とよばれる重要な生体防御のしくみである（●図6-9）。そのため，これらの症状が耐えがたいものとならない限り，短絡的に抑えてはならない。

　一方，IL-6 というサイトカインは肝細胞を刺激して，病原体を排除するために必要なタンパク質の合成を亢進させる。**急性期タンパク質** acute phase protein とよばれるこれらのタンパク質には，補体成分，凝固・線溶因子，タンパク質分解酵素とその阻害因子 inhibitor（インヒビター）や，**C反応性タンパク質** C-reactive protein（CRP）などが含まれる。

□NOTE
❶血管透過性
　ふだんは透過させない血液中の物質，とくに高分子やアルブミンのようなタンパク質を，末梢血管壁を通して血管外に漏出させる性質。

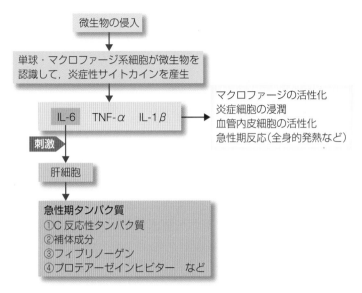

●図6-9　炎症反応発現の経過（急性期反応と急性期タンパク質）

# C 獲得免疫のしくみ

　生体に侵入してくる微生物の多くは，食細胞を最終的なエフェクター❶effector 細胞とする自然免疫によって排除される。しかし，病原性が強い微生物は，自然免疫に打ち勝ったり，自然免疫を回避したりして，生体内で増殖することが可能である。これらに対しては，**抗原特異的**❷な**獲得免疫**が生体を防御する役割を担う。

**● 獲得免疫の概要**　獲得免疫は，抗原特異的に異物の排除にあたる機構である。この機構は，①はじめて侵入してくる異物を認識してリンパ球や食細胞のエフェクター細胞への分化を促して排除し，免疫記憶を成立させる，②同じ異物の二度目以降の侵入に対しては，免疫記憶に基づいて，その異物特異的なエフェクター細胞の機能発現を迅速に促す，という二段構えでなりたっている。

　獲得免疫では，抗原の認識に基づいて，特異的なリンパ球のクローン（●92 ページ，NOTE）が増殖し，活性化したリンパ球，抗体と食細胞の協同作業によって異物を排除する。自然免疫は，マクロファージなどの Toll 様受容体が微生物に共通する構造パターンを"おおまかに"認識するのに対し，獲得免疫は，自己にはなく異物に特有のアミノ酸の配列，多糖体，脂質などの抗原を分子レベルで"細かく"認識し，それらをもつ異物を排除するという，より進化した異物排除機構である。

# 1 抗原特異的免疫

## 1 抗原とは

　外来の微生物には生体がもたない構造が多く含まれるため，生体はこれらを異物として認識する。**抗原** antigen とは生体にとっての異物であり，生体に入ると免疫応答（◯107ページ）を引きおこし，**抗体** antibody や細胞傷害性 T 細胞（キラー T 細胞）の出現といった一連の免疫反応を誘導する物質をいう。

●**抗原とエピトープ**　病原体を例にとると，抗原は細菌やウイルスなど微生物本体の構成成分であることもあれば，細菌の鞭毛・莢膜（きょうまく）や特殊な細胞表面の構造（糖タンパク質），細菌の放出する毒素（多くはタンパク質），ウイルスのエンベロープやスパイクなどが抗原となる。

　抗原の構造部分のうち，T 細胞上の TCR や抗体などと結合するペプチドを**エピトープ** epitope（**抗原決定基**）という。抗原となる物質の多くは，分子量が 1 万以上のタンパク質であり，複数のエピトープを含む。

　免疫応答を誘導するこの特質を**免疫原性** immunogenicity とよぶ。

●**完全抗原と不完全抗原**　免疫原性のあるものを**完全抗原**または**免疫原** immunogen といい，それ自体に免疫原性はないが，別のタンパク質と結合することで抗原性をもつような物質を**不完全抗原**または**ハプテン** hapten という。ある種の薬剤や金属はハプテンとしてはたらき，これらに対する抗体が産生されると薬剤アレルギー・金属アレルギーをひきおこす。

●**T 細胞依存性**　ふつう，抗体産生にはヘルパー T 細胞の増殖・分化が必要で，この種の抗原を **T 細胞依存性抗原** T cell-dependent antigen という。糖質や脂質[1]に対しても抗体が産生されるが，これらはタンパク質と結合して免疫原となることが多い。しかし，細菌の莢膜多糖には直接 B 細胞を刺激して抗体産生を誘導するものがあり，**T 細胞非依存性抗原** T cell-independent antigen とよばれる。

●**外来性抗原と内在性抗原**　細胞の外側に存在する抗原（異物）のことを**外来性抗原**という。これらはマクロファージや樹状細胞に貪食され，獲得免疫を活性化する。一方，細胞質内に存在する抗原（異物）を**内在性抗原**といい，外来性抗原と異なる経路で獲得免疫を活性化する。

## 2 抗原特異的免疫の成立過程

　抗原特異的免疫の成立過程は次の 3 段階に分けて理解するとよい（◯図6-10）。

●**抗原認識**　第 1 は**抗原認識** antigen recognition の段階で，異物を貪食した抗原提示細胞は所属リンパ節へ移動し，処理した抗原を細胞表面の MHC（◯107ページ，plus）クラス II 分子先端のポケット様構造に結合してリンパ球に提示する。ウイルス感染細胞は，感染部位から移動せずに，多くの細胞がもつ MHC クラス I 分子に抗原を結合させ提示する。抗原特異的 T 細胞は，

**NOTE**
[1]**脂質の抗原性**
　脂質は抗原とはなりにくいが，結核菌の細胞壁成分が T 細胞に認識されていることが近年の研究でわかってきている。

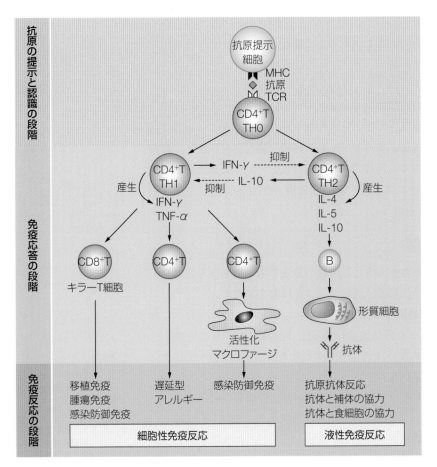

○図6-10　免疫成立の3段階

提示された抗原を認識する。

● **免疫応答**　第2は**免疫応答** immune response の段階で，サイトカインの作用によって抗原特異的なリンパ球のクローンがリンパ節や脾臓で増殖・分化

---

| plus | **主要組織適合遺伝子複合体** major histocompatibility complex（**MHC**） |

　主要組織適合遺伝子複合体（MHC）の産物は**主要組織適合抗原**（MHC分子）とよばれ，移植した組織のレシピエントへの適合性（レシピエントの免疫系に抗原として認識されるかどうか）にかかわっている。はじめ，白血球に存在する抗原として見いだされたため，ヒトでは**ヒト白血球抗原** human leukocyte antigen（HLA）ともよばれるが，このうち **MHC クラス I 分子**（HLA-A，B，C）は，全身のほとんどの有核細胞や血小板に発現している。

　一方で，ある抗原に対する免疫応答の強さを遺伝的に決めている免疫応答遺伝子 immune response gene

（Ir遺伝子）が，MHC クラス I と連鎖する領域に存在し，こちらも組織適合性にかかわっていることがわかったため，その産物は **MHC クラス II 分子**とよばれるようになった。MHC クラス II 分子（HLA-DP，DQ，DR）は，B 細胞やマクロファージ，樹状細胞などの限られた細胞のみに発現している。

　MHC クラス I 分子とクラス II 分子は，いずれも抗原提示や T 細胞の MHC 拘束（○109ページ）にかかわっている（抗原提示とは異なる機能をもつ HLA-E，F，G というクラス I 分子も存在する）。

し，異物の処理にあたる細胞や分子（エフェクター細胞・分子）がつくられるまでの段階である。これらの細胞を免疫担当細胞とよび，エフェクター細胞の1つである形質細胞（●95ページ）が産生する抗体は，エフェクター分子である。

● **免疫反応**　第3は**免疫反応** immune reaction の段階で，免疫応答の段階でつくられたエフェクター細胞やエフェクター分子が異物の存在する場所に到達して，抗原抗体反応や抗体によるオプソニン作用，細胞傷害性反応，殺菌などを行って，異物を排除する過程である。免疫反応のエフェクターが細胞であるか抗体分子であるかによって，**細胞性免疫** cellular immunity と**液性免疫** humoral immunity に分けられる。

## 3　抗原の提示と認識

　獲得免疫系は，複数の細胞が関係した独特の方法を用いて異物を認識して活性化する。この過程には抗原提示細胞が大きな役割を果たす。

● **外来・内在性抗原とMHC**　生体内に侵入した外来性抗原は，全身に分布しているマクロファージや樹状細胞によって貪食され，おもにそのリソソーム内の酵素で分解されてペプチド❶断片となり，MHC クラスⅡ分子に結合して細胞表面に表出される。

　一方，細胞質内で増殖するウイルスや，細胞内寄生性細菌由来のタンパク質などの内在性の抗原は，プロテアソーム❷で分解され，MHC クラスⅠ分子に結合して細胞表面に表出される。このように，MHC クラスⅡ分子とクラスⅠ分子は，それぞれ外来性抗原と内在性抗原を区別してT細胞に提示するという大切な役目を担っている。

● **抗原プロセッシングと抗原提示**　タンパク質を抗原にまで分解する過程を**抗原プロセッシング** antigen processing という。そして，抗原特異的なT細胞受容体 T cell receptor（TCR）をもつT細胞が認識できるように，分解された抗原がMHC分子と結合して細胞表面に表出されることを**抗原提示** antigen presentation とよぶ。樹状細胞は局所リンパ節に移動し，そこでT細胞に抗原を提示する。

　また，B細胞は表面免疫グロブリン（sIg）をもち，これらが認識する異物を貪食し，抗原提示する。抗原の多くは提示されることによりT細胞を活性化し，活性化したT細胞がB細胞を活性化することで分泌型のIgを産生できるようになる。一方，多糖抗原や脂質抗原の場合は，B細胞表面のsIgに直接結合して，T細胞を介さずにB細胞を刺激し特異的な分泌型Igを産生する。T細胞が関与しないためにB細胞のクローンの増幅は小さく，Igは少量しか産生されない。

● **T細胞による抗原認識**　抗原提示細胞表面に提示された抗原は，T細胞上のTCRによって認識される。ヘルパーT細胞とキラーT細胞では，TCRはα鎖とβ鎖の2本のポリペプチドが結合して形成される。α鎖，β鎖にはそれぞれ可変部と定常部があり，可変部で抗原を認識する。多様な抗原を"細かく"識別できるように，可変部は遺伝子再構成という方法で多様な

**NOTE**

❶**ペプチド** peptide
　アミノ酸が数個から数十個程度連なったもの。

❷**プロテアソーム** proteasome
　ユビキチンという小さなタンパク質でマーキングされたタンパク質を分解する高分子プロテアーゼ。内在性抗原のプロセッシングや細胞の寿命の制御などにかかわっている。

変化を受けている。

　B 細胞上の sIg は抗原タンパク質に直接結合するが，TCR は抗原提示細胞表面の自己の MHC 分子に結合した抗原ペプチド(ふつう，クラス I では 8〜9 個，クラス II では 15〜18 個のアミノ酸)を認識する。抗原提示が自己の MHC との間でしかおこらないことを，**MHC 拘束**という。

● **自己と非自己の識別**　私たちは自分について，他人と異なっているという「自己認識」をもつことができる。これは発達した中枢神経のはたらきによる。細胞レベルでも，異物を認識して「自己」を防御するために，「自己」と「非自己」を識別して，「非自己」だけを排除する自己認識が必要である。

　自然免疫の場合は，異物に共通する形を分子レベルで認識する機構がある。したがって，自己であっても分子の「形」が同じであれば自然免疫を活性化することがある。

　一方，獲得免疫の場合は，T 細胞が胸腺で「免疫学的自己」を学習することが異物認識の基盤となっている。胸腺にある T 細胞の幹細胞はストローマ細胞 stroma cell(ナース細胞，胸腺上皮細胞)と接触することにより，① MHC クラス I または II を認識するもの(MHC 拘束)，②自己抗原と結合しない(自己免疫の回避)もの，の 2 つの特性を同時にもつものだけが選択されて，末梢リンパ組織へ分布(ホーミング homing)するというしくみがある。

　しかし，このようなしくみがあるにもかかわらず，なんらかの異常により自己成分が「非自己」として認識され，免疫を活性化してしまうことがある。このような自己成分を**自己抗原**という。

## 4　免疫応答

　抗原刺激を受けた T 細胞は，サイトカインによって刺激されたり，またはサイトカインを産生したりしながらおもにリンパ節で分化・増殖し，ヘルパー T 細胞や，その他のエフェクター細胞となる。抗原認識後，このようなエフェクター細胞や，エフェクター分子である抗原特異的な抗体がつくられるまでの第 2 の段階が免疫応答であり，リンパ節，脾臓や骨髄は B 細胞による抗体産生の場ともなる。

● **ヘルパー T 細胞の増殖**　抗原提示細胞から TCR を介して抗原刺激を受けた抗原特異的な T 細胞は**ヘルパー T 細胞** helper T cell(TH)とよばれ，CD4 という細胞表面マーカーをもっている。ヘルパー T 細胞は提示された抗原の刺激がシグナルとなって増殖する。これを**クローン増殖** clonal expansion といい，抗原の認識が行われたリンパ組織でみられる。この増殖には，抗原刺激を受けた T 細胞自身が分泌する IL-2 の作用が重要である。

● **TH1 と TH2**　また，ヘルパー T 細胞は，産生するサイトカインの種類によって TH1 と TH2 に分けられる。抗原提示細胞から IL-12 や IL-18 の刺激を受けた場合には，IFN-$\gamma$，TNF-$\alpha$，GM-CSF を産生する TH1 へと分化し，細胞性免疫を活性化する。一方，IL-4 の刺激を受けたヘルパー T 細胞は，IL-4，IL-5，IL-10 を産生する TH2 へと分化し，液性免疫を活性化する(●107 ページ，図 6-10)。

　液性免疫の担い手は抗体分子である。一方，細胞性免疫の担い手はすべて細胞であり，細胞傷害性T細胞や活性化されたマクロファージが異物の処理にあたる。これらのエフェクター細胞や分子と抗原(異物)が結合して反応となってあらわれる現象が，次に述べる免疫反応である。

## 5 免疫反応

　以下に，液性免疫と細胞性免疫に分けて，免疫反応について述べる。

### ◆ 液性免疫

　骨髄で成熟したB細胞は，リンパ節や脾臓に移動し，異物の侵入に備えている。異物を認識すると，それらを貪食してT細胞へと抗原提示する。それにより活性化したヘルパーT細胞からの刺激を受け**形質細胞** plasma cell (**プラズマ細胞**)へと分化し，分泌型の**抗体** antibody を産生する。

　抗体は**免疫グロブリン** immunoglobulin(Ig)ともいわれる。生体には多様な抗原に対して多様な抗体を産生することができるような機構が備わっている。抗原と特異的に結合して異物排除にあたる，主要なエフェクター分子である。おもな抗体産生の場は，リンパ節や脾臓，骨髄である。

#### ▌ 抗体の構造

　抗体は血清に含まれ，γ-グロブリン分画❶に存在することからガンマグロブリン(γ-グロブリン)ともよばれる。

　抗体の基本構造は◯図6-11に示すように，2分子の**H鎖** heavy chain と2分子の**L鎖** light chain がS-S結合(ジスルフィド結合)で結合したものである。パパイン papain というタンパク質分解酵素を作用させると，**Fab**(Fragment antigen-binding)と**Fc**(Fragment crystallizable)の2つの部分に分けることができる。抗体は，Fab部分の可変部領域で抗原と結合する。また，Fcには補体のC1と結合する領域がある。

▭ NOTE
❶血清に含まれるタンパク質は電気泳動により大きくアルブミン，$\alpha_1$・$\alpha_2$・$\beta$・$\gamma$グロブリンの5つに分画される。

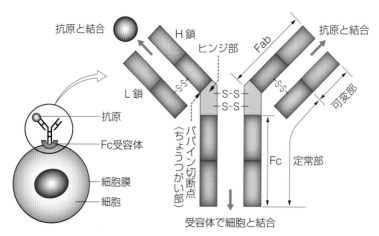

◯**図6-11　免疫グロブリン(IgG)の基本構造**(左図の赤い円内は細胞表面抗体の模式図)

**表6-2　免疫グロブリンの特徴**

| 名称 | IgM | IgG | IgA | | IgD | IgE |
|---|---|---|---|---|---|---|
| H鎖の種類 | $\mu$ | $\gamma$ | $\alpha$ | | $\delta$ | $\varepsilon$ |
| L鎖の種類 | $\kappa$, $\lambda$ | $\kappa$, $\lambda$ | $\kappa$, $\lambda$ | | $\kappa$, $\lambda$ | $\kappa$, $\lambda$ |
| 血清中の濃度<br>(mg/mL) | 0.6〜2.0 | 8〜16 | 1〜3 | | 0.03 | 0.0003 |
| 補体との結合能 | + | + | − | | − | − |
| 胎盤通過性 | − | + | − | | − | − |
| 分布 | 血清 | 血清,<br>組織液 | 血清 | 分泌液<br>(分泌型) | 血清 | 血清 |
| 分子量 | 900,000 | 150,000 | 160,000 | 380,000 | 150,000 | 200,000 |
| 構造 | J鎖 | | | J鎖<br>分泌片 | | |

## 抗体の種類と特徴

　抗体には▶表6-2に示すように5つのクラスがある。

●**IgM**　分子量が最も大きい抗体である。抗原を投与すると一般にまず IgM が産生されるので，IgM を検出すれば，感染症の初感染の診断をすることができる。また胎盤を通らないので，新生児の血清(臍帯血清)の中に IgM が検出されれば，その微生物による子宮内(先天)感染を診断しうる。

　五量体であり，赤血球や細菌を凝集させる能力が高い。同種血球凝集素(抗A抗体・抗B抗体)，グラム陰性菌のO抗原に対する抗体や，リウマトイド因子(抗IgG自己抗体)などが IgM である。

●**IgG**　血中抗体の主体をなすもので，病原体に対する大部分の抗体は IgG に属する。IgM に後れるが，長期間産生されつづける。胎盤を通過する唯一の抗体であり，**移行抗体** transferring antibody として新生児に母体の免疫を伝達する。

●**IgA**　血清中の IgA と**分泌型 IgA** の2種類がある。血清中の1分子(単量体)の IgA が，J鎖によって二量体となり，粘膜でつくられた分泌片と結合して分泌型 IgA となって，体液中に分泌される。

　分泌型 IgA は，母乳(とくに初乳)，唾液，涙液といった分泌液や粘液に含まれており，粘膜面での感染防御を担っている。

●**IgD**　血中に微量に含まれるが，抗体としてのはたらきは明らかでない。B細胞の分化過程で表面免疫グロブリンとして出現する。

●**IgE**　血中にごく微量に含まれる。Fc 部分でマスト細胞(肥満細胞)や好塩基球に付着する。侵入した抗原(アレルゲン)がこれに結合すると，細胞からヒスタミンなどの物質が放出され，Ⅰ型のアレルギー(過敏症)を引きおこし，花粉症などの原因となる。

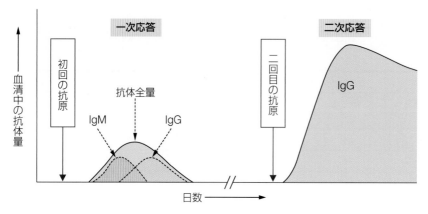

**◎図 6-12　抗原刺激後の抗体産生**

### ▐ 抗体の産生

　私たちのからだにはじめて入ってきた抗原に対しては，約 1 週間後ごろから抗体が血中に出現し，増加してピークに達したのち，しだいに減少していく。このとき，まず IgM が，後れて IgG や IgA が産生される。これを**一次応答**という。再び同じ抗原が侵入すると，初回とは異なり，おもに IgG からなる抗体が，すみやかに，大量に，長い期間にわたって産生される。これを**二次応答**という（◎図 6-12）。

　同じ感染症には原則的に二度とかからないのは，二次応答のおかげである。予防接種の際に時間を空けて追加接種を行うのも，この二次応答をおこさせて強い免疫を維持するためである。二回目以降の感染に際して強く応答がおこり，長期に効果が残ることを**ブースター** booster **効果**という。

### ▐ 抗体のはたらき

　産生された抗体は抗原と特異的に結合して，**抗原抗体複合体** antigen-antibody complex を形成する。その結果，微生物感染の場合には以下の現象がおこる。

　**1 抗微生物作用**　抗原と結合して，抗原のもつ生物活性（毒性や感染性）を失わせるはたらきを**中和** neutralization（中和反応）とよぶ❶。中和によって抗微生物作用を示すが，抗体だけで病原体を排除することはできず，最終的には食細胞による貪食を必要とする。

・タンパク質の場合は沈降反応をおこす（◎図 6-13-a）。
・定着因子（付着素や線毛）と結合して定着を阻害する。
・鞭毛と結合して細菌を不動化する。
・ウイルスと結合して細胞内侵入を防ぐ。
・毒素と結合して毒性を中和する（中和反応；沈降反応）（◎図 6-13-a）。
・細菌と結合して凝集反応をおこす（◎図 6-13-b）。

　**2 抗体と補体の共同作用**　補体の古典経路による活性化で形成された膜傷害複合体によって細胞膜に傷害を引きおこす。対象が細菌の場合は溶菌反応が，赤血球の場合は溶血反応が，その他の宿主の細胞の場合は細胞傷害反応がおこる。さらに活性化された補体は，C3a や C5a になって食細胞の走

□NOTE
❶中和活性をもつモノクローナル抗体が，治療や予防に用いられるようになってきている。感染症に限らず，がんや自己免疫疾患の治療にも応用されている。

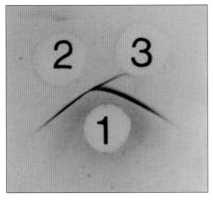

**a. 沈降反応**
大腸菌の LT と抗 LT 抗体による沈降反応。1
は抗 LT 抗体，2 は LT，3 はコレラ毒素。
（写真提供：辻孝雄博士）

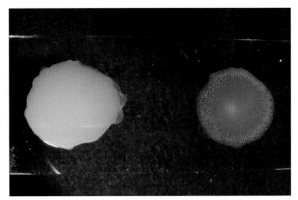

**b. 凝集反応**
サルモネラとその抗体によるスライド凝集反応。左は菌液が牛
乳状で凝集（－）。右はザラザラした感じで凝集（＋）。

**○図 6-13　抗原と抗体の反応（沈降反応と凝集反応）**

化性因子となる。補体結合反応は補体の消費によって抗体の有無をみる反応
である（○147 ページ）。

　**3 抗体と食細胞の共同作用**　抗原と結合した抗体は，その Fc 部分が食細
胞の Fc 受容体と結合して，食細胞による食菌作用をたすける（オプソニン
作用，○101 ページ）。このはたらきをする抗体をオプソニン抗体という。

## ◆ 細胞性免疫

　TH1 ヘルパー T 細胞から分泌される IFN-γ によって活性化されたマク
ロファージや CD8 陽性 T 細胞など，エフェクターが細胞である場合の免疫
反応である。以下の免疫反応では抗体も関与しているが，細胞性免疫が重要
な役割を担っている。

### ■ 感染防御免疫

　細胞の中で増殖する細菌やウイルスに対しては，増殖場所となっている細
胞を細胞傷害性 T 細胞が破壊することによって病原体の増殖を抑制する。
リステリア，サルモネラ，レジオネラ属などの細胞内寄生細菌はマクロ
ファージに貪食されても生きのびる機構をもっているが，IFN-γ によって
活性化されたマクロファージは，このような菌に対しても高い殺菌能力をも
つようになる。

　ヘルパー T 細胞である CD4 陽性 T 細胞が感染防御にいかに大切であるか
は，HIV 感染者の末期状態であるエイズ期に感染症にかかりやすくなるこ
とからも明らかである（○図 6-14，○294 ページ，図 12-11）。健康人では CD4
陽性 T 細胞は血液 1 μL 中に約 1,000 個あるが，これが 500 個以下に低下す
ると感染症にかかりやすくなる。

### ■ 移植免疫

　**● 移植片の拒絶**　これまで病原微生物に対する免疫について述べてきたが，
生体に侵入してくる異物は病原体だけではない。移植された他人の臓器はレ

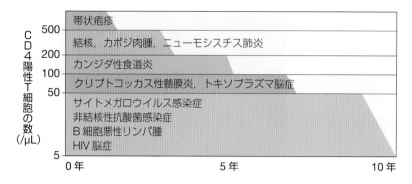

**◎図 6-14　エイズ患者の CD4 陽性 T 細胞の数の減少と発症しやすくなる疾患との関係**
図中の各色の帯は感染から発症までの自然経過の年数で，およその目安を示す。

シピエント（臓器被移植者）にとっては異物であるので，排除の対象となる。移植片の拒絶（拒絶反応 rejection）は，おもに細胞傷害性 T 細胞（キラー T 細胞）と抗体がかかわる免疫反応によっておこる。

　ドナー（臓器提供者）とレシピエントとの関係で，移植は自己・同種・異種に分けられる。**自己移植**とは，自分の皮膚を別の部位へ移植する場合や，一卵性双生児間で移植する場合である。**同種移植**は，ヒトでは他人どうしでの移植をさす。**異種移植**とはブタの臓器をヒトに移植する場合などである。

　レシピエントが移植片に反応する抗体を偶然もっていた場合には，抗原抗体反応により補体の活性化がおこる。これは，移植片全体に対しておこるため，移植片は早期に拒絶されてしまう。

　細胞傷害性 T 細胞を原因とする拒絶反応の強さは，主要組織適合抗原（MHC 分子）の違いに依存し，ドナーとレシピエント間での抗原の差が小さいほど弱くなる。同種移植では拒絶反応を抑えるために免疫抑制薬を使用するため，感染に対する免疫機能も低下してしまう。したがって，移植の際にはサイトメガロウイルスなどの日和見病原体に対する感染対策も重要になる。

### ▌腫瘍免疫

　がん細胞は自己に由来するが，正常な細胞にない抗原（がん抗原）が出現することがあり，その抗原に対して免疫応答・反応が誘導される。これが腫瘍免疫である。私たちの体内ではがん細胞が頻繁に発生しているが，それを免疫学的に認識し，排除していると考えられている。これをがんに対する免疫学的監視機構という。しかし，腫瘍細胞はもともと自己の細胞由来であるため，免疫学的監視をすり抜けることが可能である。

　近年，ある種の腫瘍細胞に強く発現している PD-L1 という分子が，細胞傷害性 T 細胞上の PD-1 分子と結合することにより，T 細胞からの攻撃を回避するという機構が明らかにされた。この機構を阻害する抗体医薬品が，悪性黒色腫（メラノーマ melanoma）や非小細胞肺がんなどに対する治療（がん免疫療法）として用いられている。

　また，生体から取り出した T 細胞を，特定のがん抗原を認識できる人工

のキメラ抗原受容体 chimericantigen receptor（CAR）をつくるように遺伝子改変し，生体に戻すという，遺伝子改変キメラ抗原受容体 T 細胞（**CAR-T**）療法が，難治性がんの新しい治療法として注目されている。

**▍母児間免疫**

　妊婦にとって，胎児と胎盤は父親由来の染色体を半分もち，その抗原をもつ異物である。これらに対しては，免疫が成立しないような機序がはたらいているが，これが破綻することによって重篤な病態がおこりうる。

　また，妊娠・出産時に母胎と胎児の血液が互いにまじり合うことがある。たとえば，血液型の Rh 陰性の母親に Rh 陽性の胎児の赤血球が入り込むと，母体に抗 Rh 抗体が産生される。産生された抗 Rh 抗体が胎児に移行すると，胎児の赤血球が破壊されて重篤な溶血性貧血を引きおこす。

　ほかにも細胞性免疫の機序による流産・死産があると考えられている。

## 2 免疫記憶

　一度獲得免疫が成立すると，一部の抗原特異的 T 細胞・B 細胞は**記憶細胞** memory cell（**メモリー細胞**）へと分化し，再度同じ異物が侵入してきたときに，迅速に細胞性免疫・液性免疫を立ち上げることができる（二次応答）。このはたらきを**免疫記憶** immunological memory とよぶ。

## 3 ワクチン接種と受動免疫療法

● **ワクチンと予防接種**　ジェンナーは，牧場で働く人たちが 牛 痘（ウシの天然痘）に罹患すると痘瘡（ヒトの天然痘）にかかりにくくなるといううわさを聞き，1796 年に牛痘のかさぶたを積極的に接種して，痘瘡が予防できることを証明した（●189 ページ，NOTE）。これが歴史に残るワクチン vaccine 接種の最初である。その後 19 世紀には，パスツールによって炭疽や狂犬病のワクチンがつくられ，効果を発揮した。

　感染防御や発症の予防に役だつ抗原を感染防御抗原という。これを人為的に接種することで免疫を誘導し，感染を予防しようというのが，ワクチン（**予防接種**）である（●187 ページ）。抗原の接種により，感染防御のためのエ

---

| plus | 自然免疫と獲得免疫の共同作業 |
| --- | --- |

　異物の第 1 回目の侵入後，まず自然免疫がはたらき，数日して獲得免疫が成立するが，その後は，自然免疫と獲得免疫が共同して異物の排除にあたる。

　たとえば，抗原抗体複合体は補体を活性化して，補体のオプソニン作用をもたらす。抗体は異物と結合すると，Fc 受容体をもつ食細胞が異物を貪食しやすくするようにオプソニン抗体となるので，表面の病原因子に抗体が結合することによって，食細胞が細胞内殺菌をしやすくなる。また，自然免疫で清掃細胞として異物を処理するマクロファージは，ヘルパー T 細胞が産生する IFN-γ などで活性化され，殺菌力が亢進して細胞内寄生性細菌を排除できるようになる。

フェクター細胞や抗体を能動的に誘導することから，**能動免疫**ともよばれる。

● **ワクチンの種類**　ワクチンは抗原の性格から5種類に分けられる❶。

　　1 **生ワクチンと生菌ワクチン**　抗原となる病原体の毒性を人工的に弱くしてあるが，ワクチンとして接種する病原体自体は生きているものである。接種後，生体の中で病原体が増えるので，毒性のある病原体が感染したときと同じ免疫応答がおこる。通常，細胞性免疫と液性免疫の両方を誘導することができ，効果の持続も長い。ただし，病原体が増殖するため，副作用に対する配慮が必要である。ウイルスに対するワクチンが生ワクチン，細菌の場合が生菌ワクチンである。生菌ワクチンの例として BCG がある。

　　2 **不活化ワクチンまたは死菌ワクチン**　それぞれウイルスまたは細菌をホルマリンや加熱で増えないように処理したもので，おもに抗体の産生を誘導するが，持続は短い。

　　3 **成分ワクチン(コンポーネントワクチン)**　感染防御抗原だけを取り出して精製したもので，毒素や定着因子などが抗原となる。副作用を少なくするためにつくられたものでもある。

　　4 **トキソイド**　毒素をホルマリンで処理し，毒性はなくなるが，免疫原性は残したものである。ジフテリアや破傷風などのように，単一の毒素で発症する感染症の場合にたいへん有効である。

　　5 **核酸ワクチン**　感染防御抗原の遺伝子を接種して生体に抗原をつくらせ，それに対する抗体産生や細胞性免疫を誘導するものである。新型コロナウイルス感染症に対するワクチンとして，mRNA ワクチン❷が実用化されている。

● **受動免疫療法**　病原体や毒素に対する免疫血清を，**受動免疫**として用いる治療法(血清療法)がある。用いられる血清がウマなどの動物を免疫して得られる場合，ヒトに投与された血清自身が免疫原となって抗体が産生され，抗原抗体複合体による血清病が発症することがある。血清病を防ぐために，ヒト化免疫グロブリンが開発された。

# 4 アレルギー(過敏症)

　生体内でおこった液性免疫や細胞性免疫の反応は，ほとんどの場合，感染防御免疫や腫瘍免疫などのように生体に有利にはたらくが，まれに生体に不利にはたらく場合がある。ある抗原の刺激を受けた個体が，もう一度その抗原に接触した際に，生体にとって障害的に作用する免疫反応がおこった場合を，**アレルギー** allergy あるいは**過敏症** hypersensitivity という。

# 5 自己寛容と自己免疫

　自己の生体成分(自己抗原 autoantigen)に対しては，抗原認識も免疫応答もおこらないようなしくみが備わっている。このことを**自己寛容** autotolerance とよび，以下に述べる3つの機序によって自己寛容が担われている。一方，

▪️NOTE

❶行政上，ワクチンは生ワクチンと不活化ワクチンに大別されてきた。不活化ワクチンには，死菌ワクチン・不活化ウイルスワクチンのほか，成分ワクチン，トキソイド，多糖体ワクチン，結合型ワクチン，ウイルス粒子様(VLP)ワクチン，組み換えワクチンが含まれる。

　これらは抗原を生体内に導入して免疫を誘導するものであったが，近年新たに抗原の遺伝子を生体内に導入して，われわれ自身の細胞に抗原を産生させて免疫を誘導する核酸ワクチン(mRNA ワクチン)やウイルスベクターワクチンが実用化された。

▪️NOTE

❷ **mRNA ワクチンの開発**

　新型コロナウイルス感染症の感染防止を目的として開発されたワクチンのなかには，mRNA を用いたものがある。この mRNA ワクチンは，歴史上はじめて実際に使用されるものであるが，パンデミックに伴う緊急承認であるため，通常は数年かかっていた承認までにかかる期間が大幅に短縮されたという経緯がある。

自己寛容の破綻によって，自己抗原が異物として認識され，免疫応答と免疫反応を生じる場合を**自己免疫** autoimmune とよび，これよって引きおこされる疾患を**自己免疫疾患** autoimmune disease と総称する。

● 自己寛容の機序

[1] **自己応答性 T 細胞クローンの除去**　胸腺では T 細胞の教育が行われ，自己の主要組織適合抗原を認識し，なおかつそれ以外の自己成分と反応しない T 細胞が選別される。自己応答性 T 細胞クローンは**禁止クローン** forbidden clone ともよばれ，体内から除去される。

[2] **自己抗原の隔絶**　異物として認識されうる分子や細胞を免疫担当細胞から隔絶させて，認識させないようにするしくみがある。これらの抗原を隔絶抗原とよび，ぶどう膜・精巣・甲状腺の抗原がある。

[3] **免疫活性の抑制**　免疫応答細胞の活性を制御 T 細胞（Treg）で抑制していると考えられている。

● **自己免疫疾患**　以下のようなさまざまな原因で，自己寛容が破綻することによっておこる。

（1）禁止クローンが増殖する。

（2）異物に対する免疫応答により出現したエフェクター分子が自己抗原を攻撃する（例：カンピロバクター感染後のギラン–バレー症候群）。このような免疫反応を交差反応という。

（3）隔絶抗原に対する免疫応答が生じる。たとえば交感性眼炎は，片眼の損傷が原因でぶどう膜の類上皮細胞がリンパ系細胞から認識されると，もう片方の眼にぶどう膜炎が誘発されるものである。

（4）自己成分が変性したり，ほかの物質と結合したりして，新たな抗原性が出現する。

# D　粘膜免疫のしくみ

## 1　粘膜の特徴

　呼吸器，消化管，泌尿器・生殖器の表面は円柱上皮や移行上皮などの**粘膜上皮** mucosal epithelium でおおわれており，粘液によりつねに湿った状態に保たれている。皮膚は，重層扁平上皮でおおわれ，微生物の侵入に強いのに対し，粘膜の防御は弱い。成人の粘膜の面積はテニスコートの 1.5 面分（約 400 m²）もあり，表皮の面積の約 200 倍といわれている。その約 8 割は小腸・大腸などの腸管が占める。粘膜は体内にありながら外界と接しており，「内なる外」といわれる。つねに異物にさらされており，異物の侵入口ともなっている。

　粘膜にも異物の侵入を認識し，排除するための機構があり，これを**粘膜免疫** mucosal immunity という。粘膜は，本章の冒頭で述べたように非特異的な

表面バリアーとして重要な防御機構であるが，粘膜下には多くの免疫細胞や
リンパ組織が存在し，多くの侵入物に対する免疫応答・反応の場でもある。

　粘膜には，細胞の分化・成熟の過程に胸腺が関与しない胸腺外分化T細
胞が多く存在するなど，これまでに学習した免疫機構とは異なる特徴が存在
する。ここでは，最も研究が進んでいる腸管を例にして，その特徴について
述べる。

# ② 粘膜免疫機構

　腸管は進化的にみて最も古い臓器であり，刺胞動物のヒドラなどにも存在
している。獲得免疫を担うT細胞が分化する場である胸腺も，もとは腸管
から進化したものである。このため腸管には，胸腺や骨髄を中心とした全身
免疫機構が発達する以前から，それらに依存しない免疫系が存在している。

● **上皮細胞間リンパ球**　腸管には，上皮細胞の3～10個に1個の割合で**上
皮細胞間リンパ球** intraepithelial lymphocyte（IEL）が存在する。このIELの
90%がT細胞で，そのうちの約80%が，CD8陽性T細胞である。IELはウ
イルスが感染して変性した上皮細胞や，がん化した上皮細胞の除去がおもな
機能ではないかと考えられているが，そのほかに，IgA産生とその維持や，
経口免疫寛容にもかかわっていると推測されている。IELにはγδT細胞（◯
94ページ）も含まれている。またIELは，腸管の神経系や内分泌系（基底顆粒
細胞❶）とネットワークをつくっている❷。

　このようなリンパ系とその集まりは，**腸管関連リンパ組織** gut-associated
lymphoid tissue（gut-ALT；GALT）といわれる。

● **M細胞**　腸管で異物を識別する窓口となっているのが，**M細胞** M cellで
ある。M細胞は吸収上皮と同じく，陰窩の幹細胞から分化して上皮細胞の
間に存在するが，通常の消化管上皮と異なり微絨毛をもたない。

　M細胞には消化管内の異物を貪食する能力もあるが，分解することなく
消化管とは反対側に異物を放出する。この過程をトランスサイトーシス
transcytosisという。M細胞の直下にはリンパ球や樹状細胞が待ち構えてい
て，トランスサイトーシスにより取り込まれたタンパク質や微生物は，樹状
細胞に受け渡されたり，あるいはリンパ球に直接認識されたりすることに
よって，獲得免疫，とくにIgA産生へと受け継がれていると考えられてい
る（◯図6-15）。

● **分泌型IgA**　粘膜免疫における液性免疫は分泌型IgAによって担われて
いる。免疫グロブリンは1日に約8gがつくられているが，その約7割が粘
膜から分泌される分泌型IgAである。IgAにはA1とA2のサブクラスがあ
るが，粘液中ではIgA1：IgA2が1：1（血中はIgA1：IgA2 = 9：1）であり，
IgA1プロテアーゼによって分解されないIgA2の比率が高くなっている。
IgA産生細胞の分化・成熟は**パイエル板** Peyer's patchでおこる。

● **経口免疫寛容**　腸管からは，食物などのさまざまな抗原が繰り返し侵入
してくるにもかかわらず，それらに対してほとんど免疫応答がおこらない。

⎓NOTE

❶**基底顆粒細胞**
　胃と小腸の粘膜上皮にあ
る内分泌細胞で，消化管ホ
ルモンを分泌する。

❷たとえば血管作動性腸管
ペプチド（VIP）は免疫細胞
や神経細胞から分泌され，
腸管の細胞に対して平滑筋
の弛緩作用，粘液産生調節，
粘液分泌細胞の増殖作用を
もつ。免疫細胞に対しては
免疫反応を抑制する作用が
ある。

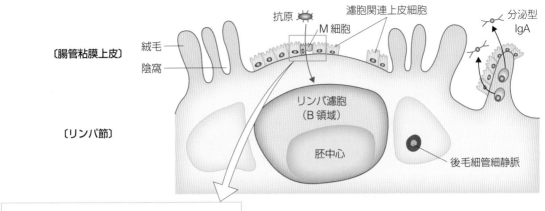

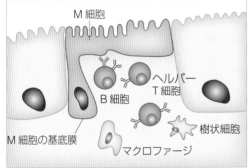

◎図6-15　パイエル板の構造

抗原や病原体は，パイエル板の円蓋部をおおっている濾胞関連上皮にあるM細胞から取り込まれる。M細胞の基底膜側にあるポケットにはT細胞，B細胞，マクロファージ，樹状細胞などの免疫担当細胞が待ち構えており，そこで捕捉されて，ただちに免疫応答が開始されると考えられている。

これを**経口免疫寛容** oral tolerance という。食物アレルギーは，この機構の破綻としてとらえることができる。

● **粘膜関連リンパ組織**　腸管は，栄養素は取り込むが，病原微生物などの危険なものは取り込んではならないという，むずかしい課題を背負っている。そのためにパイエル板，IEL などで構成される腸管関連リンパ組織や，分泌型 IgA の産生機能をもっている。

　腸管以外の粘膜組織でも同様の機能があり，上気道には**鼻咽腔関連リンパ組織** nasopharynx-ALT がある。咽頭のいわゆる扁桃腺はこの一部である。下気道には**気管支関連リンパ組織** bronchus-ALT がある。粘膜の防御を担うこれらのリンパ組織を総称して**粘膜関連リンパ組織** mucosa-ALT（MALT）という。

　一方，微生物も粘膜免疫を乗りこえて侵入し増殖するために，さまざまな病原因子を進化させた。このように微生物と宿主とは，互いの生存のために共進化 coevolution しているのである。

# E　感染の徴候と症状

　これまで，病原体と生体防御，その相互関係である感染について学んできた。これらの知識をもとに，ここでは感染症の徴候と症状について学ぶ。

　症状から感染症であることが推定されると，病原体の検査が行われて，原

因となっている病原体が明らかになり，はじめて診断がつくことになる。診療の基本は，診断がつく前は症状に対する対症療法を行い，診断がついたら原因療法を行う，ということである。

　しかし，看護師として最初に認識できるのは患者の徴候や症状であるから，診断をつけることよりも，まずそれらを観察し，問診して，看護にあたることが大切である。

● **感染症の症状**　感染症には共通してみられる症状がある。感染症の症状は自覚症状と他覚症状に，また全身的症状と局所的症状に分けて考えるとよい。欧米では，患者自身が感じる自覚的 subjective な症状を**症状** symptom といい，医師や看護師によって見つけられる他覚的 objective な症状を**徴候** sign といっている。両方を合わせて**症候** sign and symptom という❶。

　症候はその成因によって，①生体防御発現の結果おこる症状と，②病原体の毒力によっておこる症状の2つに大別できる。

# 1 生体防御発現の結果おこる症状

## 1 急性期反応としての全身症状

　感染が成立すると，全身的発熱，全身倦怠感，食欲不振，傾眠，関節痛・筋肉痛などがおこる。

### ◆ 全身的発熱

　全身的発熱❷は，生体の防御反応の1つで，ほとんどの感染症でみられる症状である。体温の上昇により，病原体の増殖が抑制される，白血球のはたらきが増進するなどの効果がある。

　発熱の引きがねは，グラム陰性菌がもつ LPS（◯80ページ）などである。監視マクロファージなどが Toll 様受容体（◯103ページ）で LPS を認識し，炎症性サイトカインが放出されると，脳内のプロスタグランジン E2 が上昇する。それにより，ふだん36℃前後にセットされている体温調節中枢のセットポイントが上方に修正される。すると肝臓や筋肉による熱の産生が増え，体表からの熱の発散を上まわることとなり，体温が上昇する。下熱時には，体温のセットポイントが下降し，血管拡張と発汗がおこり，体温が下がる。

　発熱のパターンを**熱型**といい，感染症の鑑別診断に役だつ。

(1) **稽留熱**（けいりゅう）：高熱が下熱することなく持続する（日差1℃以内）。腸チフス，大葉性肺炎，化膿性髄膜炎など。
(2) **間欠熱**（かんけつ）：高熱と平熱の間を日ごとに上下する。細菌性膿瘍など。
(3) **周期熱**：間欠熱の一種で，発熱を規則正しく周期的に繰り返す。三日熱マラリア（1日おき），四日熱マラリア（2日おき）など。
(4) **弛張熱**（しちょう）：1日のうちで1℃以上の上下があるが，平熱にならない。多くの感染症。
(5) **回帰熱**（かいき）：不規則に発熱を繰り返す。回帰熱（ボレリア感染症の一種）など。

**NOTE**
❶症状には，自覚的なものと他覚的なものにはっきりと区別できるものが少なくないが，自覚的であって，かつ他覚的な症状の場合もある。たとえば，発熱は他覚的なものであると同時に自覚的なものであるが，痛みや悪寒などは患者本人にしかわからない自覚的症状である。だから，患者の訴えを注意深く聞く態度が必要である。また，低血圧や肝脾腫のように，検査をしないとわからないものがある。

**NOTE**
❷発熱
　感染症法では，37.5℃以上を発熱，38℃以上を高熱と定義している。しかし，平熱が1人ひとり異なるため，特定の数値で発熱と判断することはむずかしい。

　なお，3週間以上原因がわからない発熱を**不明熱** fever of unknown origin（FUO）とよび，感染症のほか，腫瘍や膠原病（自己免疫疾患の一部）などが原因に含まれる。

　インフルエンザなどで高熱が出る直前に寒けを感じて，ふるえがおきる場合があり，これを**悪寒**という。寒けは熱の放散を抑えるための血管収縮によって生じ，ふるえは熱産生を促進するための筋肉収縮によっておこる。悪寒を感じたら毛布でからだをあたためたり，室温を上げたりしなければならない。小児は高熱によって熱性痙攣をおこすので，予防のための解熱は必要である。

### ◆ 倦怠感など

　全身倦怠感，傾眠，食欲不振は，おもに TNF-$\alpha$，IL-1$\beta$，IFN-$\gamma$ が中枢神経に作用するためにおきると考えられている。感染症に罹患したときには，「消化器のはたらきを休め，仕事や勉強など全身的な活動をやめて，睡眠と休息を十分にとるように」と自身のからだから指示が出ているのである。易疲労感はとくに結核などの慢性感染症で生じる。

## 2 炎症の発現としての局所症状

　局所感染の場合には，**炎症の四徴**である発熱・発赤・腫脹・疼痛がおこる。

### ◆ 発熱・発赤・腫脹

　局所的な発熱・発赤は，血管の拡張によって血流が増加すること，腫脹は血漿成分や炎症細胞❶が浸潤することによっておこる。化膿性炎症では皮下の腫脹がおこる。また咽頭やリンパ節などの腫脹も，病原体に対して炎症細胞の浸潤がおこっているからである。

### ◆ 疼痛（痛み）

　炎症部位の疼痛はおもに，プロスタグランジン $E_2$ や，キニン-カリクレイン系の活性化によってできたブラジキニンが，神経終末を刺激するためにおこる。痛みには，炎症がおこっていることを自身に知らせる警報の役割がある。

　**1 頭痛**　とくに脳炎・髄膜炎のときにみられるものであり，髄膜刺激症状や頭蓋内圧亢進があるときは吐きけを伴う。

　**2 腹痛**　胃腸炎や潰瘍のときにみられ，嘔吐や下痢を伴うことがある。赤痢のしぶり腹，腸管出血性大腸菌 O157 感染症のときの刺すような腹痛は特徴的である。腸管の異常運動や，虚血❷の場合，潰瘍や腸炎のときに腹痛はおこる。

　**3 筋肉痛・関節痛**　筋肉痛もよくみられ，ワイル病では腓腹筋の痛みが生じる。関節痛は，免疫反応の産物である抗原抗体複合体の沈着も原因の1つと考えられている。

NOTE

❶炎症細胞
　抗原提示細胞，貪食細胞，リンパ球など炎症にかかわる一群の細胞をまとめてこうよぶ。

NOTE

❷虚血
　血流がわるくなり組織の酸素が不足する状態。

# 2 病原体の毒力（ビルレンス）による症状

## 1 徴候

### ◆ 発疹

　発疹は感染症の代表的な徴候の1つであり，発熱を伴う皮疹がみられれば感染症が疑われる。その発疹も病原体に特有のものがあり，診断的価値が高い。発疹はでき方によって次のような種類がある。

（1）病原体が皮膚に感染して生じる発疹：水疱，膿瘍のかたちをとることが多い。単純ヘルペス（単純ヘルペスウイルス），水痘−帯状疱疹（水痘−帯状疱疹ウイルス），痘瘡（痘瘡ウイルス），手足口病（コクサッキーウイルス A16，エンテロウイルス 71），膿痂疹（黄色ブドウ球菌）など

（2）病原体が産生する毒素による発疹：多くは紅斑としてあらわれる。猩紅熱（化膿レンサ球菌の発赤毒素による），毒素性ショック症候群（黄色ブドウ球菌の TSST-1 による），剝脱性皮膚炎（黄色ブドウ球菌の皮膚剝脱毒素による）など

（3）病原体に対する免疫反応によって生じる発疹：紅斑のかたちをとる。麻疹，風疹など

　なお，媒介動物であるダニの刺咬部位にみられる特徴的な皮疹として，つつが虫病（病原体はオリエンチア−ツツガムシ）の黒色痂皮（刺し口）や，ライム病（病原体はボレリア−ブルグドルフェリ）の輪状紅斑などがある。

### ◆ 黄疸

　黄疸は，血中のビリルビン濃度が上がるためにおこる。ビリルビンは赤血球に含まれるヘモグロビンから産生され，肝臓で代謝をうけ，胆汁として腸管内に排泄される。したがって，黄疸は赤血球破壊（溶血）の亢進，肝臓機能障害，胆汁のうっ滞などにより出現し，眼球結膜の白い部分が最も観察しやすい。さまざまな病態でみられるが，感染症では胆汁がうっ滞するレプトスピラ感染症，溶血が亢進するマラリアなどや，ウイルス性肝炎，黄熱などで肝障害が重症化すると黄疸が出る。

### ◆ リンパ節腫脹・肝脾腫

　リンパ節腫脹と肝脾腫の観察も大切である。触知しやすい部位として，耳介後部，頸部，腋窩，鼠径リンパ節がある。

　局所リンパ節はリンパの流れの途中にある「生体内における防御のとりで」であり，体内に侵入してきた病原体と免疫担当細胞とのいわば戦場となり，リンパ節の腫れ（腫脹）として知覚することができる。腺ペストにおけるリンパ節の腫脹は，横痃 bubo とよばれる。リンパ節での防御網をこえてリンパ管から血中に入ったペスト菌は肺に達し，肺ペストを発症する。

　リンパ節をこえて血中に入った病原体は，肝臓のクッパー細胞や脾臓のマクロファージによって貪食されるが，細胞内寄生性の病原体はそれらの細胞の中で増殖し，肝臓・脾臓が新たな戦場となる。それによって，肝臓や脾臓がはれる（**肝脾腫**）。リーシュマニアの感染でおこる**カラ-アザール**は典型的な例である。

## ◆ 低血圧・ショック

　低血圧やショックは，グラム陰性菌がもつ LPS により引きおこされる。血管の緊張が低下した状態になると血圧が低下し，重症化すると**敗血症性ショック** septic shock に陥る。その機序の全貌はよくわかっていないが，Toll 様受容体を介してマクロファージなどから TNF-$\alpha$ などのサイトカインが過剰に産生されることが原因の１つと考えられている。

　細菌のスーパー抗原活性をもつ毒素によるショックは，黄色ブドウ球菌感染による毒素性ショック症候群や，化膿レンサ球菌の発熱毒素によってもみられる。皮膚の発赤・発疹が伴うことが多い。

## 2 症状

　咳，くしゃみ，嘔吐，下痢は，自覚的で，生理的または病理的な病原体排泄作用と考えられる。

## ◆ 咳・くしゃみ

　呼吸器では咳（咳嗽<sup>がいそう</sup>）やくしゃみがおこる。これは気管支や鼻腔に異物が入ってきたときにおこる生理的反射である。咳嗽反射は気管支で炎症がおきているときにおこる。咳には喀痰を伴う湿性咳と，伴わない乾性咳がある。

　咳も生体防御の１つであるので，むやみに薬で抑えるべきではなく，呼吸を妨げるほどのひどい咳に対して使用するにとどめるべきである。しかし，空気感染や飛沫感染をまねくおそれがあるので，患者にはマスクを着用させる。マスクにより吸気の湿気が保たれるため，咳が緩和されることもある。

　結核では慢性の咳がみられる。黄色い膿性の喀痰があれば呼吸器感染症（細菌性肺炎）が疑われる。とくに，鉄さび色の喀痰は肺炎球菌による肺炎でみられる。悪臭を伴う喀痰では嫌気性菌の感染症が疑われる。血痰は肺結核や肺がんでみられる。

## ◆ 嘔吐・下痢

　消化器の症状には嘔吐や下痢がある。

　嘔吐は胃の中の有害な物質を外に排泄するという生体防御の１つであり，ブドウ球菌による毒素型食中毒や，セレウス菌の食中毒でおこる。

　下痢は水分の排泄が吸収にまさる状態である。原因によって感染性の下痢と非感染性の下痢がある。感染性の下痢は，細菌・ウイルス・原虫などの感染によっておこる。

　細菌性の下痢には，①腸管細胞からの水分排泄が異常に上昇するもの（「米

のとぎ汁様」の水様便をきたすコレラ菌，サルモネラなど）と，②腸管上皮や血管が傷害されて出血を伴った下痢になるもの（粘血便をきたす赤痢菌，血便をきたす腸管出血性大腸菌，カンピロバクターなど），③腸管上皮の障害により水分の吸収が不良となったために下痢がおこるものがある。

　下痢の原因となるウイルスには，ロタウイルス，ノロウイルス，アデノウイルスなどがあり，原虫には赤痢アメーバ，ランブル鞭毛虫がある。

　病原体側から下痢をみると，コレラ菌の場合は水を介してヒトに感染し，腸管内で爆発的に増殖したあと，再度環境中に出て別の宿主への感染の機会を待つ，というサイクルが形成されているともいえよう。一方，生体側からみると，下痢も病原体を早く排泄するための生体防御反応といえる

## ◆ 乏尿・無尿

　腎臓機能が障害されると，乏尿や無尿となる。化膿レンサ球菌感染症のあとの急性腎不全，ワイル病のときの腎不全，腸管出血大腸菌感染症のときの溶血性尿毒症症候群などでみられる。

## ◆ 神経麻痺

　神経麻痺には弛緩性麻痺と痙性麻痺の2種類がある。

　弛緩性麻痺は筋肉が収縮しなくなるためにおこる麻痺であり，ボツリヌス中毒やポリオなどでみられる。一方，痙性麻痺は筋肉が持続的に収縮するためにおこる麻痺であり，破傷風や狂犬病などでみられる。

## ◆ 痙攣

　脳炎やそれを包む髄膜で炎症（髄膜炎）がおこると，大脳皮質で異常な電気的興奮が生じることにより痙攣がおこる。また，幼弱児では中枢神経で炎症がおこっていなくても，発熱により痙攣がおこることがある（熱性痙攣）。

---

**▐ work** 復習と課題

❶ 生体に侵入してきた異物（病原微生物）の排除がどのように行われるかについて，「免疫」という機能に即して説明しなさい。

❷ 免疫担当細胞の種類とその主要なはたらきを説明しなさい。

❸ 自然免疫のしくみにはどのようなものがあるかを説明しなさい。

❹ 抗原特異的な免疫すなわち獲得免疫がどのような経過で成立するかについて説明しなさい。

❺ 自然免疫と獲得免疫におけるマクロファージのはたらきの特徴と違いについて説明しなさい。

❻ 感染防御における次の分子や細胞のはたらきを説明しなさい。
　①抗体　②補体　③活性化マクロファージ　④サイトカイン　⑤リンパ球

❼ 液性免疫と細胞性免疫の違いを説明しなさい。

❽ 免疫グロブリンの種類とその特徴を説明しなさい。

❾ 粘膜免疫のしくみと役割について説明しなさい。

第 **7** 章

滅菌と消毒

# A　バイオハザードとバイオセーフティ

　医師・看護師・検査技師や研究者は，微生物を取り扱うにあたって，それがどれほど危険なものかという危険度を十分に認識しておかなければならない。また，取り扱っている検体にどのような病原微生物が含まれているかわからない場合は，危険度が高いことを想定して操作を厳重にしなければならない。

　微生物を含めて生物がヒトの健康や生命に危害を及ぼすことを，**バイオハザード** biohazard（**生物危害**）という。また，そのような危害に対して職業上の安全を確保するための対策，より具体的には感染防止対策を**バイオセーフティ** biosafety という。本書で学ぶ微生物は病原性においてバイオハザードに関連する問題を含んでおり，一方，感染源対策・感染経路対策をはじめとして，診断・治療・予防にいたるまでのすべてがバイオセーフティに属する。

● **病原体の危険度**　これまでで微生物のもつ病原性には強弱があることを学んだように，**病原体の危険度**にも違いがあり，国際的合意により危険度の最も低いものをレベル1，最も高いものをレベル4に分類している。レベル4には，エボラウイルスやクリミア−コンゴ出血熱ウイルスなど，ウイルスのみが含まれる。レベル3は感染力が強く，個人のみならず社会に対する危険度も高いもの，レベル2は社会への危険度が低いもの，レベル1はふつう病原性がないものである。

　微生物を取り扱う施設では，危険度のレベルに応じて設備・器具を備えなければならない。その際，病原体の危険度に対応した**バイオセーフティレベル** biosafety level（BSL）があり，レベル別に設備基準が決められている。以前は，**物理的** physical **封じ込めレベル**とよばれ，厳重度が高くなるにしたがって P1〜P4 に分けられていたが，現在では BSL1〜BSL4 とよばれている。一方，DNA 組換え実験がさかんに行われるようになり，使用されるベクター❶などについても拡散防止措置が必要となっている。

● **無菌操作**　設備のほかに大切なものとして，**無菌操作**がある。これは，①取り扱っている病原体（病原体が未知の場合はその検体）をその場から外に出さないという，内から外への菌の移動と，②取り扱いの場に他の雑菌を入れないという，外から内への移動との，両方向への汚染を同時に防止する操作である。看護をはじめ医療に従事する者は，専門家から確実な技術を習得する必要がある。また無菌操作を有効にするためには無菌的な器具を使い，消毒を完全に行う必要がある。

　以下で滅菌法や消毒薬について学ぶ。

**NOTE**

❶**ベクター** vector
　DNA の組換えにおいて，他の DNA を宿主細胞の内へ運搬する DNA 担体。細菌のプラスミドやウイルスなどをさす。病原体の感染を媒介する節足動物（カやノミ）もベクターとよぶが，ここでは DNA の運搬体をいう。

# B　滅菌・消毒の意義と定義

● **意義**　感染予防の最も手近でかつ確実な方法は，**消毒** disinfection である。

病院はもちろん一般家庭においても，消毒は簡単に実行できる重要な感染予防の方法である。

　われわれの周囲には多数の微生物が生息している。そのなかには危険な病原微生物も存在しているが，非病原性ではあっても，感染する場所や量によっては危険でないとはいいきれないものもある。周辺にいるこれらの微生物をすべてなくすることは不可能に近いが，当面の対象物，たとえば手指や手術器具など限られた範囲のものを目標とすれば，的確な対応策をとることができる。その方法には滅菌と消毒の2つがある。

● **定義**　**滅菌** sterilization は，対象物に存在するすべての微生物を殺してしまうことであり，必然的に最も抵抗力の強い生物を殺せる方法が採用されることとなる。現在知られている最も抵抗性の強い感染性物質はプリオンタンパク質であるが，これを不活化するには高温アルカリ洗浄と134℃の高圧蒸気滅菌などを組み合わせる必要がある。この滅菌条件は特殊な場合にしか用いられないので，一般には，それ以外で抵抗性の強い生物である細菌の芽胞を死滅させる方法が滅菌法となる。

　滅菌を行ったあとには，そこには生きた生物は存在しないのが原則である。それに対して**消毒**はもっとゆるやかな方法であり，芽胞は死なない場合もあるが，ふつうの細菌は死滅する方法である。**除菌**は対象物から病原体を除去することであって，必ずしも死滅させるわけではない。**濾過**や**洗浄**は除菌である。

　細菌も細胞の1つであるので，熱や化学物質の作用で，構成成分である細胞膜や菌体タンパク質・核酸などが変性を受け，機能を失う。その機能の喪失が細菌の生存に致命的である場合に，細菌は死滅する。芽胞（◐18ページ）は特殊な細胞で，熱や化学物質に対する抵抗性が異常に強い。

# C　熱による滅菌・消毒

　熱による滅菌では，水分を含んだ**湿熱**と，乾燥した**乾熱**がある。生物のからだをつくっている成分は，湿熱でのほうがよく破壊される。これは，高温での水の分子の激しい運動と加水分解が加わり，成分の破壊が効率よく進行するためである。そのため高圧蒸気滅菌器（オートクレーブ）による滅菌のほうが，乾熱滅菌器（オーブン）よりも低い温度で滅菌が達成される。

● **高圧蒸気滅菌法**　芽胞が死滅するのに必要な温度は100℃以上であるが，大気圧のもとでは水は100℃以上にはならないため，加圧してもっと高い温度にする必要がある。100℃以上の温度を得るために**高圧蒸気滅菌器❶**autoclave（**オートクレーブ**）が使用される。蒸気圧が2気圧（1.06 kg/cm²）で温度はほぼ121℃になる。滅菌時間は15〜20分間である。大量の培地などを滅菌する場合には内部への熱の伝導がわるくなるので，やや長めの時間が必要となる。また，空気が大量にあると圧の上昇が遅れるので，圧を上げる前に，発生した水蒸気で内部の空気を押し出しておく必要があるが，この操作は自

**NOTE**

**❶高圧蒸気滅菌器**

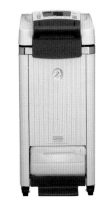

（写真提供：株式会社トミー精工）

動化されている。

　この温度に耐えうるものが対象となり，ガラス器具，細菌の培地類，ガーゼ，包帯，金属製のはさみ・メスなど，広い範囲のものに適用される。熱に弱いプラスチック製品や，加熱で分解あるいは変性してしまうもの（ビタミン・ホルモンや血清・血液など）などには使えない。

● **乾熱滅菌法**　料理に使用されている天火<rp>（オーブン）と同じ構造の装置（**乾熱滅菌器**）を使用する。ガスまたは電気で空気を加熱し，乾燥した空気を内部に送り，温度を150〜180℃程度に保つ。ガラス器具や金属の器具など，熱に耐えるものの滅菌に使用される。160℃で1時間，180℃なら30分間程度が必要である。

● **火炎滅菌法**　細菌実験室で常用されている滅菌法で，ブンゼンバーナーを使用する。たとえば，細菌を取り扱う白金耳を白熱させて，それに付着している菌を滅菌する際に使われる[1]。また，試験管を無菌的に取り扱う必要があるときに，試験管の口を焼いて雑菌による汚染を防ぐ目的にも利用されている。

　バーナーの火には，温度の低い還元炎と高い酸化炎とがあるので，給気口を調節し，酸化炎をつくって使用する。

● **煮沸消毒**　前述したように，芽胞を除くほとんどの細菌は100℃の加熱によって死滅する。しかし，実際には熱に対する抵抗性は菌の種類によってかなりの差があり，弱い菌は45℃・30分間，強い菌でも多くは65℃・30分間の加熱条件で死滅する。したがって60〜70℃で30〜60分間加熱すれば，多くの細菌は殺すことができる。この方法を**低温殺菌（パスツリゼーション** pasteurization）とよび，食品の殺菌に利用されている。

　牛乳には乳牛の皮膚や乳房に付着している抗酸菌・レンサ球菌・リステリアなどの病原細菌が混入し，汚染する可能性がつねにある。これらを殺菌するために加熱殺菌を行うに際して，牛乳の味や栄養をそこなうことなく殺菌するために考案されたのが低温殺菌で，63℃で30分間保持するなどの条件で行われる。近年はふつう132℃・2〜10秒間という**超高温瞬間殺菌**が行われており，これもパスツリゼーションとよばれる。

　**煮沸消毒**は沸騰した水で殺菌する方法で，30分間ほど行う。沸騰した水でも材料を入れると温度が一時的に下がるので，消毒時間は沸騰してからの時間として正確にはからなければならない。

□ **NOTE**
❶バーナーによる白金耳の滅菌

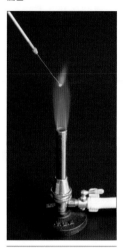

# D　放射線・紫外線による滅菌・消毒

● **放射線**　放射線の作用によって細胞内の水がイオン化され，その結果として不対電子をもち反応性の高いフリーラジカルである OH・や H・が発生し，これがDNAを標的にして殺菌的に作用する。しかし，放射線はその発生に大がかりな装置を必要とするので，使用は設備のあるところに限られる。

　コバルト60（$^{60}$Co）からの $\gamma$ 線の照射がよく利用されており，透過力が大

きいので，包装後の滅菌が可能である。熱に弱く紫外線で劣化するプラスチック製の医療器材や細胞培養用器材の滅菌に最適である。

● **紫外線**　紫外線は太陽光にも多く含まれており，太陽光による照射は殺菌的にはたらく。有効な紫外線の波長は 260 nm で，この波長の紫外線は核酸に吸収され，主としてピリミジン塩基に作用して二量体を形成し，核酸に傷害を与える。

　紫外線は放射線と異なり透過力がないので，光があたった表面にしか作用せず，陰になったところにはまったく作用しない。また，その効果は距離の2乗に反比例して減弱するので，あまり遠くからあてたのでは効果がない。芽胞にもある程度効果はあるが，上記の理由から滅菌には適していない。

　**殺菌灯**は，250〜260 nm の紫外線を多く発生させるようにつくられた装置である。プラスチック製品を劣化させるのが難点である。

# E　ガス滅菌

　殺菌作用のある化学物質をガス状にし，密閉容器内で滅菌する方法である。

● **酸化エチレン，ホルムアルデヒド**　酸化エチレン（エチレンオキシド）ガス（EOG）や**ホルムアルデヒドガス**は，微生物のタンパク質成分や酵素のカルボキシ基（−COOH），スルフヒドリル基（チオール基：−SH），核酸のアミノ基（−NH$_2$）や水酸基（−OH）をアルキル化[1]させることによって不活化する。細菌芽胞の滅菌にも有効である。

　酸化エチレンガスは紙を透過するので，滅菌する材料を紙製の袋に入れて滅菌することができる。熱に弱い布製品やプラスチック製品の滅菌に適している。ガスは発がん性・催奇性があるので，作業者がガスに直接曝露されないように注意しなければならない。欧米ではしだいに使われなくなっている。

● **過酸化水素低温プラズマ滅菌**　チャンバー内に滅菌対象物を入れて減圧し，気化した過酸化水素水溶液を注入したのち，高周波エネルギーを加えて低温プラズマを発生させ滅菌する方法である。プラズマは反応性が高いラジカルであり微生物を死滅させる。滅菌後対象物に残留することはなく，最終的には水と酸素になるため，安全性が高い。

　低温での滅菌が可能であるため，金属，プラスチック製の器材や電子部品を含む機器も滅菌できる。しかしながら，減圧に耐えられないものや，過酸化水素の吸着が大きいもの（紙，リネン，綿布，ガーゼ，セルロース系の材質を含むもの），液体，粉体には適さない。

# F　濾過除菌

　細菌は一定の大きさがあるので，この大きさのものを通過させない濾紙（フィルター）と濾過装置があれば，細菌を濾過して除くこと（除菌）ができる。

---

**NOTE**

**❶アルキル化**

　$C_nH_{2n+1}$ であらわされ，炭素と水素だけからなる構造部分をアルキル基（炭化水素基）とよぶ。アルキル化とは，タンパク質や核酸などの有機化合物の水酸基やアミノ基などの水素原子をアルキル基で置換することである（●133ページ，「アルキル化剤」）。これによってタンパク質の活性が失われる。

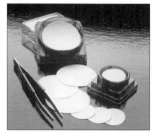

a. メンブランフィルター

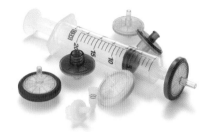

b. 注射器に装着して使う濾過器

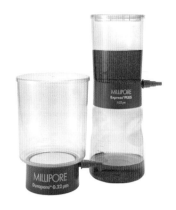

c. ボトルトップフィルター型
濾過器

◉図7-1　メンブランフィルターと濾過器
メンブランフィルター（濾過膜）は合成樹脂製の薄膜で，一定の大きさの孔が空けられている。孔の大きさによって1μm，0.8μm，0.45μm，0.22μm，などがあり，用途に応じて使い分けられる。細菌を濾過除去するには，0.22μmの膜を使用する。膜は滅菌し，濾過器や膜のホルダーも滅菌して使用する。
（写真提供：メルク株式会社）

古くから利用されており，これがウイルスの発見につながったというのは有名な話である（◉11ページ）。ウイルスは「濾過性病原体」とよばれていたが，細菌を濾過してもなおその濾液中に残っていたところから，このような名がある。そのため，これまで濾過滅菌とよばれてきた操作は実は滅菌ではなく，正確には濾過除菌とよぶべきである。

　はじめのころは，素焼きの粘土，アスベストの板，ケイソウ（珪藻）土を固めた容器などが濾過装置（濾過器）として使用されていたが，現在は，濾過膜の孔の大きさが正確につくられたプラスチック製の濾過膜が用いられている。この濾過膜はメンブランフィルター membrane filter（膜フィルター）とよばれている（◉図7-1）。細菌は小さなものでも0.8〜1.0μm程度の大きさがあるので，細菌の濾過滅菌には0.22μmまたは0.45μmの大きさの孔の膜が使われる。

　濾過除菌は，加熱滅菌ができない薬品や溶液・血清などの除菌に使用される。また院内製剤など小容量の濾過用に，注射器型の濾過装置が市販されている。

# G　消毒薬

　多種類の殺菌消毒薬（または単に消毒薬）disinfectant がそれぞれの用途に応じて選択され使用されているが，消毒する対象とその目的に応じて最適の方法を選ばなければならない。消毒薬は化学物質としての性質によって分類されている。ここで述べる消毒薬の名称は化学名であるが，実際に病院の現場では商品名でよばれることが多い。

　消毒薬の用途と効果を◉表7-1に示した。細菌の芽胞を殺せるものは効果が「高」に分類され，結核菌を殺せるものは効果が「中」に分類されている。

　また，消毒薬に対する病原体の抵抗性の大きさを段階的に並べて◉図7-2

**表7-1　おもな消毒薬の用途と微生物に対する効果**

| 用途(対象) | | | | | | 効力レベル(水準) | 消毒薬(一般名) | 微生物に対する効果 | | | | | | |
| 手指 | 粘膜 | 医療器具 金属 | 医療器具 非金属 | 環境 | 排泄物 | | | グラム染色 陽性菌 | グラム染色 陰性菌 | 結核菌 | 細菌芽胞 | 真菌 | ウイルス エンベロープ 有[1] | ウイルス エンベロープ 無 |
|---|---|---|---|---|---|---|---|---|---|---|---|---|---|---|
| × | × | ○ | ○ | × | × | 高 | グルタルアルデヒド | ○ | ○ | ○ | ○ | ○ | ○ | ○ |
| × | × | × | ○ | ○ | ○ | 中 | 次亜塩素酸ナトリウム | ○ | ○ | ○ | △ | ○ | ○ | ○ |
| ○ | ○ | × | × | × | × | | ポビドンヨード | ○ | ○ | ○ | △ | ○ | ○ | ○ |
| ○ | × | ○ | △ | × | × | | 消毒用エタノール | ○ | ○ | ○ | × | △ | ○ | △ |
| ○ | × | ○ | △ | ○ | × | | イソプロパノール | ○ | ○ | ○ | × | △ | ○ | △ |
| △ | △ | △ | △ | △ | ○ | | クレゾール石けん液 | ○ | ○ | △ | × | △ | ○ | × |
| ○ | ○ | ○ | ○ | ○ | △ | 低 | ベンザルコニウム塩化物 | ○ | ○ | × | × | △ | △ | × |
| ○ | × | ○ | ○ | × | × | | クロルヘキシジングルコン酸塩 | ○ | ○[2] | × | × | △ | △ | × |
| △ | △ | ○ | ○ | ○ | × | | 塩酸アルキルジアミノエチルグリシン | ○ | ○ | △ | × | △ | △ | × |

用途：○適する，△場合により使用可能，×不適　　　効果：○有効，△十分な効果が得られないことがある，×無効
1)HIV，B型肝炎ウイルスはエンベロープを有する。2)緑膿菌は耐性をもつ。

（大）
- プリオン(タンパク質)
- クリプトスポリジウム属(原虫)のオーシスト
- 細菌の芽胞(バシラス属・クロストリジウム属などの芽胞)
- 抗酸菌(結核菌・トリ型結核菌など)
- 原虫のシスト(ジアルジア属など)
- エンベロープをもたない小型ウイルス(ノロウイルス・ロタウイルスなど)
- 原虫の栄養型(アカントアメーバなど)
- グラム陰性細菌(緑膿菌など)
- 真菌(カンジダ属・アスペルギルス属など)
- エンベロープをもたない大型のウイルス(エンテロウイルス・アデノウイルスなど)
- グラム陽性球菌(黄色ブドウ球菌・腸球菌属など)
- エンベロープをもつウイルス(HIV・B型肝炎ウイルス・インフルエンザウイルス・新型コロナウイルスなど)
（小）

抵抗性

**図7-2　消毒薬に対する病原体の抵抗性**
上にいくほど消毒薬に対する抵抗性が大きく，下にいくほど感受性が大きい。

に示した。ウイルスのなかでは，エンベロープをもつHIVやB型肝炎ウイルス，インフルエンザウイルス，新型コロナウイルスなどが消毒薬に最も感受性がある。一方，エンベロープをもたないノロウイルスやロタウイルスなどは消毒薬にやや抵抗性である。原虫は栄養型よりもシストのほうが消毒薬に対して抵抗性が大きい。クリプトスポリジウム属原虫のオーシストは，塩素にも耐性を示す。

# 1　ハロゲン化合物

ハロゲンにはフッ素(F)，塩素(Cl)，臭素(Br)，ヨウ素(I，ヨード)があ

る。塩素系化合物と臭素系化合物はおもに水の消毒に用いられ，ヨウ素系化合物は皮膚や粘膜の消毒に用いられる。

　　1 **塩素系消毒薬**　**塩素ガス**($Cl_2$)，**さらし粉**($CaCl_2O$，**クロルカルキ**)，**次亜塩素酸ナトリウム**($NaOCl$)および有機塩素剤などがあり，水の消毒薬や漂白剤として用いられる。いずれも水中で次亜塩素酸($HOCl$)または次亜塩素酸イオン($OCl^-$)となり，減菌効果はこれらの酸化力による。

　　塩素ガスとさらし粉は水道水の消毒に用いられる。

　　次亜塩素酸ナトリウムは家庭用漂白剤として市販されているが，とくにウイルスを不活化する作用が強い。金属腐食性がある。

　　有機塩素剤は，水溶液中で徐々に $HOCl$ または $OCl^-$ を放出する物質であり，**クロラミンT**(白色粉末で12.5%以上の有効塩素を有する)やジクロロイソシアヌル酸カリウム(プール，下水，トイレの消毒に用いられる)がある。

　　**有効塩素**とは $HOCl$，$OCl^-$ およびこれらに変化しうる塩素の総量をあらわす。有効塩素の濃度(有効塩素濃度)は時間とともに徐々に低下するが，法律によって，使用する水に最低残っていなければならない有効塩素濃度が決められており，たとえば水道水であれば蛇口の水の塩素が 0.1 ppm**❶**以上，プールでは 0.4 ppm 以上と決められている。これを**残留塩素**とよぶ。

　　2 **ヨウ素系消毒薬**　**ヨウ素**($I_2$)は，きわめて強い殺菌力を有する。水には，ヨウ化カリウム($KI$)と一緒にとかさなければとけない。ヨウ素 30 g，ヨウ化カリウム 60 g に水を加えて 1 L とした液を**ルゴール** Lugol **液**といい，皮膚の消毒に用いる。ヨウ素イオン($I^-$)になると着色を失うとともに殺菌力がなくなるので，褐色の色がついている状態であることが必要である。

　　ヨウ素とその可溶化剤との混合物を**ヨードフォル** iodophor という。エチルアルコールとの混合物は**ヨードチンキ**とよばれるが，ヨウ素の殺菌力とアルコールの殺菌力とが相まって強力な消毒作用を示し，芽胞にも有効である。皮膚や粘膜の消毒に用いる。また，ポリビニルピロリドン polyvinylpyrrolidone と混合した**ポビドンヨード**(ヨードポリビニルピロリドン；商品名は**イソジン®**)は，ヨードチンキよりややゆるやかな殺菌作用を発揮し，皮膚や粘膜の創傷の消毒に広く使用されている。ほとんどの細菌，および一部の芽胞に効力を示す。このほか，グリセリンとの混合物も使用されている。

# 2　酸化剤

　　1 **過酸化水素**($H_2O_2$)　3%水溶液が**オキシドール**として市販されている。細菌細胞によく透過し，過酸化水素自身がもつ酸化力によって殺菌作用を示す。傷や口腔の消毒に使用する。過酸化水素は組織のカタラーゼに触れると，分解されて酸素を発生するが，この酸素に殺菌力があるわけではない。

　　2 **過マンガン酸カリウム**($KMnO_4$)　0.02〜0.5%水溶液を，尿道の消毒などに使用する。

　　3 **過酢酸**($CH_3COO_2H$)　強力な酸化剤で，無菌動物の飼育箱の滅菌に使用する。

**NOTE**

❶ **ppm**
　parts per million の略。微量混合物の濃度を示す単位で，100万分の1。

## 3　酸・アルカリ

　塩酸・硫酸や水酸化ナトリウムなどの強酸・強アルカリは，通常の消毒には用いられない。

　**1 ホウ酸($H_3BO_3$)**　刺激の少ない弱い酸である。2%以下の濃度のものが，洗眼または点眼のみに用いられる。

　**2 酢酸($CH_3COOH$)**　ホウ酸より殺菌力は強く，0.5〜5%水溶液で使用する。食酢には5%以上の酢酸が含まれているので，ある程度の殺菌効果がある。

　**3 サリチル酸❶**　外用薬として皮膚(真菌症)の消毒に使用する。

　**4 酸化カルシウム($CaO$, 生石灰)**　20%の乳剤として，下水や汚物の消毒に使用する。

　**5 強酸性電解水**　低濃度で高活性の次亜塩素酸である。0.1%以下の食塩水の電気分解によって，陽極側に pH 2.2〜2.7 の電解水が生じる。殺菌力は強く安全性も高いが，長期保存ができない。

NOTE
❶ サリチル酸の構造式
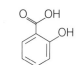

## 4　アルキル化剤

　**1 ホルムアルデヒド formaldehyde($HCHO$)**　ホルムアルデヒドの35〜37%水溶液を**ホルマリン** formalin という。タンパク質のアミノ基をアルキル化する作用によってタンパク質を不活化する。金属製の器具の消毒には，これを薄めて0.5〜1.0%液にして使用する。1〜5%ホルマリンを加熱するか，過マンガン酸カリウムを作用させると発生する**ホルマリンガス(ホルムアルデヒドガス)**は，家屋や部屋の消毒に使われる。部屋を密閉してガスを充満させ，10時間放置する。細菌(芽胞)やウイルスなどにも広く有効である。

　**2 グルタルアルデヒド glutaraldehyde($OHC〔CH_2〕_3CHO$)**　**グルタラール** glutaral ともいう。アルデヒド基(-CHO)を2つもった化合物で，強力な殺菌作用がある。人体に対しても毒性が強いので，主として気管支鏡・胃カメラなどの内視鏡やその他の器具の殺菌に利用される。B型肝炎ウイルスや，消毒の困難な細菌芽胞に対しても有効である。

　**3 エチレンオキシド ethylene oxide($H_2C{-}O{-}CH_2$)**　前述の「ガス滅菌」の項(●129ページ)参照。

## 5　アルコール類

　アルコールは最も手近な消毒薬である。アルコール類のなかで消毒薬として通常用いられているのは，**エチルアルコール**($C_2H_5OH$, **エタノール** ethanol)である。70〜80%の水溶液のほうが100%のものよりも消毒力は大きい。**イソプロピルアルコール**($CH_3CH〔OH〕CH_3$, **イソプロパノール**)はエチルアルコールと同等の殺菌力をもち，より安価であるため手指の消毒によ

く用いられる。

　アルコール類の殺菌作用は，細胞膜の破壊とタンパク質の凝固による不活化であるが，芽胞に対してはほとんど殺菌作用を示さない。70％エチルアルコールにほかの消毒薬（グルコン酸クロルヘキシジンや逆性石けんなど）を混合した消毒薬が，手指の消毒用としてよく用いられている。

# 6 フェノール類

　ベンゼン環をもった化合物で，古くから使用されている消毒薬である。**フェノール❶**phenol（**石炭酸**）は，リスターが外科手術に最初に使用した薬品である（◉9ページ）。そのほか，この系統の薬品としては**クレゾール❷**cresol，**ヘキサクロロフェン** hexachlorophene がある。

　フェノールは純粋な化合物が得られるので，各種の消毒薬の力価（消毒力）を比較する基準（石炭酸係数）として使用されているが，現在では実際に消毒薬として使用されることはない。

　クレゾールは，石けんとまぜて**クレゾール石けん**として広く利用されてきたが，特有のにおいがあるので，現在ではほかの新しい消毒薬にとってかわられてしまい，あまり使われていない。

　ヘキサクロロフェンは薬用石けんとして使用されてきたが，毒性があることがわかり，現在ではほとんど使用されていない。タンパク質変性により殺菌する。

🔲 NOTE
❶ フェノールの構造式

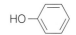

❷ クレゾールの構造式

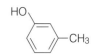

# 7 ビグアナイド類

　グアニジン guanidine（$[NH_2]_2CNH$）が2個結合したビグアナイド基をもった化合物である（◉図7-3）。多くは**クロルヘキシジングルコン酸塩**（**グルコン酸クロルヘキシジン**；商品名の**ヒビテン®**原液は20％溶液）として用いられる。0.05％溶液が傷の洗浄に，0.1〜0.2％溶液が手指や容器の洗浄に用いられる。

　タンパク質の変性，膜の傷害によって殺菌効果を発揮する。しかし，芽胞・結核菌・ウイルスに対する効果は弱い。また，緑膿菌を含むシュードモ

---

| plus | **アルコール消毒薬の利点と欠点** |
| --- | --- |

　今日，広く用いられている速乾性の擦式消毒用アルコール製剤には，①手指の細菌数をすみやかに減少させる，②流しが不要で場所を選ばない，③速乾性で作業効率を向上させる，④保湿剤の添加やほかの消毒薬との混合が可能である，⑤リン酸を添加し弱酸性にすることでエンベロープをもたないノロウイルスなどに

も有効な消毒薬が作製可能である，という利点がある。
　一方，①洗浄効果がない，②タンパク質性の物質による汚染があると，消毒効果が減弱する，③手荒れや傷が痛む，④芽胞には無効，⑤エタノールのみではエンベロープをもたないウイルスに不活化効果が弱い，という欠点がある。

◍図7-3　クロルヘキシジンの化学構造

◍図7-4　逆性石けんの荷電

ナス属，バークホルデリア属，プロテウス属，セラチア属などの細菌には抵抗性をもつ株が存在し，この消毒液中で増殖することがあるので注意を要する。

ホウ酸塩・炭酸水素塩がまじると，沈殿を生じて殺菌力が低下する。

# 8　第四級アンモニウム塩

ベンザルコニウム塩化物（塩化ベンザルコニウム）やベンゼトニウム塩化物（塩化ベンゼトニウム）がある。これらの薬品は殺菌力が強く，消毒薬として使用されている。この化合物は水にとけると解離して，アンモニウム塩を含む部分が陽性に荷電する（◍図7-4）。

普通石けんの場合は，この部分が陰性に荷電しているが，これとは逆であるので，**逆性石けん**または**陽性石けん**とよばれている。そのため，逆性石けんは普通石けんと一緒に使うと効果が消える。タンパク質変性により殺菌作用を示す。一般細菌・真菌に有効であるが，芽胞・結核菌には効果がない。

# 9　両性界面活性剤

同一分子中に陽イオン基と陰イオン基をもつ分子団が存在する化合物で，**両性石けん**ともよばれる。**塩酸アルキルジアミノエチルグリシン**が使用されている。結核菌に対しては殺菌効果があるが，芽胞に対しては無効である。第四級アンモニウム塩に比べて，血清やタンパク質の混入があっても殺菌力が落ちないので，喀痰中の結核菌の消毒などに使用される。30%溶液に非イオン界面活性剤を添加したものが，TEGO-51として市販されている。

# 10　重金属化合物

①**水銀化合物**　古くは塩化第二水銀が昇汞水として手指や粘膜の消毒に使用されたが，毒性が強く，製造過程での水銀汚染の問題もあり，現在では

ほとんど製造されておらず，また使用もされていない。マーキュロクロム（いわゆる赤チンキ），チメロサールなどがある。

**2 銀化合物**　1〜2%の硝酸銀が弱い消毒薬として利用されていた（新生児の淋菌性膿漏眼を予防するためのクレーデCredé法）。プロテイン銀は銀化合物をタンパク質性の物質と結合させたものであり，組織に対する傷害作用が軽減しているので，尿道の消毒，口腔粘膜の消毒に使用する。

# 11 複合消毒薬

　2種類の消毒薬を混合して作ったもので，エタノールとベンザルコニウム塩化物の混合物（ウエルパス®）や，エタノールとクロルヘキシジングルコンサン塩の混合物（ヒビテン®アルコール）が手や器具の消毒に利用されている。これらは2種類の消毒薬による相乗効果に加えて，エタノールの即効性と配合消毒薬の持続効果を目的としたものである。古くからあるヨードチンキもその例である。

　複合消毒薬の1つの薬剤としてアルコールが選ばれることが多いのは，人体への毒性が低いこと，速乾性で薬剤の残留が少ないことなどによる。

---

**✎ work**　**復習と課題**

❶ 滅菌と消毒の定義を述べなさい。

❷ 滅菌法の種類を述べなさい。

❸ 消毒薬の種類を述べなさい。そのうち細菌の芽胞，結核菌，B型肝炎ウイルスに有効な消毒薬をあげなさい。

第 **8** 章

感染症の検査と診断

　感染症を診断することは，原因微生物を明らかにすることにほかならない。そのための方法として，**①病原体を検出する方法**と，**②患者が示す免疫反応によって診断する方法**との2つがある。病原体の検出には，臨床材料から病原体を分離培養し，同定する技術が基本となるが，病原体由来の遺伝子や抗原を検出することによっても病原体の特定は可能である。一方，患者は病原体やその成分に対して抗体を産生したり，細胞性免疫が成立したりしているので，それらを明らかにする免疫学的方法によっても，病原体が判明する。

　この章では，病原微生物の検査・診断法を上記の①，②に大きく分けて学習する。①については，まず細菌を対象に分離培養と各種の検査によって同定を行う方法について学習したのち，真菌・原虫・ウイルスに特異的な検査について学習する。さらに分離培養を行わずに実施可能な遺伝学的検査と病原体抗原検査について学習する。

# A 病原体を検出する方法

## 1 分離培養と形態学的検査

### 1 細菌学的検査法

　臨床検体や環境から微生物を**分離培養❶**して，原因微生物の同定や感染源の究明を行うための手順を▶図8-1に示す。本項では，この過程で必要となる染色法・培養法・培地・血清学的診断法・遺伝学的検査法などについて学ぶ。

● **検体の採取**　症状から感染の場を想定し，病原体が存在する可能性が最

**NOTE**
**❶分離培養** isolation culture
　検体（喀痰や尿などの検査材料）を段階的に希釈し，この希釈液を培地上に塗布すると，その培地の条件に適した菌は分裂を繰り返して増殖し，目に見える菌のかたまり（コロニー colony〔集落〕）を形成する。1つひとつのコロニーは，単一種の細胞（クローン）からなっている。このように，菌を単一の集団として取り出す目的で行う培養を分離培養という。

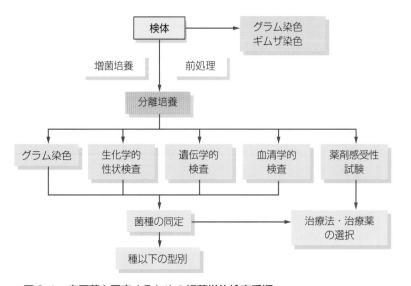

▶**図8-1　病原菌を同定するための細菌学的検査手順**

も高い部位から**検体**を採取する❶。血液・尿・便・喀痰・膿・髄液などが検体となる。検体の採取は，滅菌した器具を用いて雑菌が混入しないように無菌的に行う。

　嫌気性菌の感染が疑われる場合には，空気に触れると菌が死ぬので，検体が空気に触れないような処置が必要である。検体を検査室まで輸送する場合には，輸送培地を用いる。検査の実施まで検体を保存しなければならないときは，室温保存・4℃保存・冷凍保存などが状況に応じて選択される。

● **検体の染色**　まず，検体をグラム染色 Gram staining（◉15 ページ）し，どのような病原体が存在するかを観察する。臨床の現場では，検体のグラム染色による細菌の形・配列や染色性の情報が，原因菌の推定にきわめて重要である。同時にギムザ Giemsa（ギームザ）染色をして，検体中にどのような炎症細胞が含まれているかを調べることが，迅速診断❷と抗微生物薬の選択に有効である。

● **前処置と増菌**　そのまま分離培養を行える検体もあるが，前処置や増菌（増菌培養）が必要なこともある。前処置として，尿や髄液の場合は，遠心分離を行い，沈渣を検査に用いる。また，喀痰はムコフィリン処理（喀痰の粘度を下げて液化させる処理）を行い，結核菌の場合は 4% 水酸化ナトリウム溶液で喀痰を処理してほかの菌を除去する。組織片の場合は，ホモジネート（すりつぶす操作）が必要である。

　カテーテル先端の体液や，髄液・透析液などの場合は，原因菌が存在していても，その数が少ないことが予想される。これらの検体は，チオグリコレート培地やアルカリペプトン水など，予想される菌に応じた増菌培地を選択していったん増菌を行い，そのあとで分離培養を行う。

● **分離培養**　検体の種類と予想される病原体に応じて，培地 medium の種類を選択する。培地は，目的や菌種に応じて栄養や pH などの条件を調整する（◉表 8-1）。固形培地にするためには寒天を加える。分離培養に使う培地には，菌種を限定せず多種の細菌を培養できる培地や，非病原菌の増殖を抑制する選択培地，限定された病原菌専用の培地などがある。

　コロニーは，性状や形態，盛り上がり方，光沢（こうたく），色素の産生の有無などに注意して観察する。培養環境は好気的・嫌気的・微好気的のいずれかを選択し，温度はふつう 36～37℃ で行う。

● **分離菌の染色**　まず，グラム染色を行い，陽性菌か陰性菌かを判定する。

■ NOTE
❶ **検体採取**
　病原体の種類にかかわらず，病原体を正しく検出するためには，適切なタイミング（病期）で，適切な場所から，適切な方法で検体を採取することが最も重要である。

■ NOTE
❷ **迅速診断**
　早期に的確な治療を開始するために，原因菌の同定（すなわち感染症の診断）は迅速に行われることが望まれる。このため，培養を行わない遺伝学的診断や血清診断が外来診療やベッドサイドで用いられるようになった。

◉ 表 8-1　培地の基本的組成

| 組成 | 内容・目的 |
| --- | --- |
| 栄養剤 | ペプトン，肉エキス，酵母エキス，血液や血清，糖類 |
| 選択剤 | 抗微生物薬，胆汁や胆汁酸塩，色素，高濃度の食塩など |
| pH 指示薬 | ニュートラルレッドなど |
| 酸化還元指示薬 | レサズリン（嫌気度の指標に用いる） |
| 緩衝剤 | （培地の pH を適度に保つために加える） |
| 寒天 | （培地を固形にするために用いる） |
| 水 | （細菌の培養には必須である） |

さらに，菌の形態・配列，芽胞の有無を観察する。必要に応じて鞭毛染色や
莢膜染色なども行う。生理食塩水に遊出させて運動性の有無を見ることも
ある。

● **生化学的検査**　菌がもつ酵素の基質分解能や，酸化還元能などを調べる。
たとえば，大腸菌と赤痢菌はリジンの脱炭酸反応により区別され，腸内細菌
目の細菌は硝酸塩を還元して亜硝酸にすることが特徴の1つである。

● **薬剤感受性試験**　適切な化学療法薬を選択するために行うもので，一般
にディスク拡散法（K-B法）が用いられる（◐153ページ）。

● **同定**　染色性や形態，生化学的性状などから菌種を同定する。血清型な
ど種以下の型別も必要に応じて行う（◐32ページ，表2-3）。レジオネラ，サル
モネラ，赤痢菌などのように，市販の抗血清を用いて血清型別検査が行われ
る場合もあり，簡便な方法として凝集反応が用いられる（◐113ページ，図
6-13）。

## 2 ウイルス学的検査法

抗ウイルス薬が有効なウイルスは限られているため，病原ウイルスの同定
は非常に重要である。ウイルス学的検査法は，検体中の病原ウイルスを同定
する病原体検査と，血清中にその病原ウイルスに対する抗体を証明する血清
学的検査からなる。

● **病原体検査**　感染の初期に検体を採取し，疑われるウイルスが増殖可能
な培養細胞に接種してウイルスを分離し，病原ウイルスを証明する方法であ
る。ウイルスの分離と同定は診断に最も確実な方法であるが，設備・技術・
日時を要する。また，光学顕微鏡を用いた細胞変性効果の観察ではウイルス
の種類まで同定できないため，通常はウイルス抗原検査やウイルス核酸の検
出を組み合わせて行う。また，下痢便中に含まれるウイルスを電子顕微鏡で
観察し，ウイルスの形から診断する方法も用いられることがある。

そこで，それらにかわる診断法として，臨床検体からウイルス抗原や核酸，
抗ウイルス抗体を検出する方法が用いられている（◐142ページ）。

## 3 真菌学的検査法

真菌の検査は，顕微鏡による観察（直接鏡検法）と培養法に分けられる。い
ずれにしても病巣部から得た材料を直接観察することが重要で，真菌の存在
の確認とともに，形態から属の特定が可能である。

### ◆ 直接鏡検法

喀痰・髄液・膿汁は塗抹[1]し，グラム染色して観察する。真菌は，グラム
陽性に染まる。爪・表皮・毛髪などは，10％水酸化カリウムまたは10％水
酸化ナトリウムとスライドガラス上でまぜ，加熱すれば組織が透明になり，
観察が容易になる。

## ◆ 培養法

● **スライドカルチャー法**　真菌の培養には，**サブロー** Sabouraud **寒天培地**を用いるが，普通寒天培地でも発育が可能である。発育状態にある真菌の微細構造が観察でき，長期保存が可能な標本をつくることができるスライドカルチャー slide culture 法がよく用いられる（◐図 8-2）。

　スライドカルチャー法は，コロニーをできるだけそのままの状態で観察する方法である。スライドガラスに固形培地を少量のせ，培地表面に真菌を植えて，その上からカバーガラスをのせる。真菌の成長に伴って，カバーガラスやスライドガラスに付着した菌糸や分生子を鏡検する。菌糸型と酵母型の区別，菌糸での隔壁の有無，胞子の形などから菌種を推定する。スポロトリックス属やフィアロフォラ属などの菌糸と分生子の観察に適する。

● **セロハンテープ法による観察**　一方，セロハンテープ法は，菌糸型の発育をし，分生子をつくる真菌の形態を観察するのに最も適した簡便な方法である（◐図 8-3）。

　まず，培養シャーレのふたをゆっくりとあけ，5 cm ほどに切ったセロハンテープの粘着面を下にして，その中央部分をコロニーに接触させる。真菌が付着したセロハンテープを，ラクトフェノール - コットン青染色液などの染色液ののったスライドガラスにはり，鏡検する。

　綿毛状に見える部分は菌糸，粉状に見える部分は分生子が多い部分なので，その境目あたりから採取するのがよい。菌糸から分生子が出ている様子がよく観察できる。ペニシリウム属，アスペルギルス属，皮膚糸状菌，フサリウム属など気中菌糸の上に分生子をつくる真菌の観察に適する。

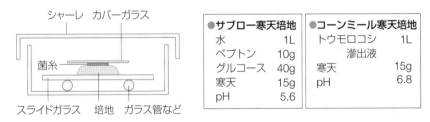

| ●サブロー寒天培地 | | ●コーンミール寒天培地 | |
| --- | --- | --- | --- |
| 水 | 1L | トウモロコシ | 1L |
| ペプトン | 10g | 滲出液 | |
| グルコース | 40g | 寒天 | 15g |
| 寒天 | 15g | pH | 6.8 |
| pH | 5.6 | | |

◐図 8-2　**スライドカルチャー法による真菌の培養**

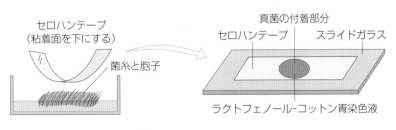

| ●ラクトフェノール-コットン青染色液 | |
| --- | --- |
| 結晶石炭酸 | 20g |
| グリセロール | 40g |
| 蒸留水 | 20mL |
| 乳酸シロップ | 20g |
| コットン青 | 0.05g |

◐図 8-3　**セロハンテープ法**

# 2 病原体抗原検査法

　抗原抗体反応は非常に特異性が高いので，標的とする抗原が明らかな抗体を用いることで，病変部位に存在する病原体を特定することができる。効果的な病原体抗原検査を行うためには，徴候や症状をもとに想定される病原体をある程度しぼり込んでおく必要がある。

## 1 標識抗体法

　抗原と抗体を反応させる際に，抗体になんらかの標識 label をつけておけば，その標識を手がかりにして抗原抗体反応がおこったことを知ることができる。つまり，病原体に対する抗体を標識して用いることにより，病原体の存在を明らかにすることができる。標識には通常，蛍光色素や酵素などが用いられる。一般的にはスライドガラス上に試料を塗抹・固定し，下記のいずれかの方法で抗原抗体反応を検出する。

● **蛍光抗体法**　紫外線をあてると蛍光を発するイソチオシアン酸フルオレセイン（FITC）などの蛍光色素で標識した抗体（蛍光標識抗体）を用いて，細菌やウイルス感染細胞などに対する抗体の結合を蛍光顕微鏡で判定する方法である。蛍光色素で標識した抗体が結合する対象により，直接法と間接法がある（●図8-4）。

● **酵素抗体法**　蛍光抗体法と同じ原理で，ペルオキシダーゼやアルカリホスファターゼなどの酵素で標識した抗体（酵素標識抗体）を用いる。酵素標識抗体を結合させたあとは，用いた酵素に対する基質を反応させ，分解物の発色によって判定する。光学顕微鏡で観察できて，長期保存できる標本が得られるという利点がある。

## 2 イムノクロマト法 （免疫クロマト法，イムノクロマトグラフィ）

　発色色素で標識した抗体を用いて，検体中の抗原を検出する方法である。
　滴下された検体は毛細管現象❶によって膜上を移動する。検体中の抗原は膜上の色素標識された抗体と反応し，抗原抗体複合体を形成する。抗原抗体複合物も膜上を移動していき，膜上に固定されている別の抗体に捕捉され，

□ NOTE
❶毛細管現象
　濾紙の端を水にひたすと徐々に水が吸い上げられていく。このような現象を毛細管現象という。抗体も水分の移動に伴って移動する。

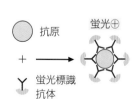

a．直接法

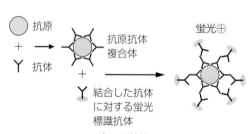

b．間接法

●図8-4　蛍光抗体法の原理

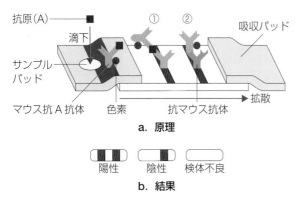

**a. 原理**

**b. 結果**

**◉図8-5　イムノクロマト法の原理**

検出したい抗原をAとする。
検体が滴下されると，色素標識マウス抗A抗体は膜上を拡散する。①抗原と複合体を形成した標識抗体は，膜上に固定されたマウス抗A抗体によって捕捉される。②一方，抗原と結合していない標識抗体も膜上に固定された抗マウス抗体（マウス抗体に対する抗体）に捕捉される。
その結果，陽性では2本の，陰性では1本のバンドが生じる。バンドが生じない場合は検体不良などが考えられる。

その部位に色素の線が出現する。抗原が含まれていない場合にはその部分には色素線はみとめられない。

　さらに，別の場所で標識抗体検出用の抗体でとらえることにより，反応の良否も判定できる利点がある。すなわち，その部分に発色バンドがみとめられなければ，陰性ではなく検体不良である（◉図8-5）。また，抗原抗体反応を抗体抗原反応に置きかえれば，抗体の検出も可能である。

　操作が簡単で，短時間に診断可能であるため，インフルエンザウイルス，尿中レジオネラ抗原，尿中肺炎球菌抗原，A群$\beta$溶レン菌，B型肝炎抗原・抗体，C型肝炎抗体，HIV抗原，ノロウイルス，RSウイルス，ヒトメタニューモウイルスなど，多くの病原体あるいは抗体の迅速診断に広く使用されている。

### 3　凝集法

　ラテックス粒子などに抗体を結合させておき，抗原抗体反応による凝集の有無によって検体中の抗原を検出する方法である。抗原が存在しないと凝集はみとめられない。便中のアデノウイルス，ロタウイルス，腸管出血性大腸菌O157などの診断が可能である。病原体のほか，炎症に関連する急性期タンパク質である，CRPのベッドサイドでの検出にも利用されている。

# 3　核酸を検出する方法

　細菌の属や種の同定，病原因子の遺伝子・薬剤耐性遺伝子の検出などを目的として遺伝子診断が行われる。遺伝子増幅検査は，人工培養が困難な細菌や，培養・同定操作が繁雑な細菌（クラミジア，リケッチアなど），増殖に時間がかかる細菌（結核菌など）などに有効である。

　培養が不要である，短時間で結果が得られる，などの利点があるが，死菌でも陽性になる，遺伝子を検出できても遺伝子産物であるタンパク質を細菌が産生するかどうかがわからない，検出された菌が必ずしも病原菌であるとは限らない，などの欠点もある。

● **PCR法**　ポリメラーゼ連鎖反応 polymerase chain reaction（**PCR**）法（◉図8-6）は，ごく少量の標的DNAを短時間で増幅する方法である。DNA断片

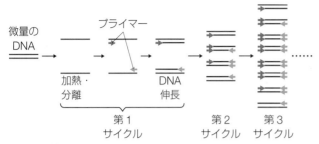

**a. PCR 法の原理**
加熱により一本鎖にした DNA に特定の配列に結合するプライマーを反応させ，DNA ポリメラーゼにより DNA 断片を増幅させる。1 サイクルごとに 2 倍に増えるので，20 サイクルでは約 100 万倍に増幅させることができる。

**b. 増幅された DNA の確認（電気泳動）**
PCR 法によって細菌の酵素の遺伝子を増幅し，電気泳動を行って得られたバンドを示す。M はマーカーを意味し，既知の大きさの DNA を示している。
（写真提供：飯田健一郎博士）

**○図 8-6　PCR 法**

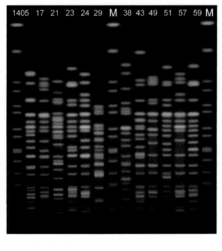

**○図 8-7　フィンガープリント法**
腸管出血性大腸菌のパルスフィールド電気泳動像。「遺伝子の指紋」とよばれ，菌の由来が同じかどうかの検査に用いられる。
（写真提供：寺島淳博士）

は，**電気泳動❶**を行うことで確認できる。

　RNA ゲノムをもつウイルスの検出には，RNA をいったん DNA に変換してから PCR 法を行う，**逆転写 PCR 法**が用いられる。

　また近年，PCR 法の応用として，サンプル中に含まれる遺伝子量を定量することができるようになった（定量 PCR）。増幅の様子をモニター上で逐次確認することができるため，**リアルタイム PCR** ともよばれる。

● **LAMP 法**　LAMP（Loop-Mediated Isothermal Amplification）**法**も，特異性が高く，迅速で簡便な遺伝子増幅法で，PCR 法とは異なり，一定温度で反応が進行する。その結果，15 分〜1 時間の短時間で，目的とする遺伝子配列を増幅し，その有無を判定することができる。現在，SARS コロナウイルス，レジオネラ，カンピロバクター，腸管出血性大腸菌，結核菌，マイコプラズマなどの多くの病原体や，ベロ毒素産生の有無などの迅速な遺伝子診断が可能である。

● **フィンガープリント法**　**フィンガープリント法（パルスフィールド電気泳動法** pulse field gel electrophoresis〔**PFGE**〕；○図 8-7）は，多数の菌株間の異同

**NOTE**
❶**電気泳動**
　アガロースやアクリルアミドポリマーを用いて，電圧をかけながら DNA や RNA を分離する方法である。小さい分子は速く，大きい分子はゆっくりと移動するため，分子の大きさを知ることができる。
　DNA や RNA を観察するためには，染色液や紫外線の照射装置などが必要である。

を知りたいときに最も有効な手段となっている。

# B 生体の反応から診断する方法

　第7章で学んだように，微生物の感染によって生体の免疫応答が引きおこ
される。液性免疫によって抗体が産生され，細胞性免疫によって遅延型過敏
反応が成立する。抗体も遅延型過敏反応も抗原特異的であることから，これ
らを検査することによって病原体の診断が可能である。

## 1 抗体検査法（血清診断法）

　患者の血清中に含まれる，特定の病原体に対する**抗体価❶**の上昇を測定す
ることによって感染症の診断をする方法を，**抗体検査（血清診断）**という。
　急性期と回復期の血清を**ペア血清** paired sera として抗体価を測定し，回復
期血清での抗体の陽性化，もしくは有意な（倍数希釈法では通常4倍以上の）
抗体価の上昇があれば，診断を確定することができる。あるいは，急性期の
血清だけでも，抗原特異的な IgM 抗体が証明されたり，異常な抗体価の上
昇がみられたりすれば診断が可能である。ウイルスと抗体の出現期間と検体
の採取を行うべき時期を●図 8-8 に，抗ウイルス抗体の動態を●図 8-9 に示
す。
　効果的な抗体検査を行うためには，病原体抗原検査と同様に，徴候や症状
から想定される病原体をある程度しぼり込んでおく必要がある。
　細菌感染では腸チフスに対する**ウィダール** Widal **反応**や，レプトスピラ感
染症の検査のように菌体の凝集反応を調べる検査法があり，一部のウイルス
感染症では赤血球凝集抑制試験などが用いられる。

**NOTE**
**❶抗体価** antibody titer
　抗原を加えて抗原抗体反応をおこさせるのに，どれくらいの希釈倍率（$2^{-n}$）で反応がおきるかを示す値。希釈倍率が大きい（血清の濃度が低い）ほど，抗体価は高く，抗体が多量に血清中に存在することを示し，感染症の診断の根拠となる

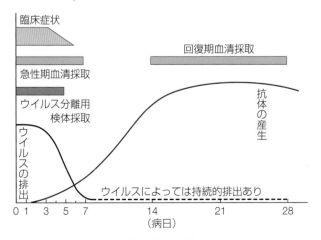

**●図 8-8　臨床経過と検体の採取時期**

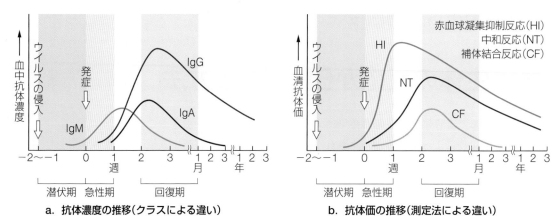

a. 抗体濃度の推移（クラスによる違い）　　　b. 抗体価の推移（測定法による違い）

◉図 8-9　ウイルス感染後の抗ウイルス抗体の産生と経過

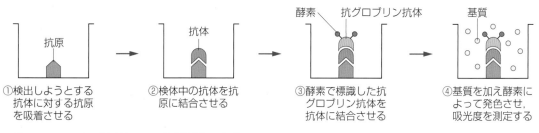

①検出しようとする　　②検体中の抗体を抗　　③酵素で標識した抗　　④基質を加え酵素に
　抗体に対する抗原　　　原に結合させる　　　　グロブリン抗体を　　　よって発色させ，
　を吸着させる　　　　　　　　　　　　　　　　抗体に結合させる　　　吸光度を測定する

◉図 8-10　ELISA 間接法による抗体測定の原理

## 1　ELISA 法

　ELISA❶法は，あらかじめ検査用プレートの表面に吸着させておいた抗原を用いて，検体中に用意した抗原に対する抗体が含まれているかどうかを調べる検査である（◉図 8-10）。プレートの表面でおこった抗原抗体反応を，酵素による基質の呈色反応として最終的に判定する。

　ELISA 法は原理的に抗原も検出できるが，臨床の現場では抗体検出に使われることが多い。抗体クラス（◉111 ページ）も分別可能である。IgM は初感染の急性期に一過性にみられる。IgG は既感染やワクチン接種の判定に有用である。IgA は分泌型抗体であり，IgG と同様に感染により上昇する。IgE は寄生虫感染やアレルギーに関与する。ウイルスなどの病原体に対する抗体検査のほかにも，自己抗体❷などさまざまな抗体の検出に広く用いられている。

## 2　間接標識抗体法

　菌を塗抹したスライドガラスやウイルス感染細胞に対して患者血清を反応させ，ヒト抗体に対する標識抗体を用いた間接法❸により，血清中の特異的抗体の有無を判定する方法である。

　梅毒患者のトレポネーマに対する抗体検出（梅毒トレポネーマ蛍光抗体吸収〔FTA-ABS〕試験）をはじめ，広く用いられている。

ＮＯＴＥ

**❶ ELISA**

enzyme-linked immunosorbent assay の略であり，通常「イライザ」と読まれ，そのまま用いられている。しいて訳せば「酵素免疫吸着法」が適当である。

ＮＯＴＥ

**❷自己抗体**

関節リウマチや全身性エリテマトーデスなど，免疫系が自分自身を攻撃することによって発症する自己免疫疾患でみられる，自己抗原に対する抗体のこと。

**❸間接法**

抗原 - 抗体反応がおこっているかどうかを，標識した抗ヒト免疫グロブリン抗体を用いて"間接的"に標識して検出することから間接法とよばれる。

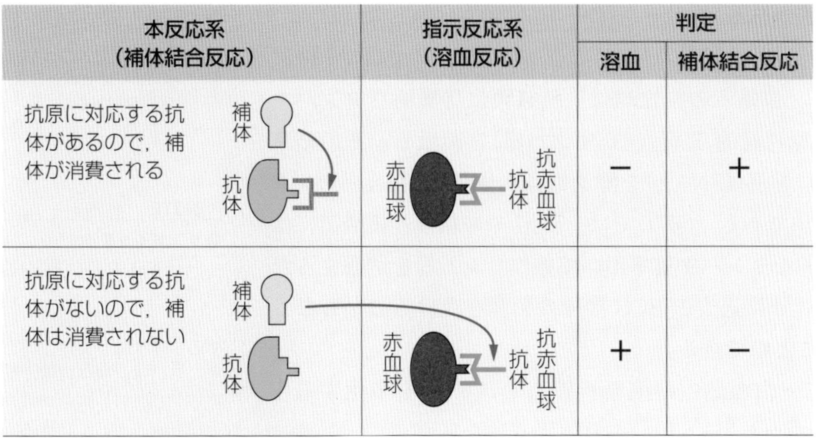

| 本反応系<br>(補体結合反応) | | 指示反応系<br>(溶血反応) | 判定 | |
|---|---|---|---|---|
| | | | 溶血 | 補体結合反応 |
| 抗原に対応する抗体があるので，補体が消費される | 補体<br>抗体 | 赤血球　抗赤血球抗体 | − | ＋ |
| 抗原に対応する抗体がないので，補体は消費されない | 補体<br>抗体 | 赤血球　抗赤血球抗体 | ＋ | − |

◎図8-11　補体結合試験の原理

### 3 赤血球凝集抑制法 hemagglutination inhibition(HI)

インフルエンザウイルス，風疹ウイルス，ムンプスウイルス，日本脳炎ウイルスなどは，赤血球を凝集する性質をもつ。病原体に対する抗体を含む血清と混合すると赤血球凝集がおこらなくなるので，これを指標にして抗体価を判定する方法である。ワクチン接種の必要性を決定するためのスクリーニングに有用である。

### 4 中和抗体測定法 neutralization test(NT)

ウイルスの培養細胞への感染を防止する中和抗体を測定する方法である。感染の阻止を指標とするため，特異性が高く，再感染の可能性についての評価も可能であるが，感染性ウイルスと培養細胞を用いるため時間と技術を要する。

### 5 補体結合反応 complement fixation(CF)

抗体が結合した赤血球に対する，補体による溶血反応を指標に抗体価を測定する方法である(◎図8-11)。抗原抗体複合体は補体の活性化を引きおこし，補体成分を消費するため，特異抗体の存在下では溶血がおこらなくなる。感染後，比較的早期に陰性化するため，既感染のスクリーニングには不向きである。

## 2 細胞性免疫による診断

結核菌に対しては抗体が産生されにくいため，抗結核抗体の検出はむずかしい。そのかわりに，細胞性免疫の応答によって，強い遅延型過敏反応(Ⅳ型アレルギー)が成立している。これを内皮反応(ツベルクリン反応)で調べることによって結核を診断できる。このような遅延型過敏反応を利用した診断法には，このほか鼻疽におけるマレイン反応や，水痘-帯状疱疹ウイルス

に対する水痘皮内反応検査がある。

　近年，結核菌感染の新しい診断法として，**クォンティフェロン®試験**
（QFT）が用いられている。被検者の白血球に，結核菌に特異的なタンパク
質を抗原として加えて抗原特異的 T 細胞（T リンパ球）を刺激し，その結果
放出されるインターフェロンγ（IFN-γ）を酵素標識抗体法（ELISA・サンド
イッチ法❶）で定量する方法である。QFT では，BCG や非結核性抗酸菌には
存在しない結核菌に特異的なタンパク質を用いて感作リンパ球を刺激するた
め，ツベルクリン反応のように過去の BCG 接種の影響を受けることもなく，
結核の診断を正確に行うことができる。

　QFT 試験の変法として，白血球中の抗原特異的に IFN-γ を産生する T
細胞の数を測定する **T-スポット®法**も用いられるようになった。

　QFT や T-スポット法はいずれも分泌された IFN-γ を測定することから，
**IFN-γ遊離試験** interferon gamma release assay（**IGRA**）と総称される。

⊟ NOTE

**❶サンドイッチ法**
　ELISA 法で用いられる
方法の１つ。あらかじめ
プレートに目的の抗原に対
する抗体をはりつけておき，
そこに抗原，検体の順で反
応させる方法。抗原が抗体
ではさまれることから名づ
けられた。擬陽性などの非
特異的反応が減少するなど
の利点がある。

---

**✍ work 復習と課題**

❶ 感染症における病原微生物の検査の意味について述べなさい。
❷ 感染症患者の検体の取り扱い上の注意点について述べなさい。
❸ 細菌の検査法の種類とその概要を説明しなさい。
❹ ウイルスの検査法の種類とその概要を説明しなさい。
❺ 真菌の検査法の種類とその概要を説明しなさい。
❻ 血清診断の原理を説明しなさい。

第 **9** 章

感染症の治療

環境中や医療器具，生体表面にある病原体を殺す滅菌・消毒については第7章で学んだが，ここでは，宿主の体内で増殖している病原体を殺し，感染症を治癒させるはたらき，すなわち感染症の治療法について学習する。感染症の治療には，昔から手術療法や温熱療法が行われていた（●172ページ）。これに対して化学療法は，薬物を用いる治療法であり，現在，感染症の治療はほとんどの場合が化学療法である。この章では，化学療法の意味・役割と，病原体別に用いられているおもな化学療法薬について学ぶ。

● **化学療法の基礎**　感染症の病原体を，化学物質のはたらきで殺し（殺菌作用），またはその発育を阻止して（静菌作用），宿主のもつ防御機構（免疫）と協力し合って感染症から生体を治癒させる治療法を**化学療法** chemotherapy という。化学療法の目的で使われるこのような化学物質を**化学療法薬❶** chemotherapeutic agent と総称し，そのうち微生物が産生する物質である場合に**抗生物質❷** antibiotic という。

化学療法のなかにも，たとえばマラリアに対するキニーネ療法など，経験的に知られてきたものがある。しかし，化学療法を現代科学のレベルに引き上げたのは，エールリッヒである（●11ページ）。エールリッヒはもともと病理学者で，染色が得意であった。彼は「結合なきものは作用なし」という原則をたてて，病原体と結合していることがわかりやすい色素（染色液）を感染症の治療に試した。

# A　抗菌薬（抗細菌薬）

## 1　抗菌薬総論

### 1　化学療法薬を理解するために必要な基礎知識

化学療法薬は生体に投与されるものであるから，細菌に対する作用のみならず，生体に対する作用も知っておかなければならない。

● **選択毒性**　細菌も1つの細胞であるため，細菌に作用する薬物の多くは，宿主の細胞に対しても有害にはたらく場合が多い。そのため，一般の消毒薬は化学療法には使用することができない。そこで，病原体に対してとくに強い親和性をもち有害に作用する一方で，宿主の細胞に対しては有害作用の少ない薬物が化学療法薬として用いられる。化学療法薬のこのようなはたらきを**選択毒性** selective toxicity という。原核生物（細菌）と真核生物（動物など）の違いについてはすでに学習したが（●5ページ），化学療法薬の選択毒性の多くは，生体（ヒト）にはなくて細菌にはある物質や機能に対して作用することに基づいている。

理想的な化学療法薬は，宿主の細胞にはまったく毒性がなく，病原体にだけ強力な毒性を有する物質である。化学療法薬としての優劣は，感染した宿

**NOTE**

**❶化学療法薬**
　今日では，病原微生物に対して用いられるものだけでなく，悪性腫瘍に用いられる抗悪性腫瘍薬（抗がん薬）を含めて化学療法薬という。標的となる微生物の違いによって，抗ウイルス薬，抗真菌薬などという。抗細菌薬は通常，**抗菌薬** antimicrobial drug とよぶことが多い。病原微生物に対する治療薬は，**抗微生物薬**と総称しうる。

**❷抗生物質**
　化学療法薬を製造過程から分類すると，完全に化学合成できるもの（例：サルファ剤，ニューキノロン剤），天然の抗生物質（例：ペニシリンG），天然の抗生物質を化学的に修飾した半合成抗生物質（例：アンピシリン）がある。近年，天然の抗生物質も化学合成できるようになってきた。

主を治癒させるのに必要な最小有効量とその薬に対する宿主の最大耐量❶の比の大小で判定する。この比(最小有効量／最大耐量)を**化学療法指数** chemotherapeutic index(**化学療法係数**)という。この指数が小さければ小さいほど,選択毒性が高く,すぐれた薬物である。たとえばペニシリンの化学療法指数は,レンサ球菌感染マウスに対して 1/100〜1/1,000 で,すぐれている。

● **作用点**　化学療法薬が作用する病原体側の標的部分を**作用点** site of action といい,多くの場合,原核生物(細菌)にはあって真核生物(生体)にはない機能を担う酵素や,両者で異なる構造と構成成分が作用点となる(◉155 ページ,図 9-2)。

　たとえば,細胞壁のペプチドグリカンとその合成酵素は細菌のみがもつので,ペプチドグリカン合成酵素が $\beta$-ラクタム剤の作用点となる。また細菌と真核細胞のリボソームには違いがあるので,細菌のリボソームに親和性が強くタンパク質合成を阻害する薬物は,抗菌活性を示す。薬物の作用点を理解することは,あとで述べる薬剤耐性の機序を理解するためにも必要である。

● **殺菌作用と静菌作用**　薬物が細菌に作用して死滅させるのか(**殺菌作用** bactericidal action),または細胞分裂をとめるだけなのか(**静菌作用** bacteriostatic action)を知ることも大切である。その理由は,第一に,殺菌作用は細胞分裂の盛んな細菌に対して強いので,静菌作用を示す薬物とは併用できない,という点である。第二に,静菌作用は細菌の排除を食細胞による殺菌に依存するので,食細胞の機能の低下した人には,静菌作用よりも殺菌作用のある薬物を使用したほうがよい,という点である。一般に細胞壁合成阻害薬,細胞膜阻害薬,核酸合成阻害薬は殺菌作用があり,タンパク質合成阻害薬,代謝阻害薬は静菌作用を示す(ただし,アミノグリコシド系抗菌薬は例外的に殺菌作用をもつ)。

● **抗菌域**　その化学療法薬が有効性を示す範囲のことで,**抗菌スペクトル** antibacterial spectrum ともいう。1 つの薬物がすべての細菌に有効というわけではなく,有効性を示す対象範囲は限られている。すなわち,「得意」「不得意」がある。たとえば,バンコマイシンのように分子量が大きくて細胞膜を通過しにくい薬物は,グラム陽性菌のペプチドグリカンの合成は阻害できるが,ペプチドグリカンが外膜の内側にあるグラム陰性菌には無効である。

　一方,後述する薬剤耐性菌が耐性を示す範囲を**耐性スペクトル**とよぶ。

● **生体内動態**　生体内に投与された薬物の吸収 absorption,臓器分布 distribution,代謝 metabolism,排泄経路 excretion を知ることも重要である。

　たとえば,腸管からは吸収されないアミノグリコシド系抗菌薬は,腸管以外の感染の場合には注射薬として投与しなければならないし,胃酸で失活するペニシリン G も経口投与はできない。髄膜炎の際には,髄液への移行がよいアンピシリンなどが用いられる。サルファ剤は生体内で還元されてスルファニルアミドとなって有効となるし,ピラジナミドとフルシトシン(5-FC)も生体で代謝されたのち,有効性を発揮する。腎臓からの排泄の多いペニシリン系抗菌薬は尿路感染に,胆汁として排泄される抗菌薬は胆嚢炎に有

□ NOTE

❶**最大耐量** maximum tolerated dose(**MTD**)

　宿主に有害な反応(副作用)が出て,その薬物のそれ以上の投与をやめざるをえなくなる閾値となる投与量。

▶表9-1 抗菌薬の細胞内移行性

| 移行しやすい | エリスロマイシン, キノロン系薬, リファンピシン, クロラムフェニコール, エタンブトール, クリンダマイシン |
|---|---|
| 中等度 | テトラサイクリン系薬, リンコマイシン, イソニアジド |
| 移行しにくい | ペニシリン系薬, セフェム系薬, アミノグリコシド系薬 |

効である。

● **細胞内移行性** 宿主細胞内で増殖する細胞内寄生性細菌に対しては, 細菌の増殖場所である細胞内に薬物が届かなければ効果が及ばない。薬物にはこの細胞内移行性がよいものとわるいものとがあるので, 使い分ける必要がある。

　ペニシリン系薬やセフェム系薬は, 分子量は小さいが移行性がわるい。一方, 脂溶性の薬物には移行性のよいものが多い(▶表9-1)。

## 2 薬剤耐性(薬物耐性)

　現在, **薬剤耐性菌**(単に**耐性菌**ともいう)が問題となっており, 耐性菌を出現させないような薬剤投与法の工夫が迫られている。また耐性菌の情報を知り, 耐性スペクトルを把握することも必要になってくる。

　細菌は作用点となるタンパク質をコードしている遺伝子の突然変異や, 他の細菌からの遺伝子の水平伝播(▶30ページ)によって, 薬物に対する**耐性** drug resistance を獲得する。化学療法薬の使用は**選択圧** selective pressure となって耐性菌(薬剤耐性菌)を生み, その蔓延を引きおこす。細菌における耐性獲得の機序は次の3つに分類される。

● **作用点の変化** 薬物の作用点が変化して薬物の親和性が低下し, その細菌に対して効果が弱くなる場合である。たとえば, リファンピシンの作用点は, DNA依存性RNAポリメラーゼの$\beta$-サブユニットであるが, その遺伝子が突然変異をおこし, リファンピシンと結合しなくなるために薬効を示さなくなる。

● **酵素による修飾や分解** アミノグリコシド系薬にアミノ基やアセチル基を結合させて, 薬効を低下させる酵素をつくる細菌がいる。また, $\beta$-ラクタム系薬を分解する酵素である**$\beta$-ラクタマーゼ** $\beta$-lactamase を産生する細菌もいる(▶155ページ)。

● **薬物排出ポンプ** 細菌のなかには, 有害となる物質を外に排出するポンプ作用をもっているものがあり, テトラサイクリン系薬のほか, 多くの薬物に対してこの機構が明らかになってきている。これらの細菌はポンプ機構によって, 菌体内に取り込んだ有害な物質や, 不要な物質, 過剰な物質を菌体外に排出する。

　多くの多剤耐性菌において, 耐性に最も深く関与しているのが**多剤排出ポンプ**であり, メチシリン耐性黄色ブドウ球菌(MRSA), バンコマイシン耐性腸球菌(VRE), 緑膿菌, セラチア, 赤痢菌などもこれを保有している。

多剤排出ポンプは，構造や作用機序の異なる薬物を細胞外に排出するもので，エネルギーを使って薬物の能動輸送を行う。

## 3 副作用

　化学療法には選択毒性の高い薬物が使われているが，**副作用** side effect が避けられない。副作用は大きく3つに分類できる。

● **臓器障害**　クロラムフェニコールによる再生不良性貧血や顆 粒 球減少症，ストレプトマイシンによる聴神経障害，テトラサイクリンによる胎児・新生児の歯の着色，光線過敏症，アミノグリコシド系・グリコペプチド系による腎障害，マクロライド系・クロラムフェニコール・リファンピシンによる肝障害などがある。機序はよくわかっていないが，生体の細胞に存在するミトコンドリアは進化の過程で原核細胞を取り込んだものであるため，細胞内へ移行した薬物がその機能を障害するものと考えられる。

● **アレルギー**　ペニシリン系薬や，セファロスポリン系薬によるアナフィラキシーや薬疹がある。バンコマイシン投与によっておこる全身発赤と瘙痒感は，レッドマン症候群とよばれる。これらを防ぐために投与前の十分な問診，投与中の観察，ショックに対する救急処置の準備が必要である。

● **菌交代症**　広域スペクトルを有する化学療法薬を長期間投与することによって常在細菌叢を構成する細菌が減り，少数生息していた薬物がきかない病原菌や外来性微生物が優勢になるためにおこる。カンジダ腟炎や偽膜性大腸炎などがある。その他，ビタミンを産生する常在菌の死滅によってビタミン欠乏症がおこる。

## 4 薬剤感受性試験

　ある薬物によってその細菌が殺菌または静菌される場合，その細菌はその薬物に**感受性** sensitivity があるという。感受性の程度はその薬物の濃度であらわされ，低濃度ほど細菌の感受性は高い。薬物に対する細菌の感受性の程度を調べる検査法を**薬剤感受性試験** drug sensitivity（susceptibility）test という。各種の薬物に対する耐性菌はこの方法で感受性を調べて検出されるので，化学療法においてはどの薬物が有効であるかを調べる重要な検査法である。

　薬剤感受性試験には，**希釈法**と**拡散法**がある。

● **希釈法**　希釈法では，調べる薬物の2倍ごとの段階的希釈を行い，それぞれの薬物を含む培地で菌を培養して，どの希釈段階で菌が発育するかで判定する。感受性の程度は，最大希釈倍率である**最小発育阻止濃度** minimum inhibitory concentration（MIC）であらわす。

● **拡散法**　拡散法は，一定量の菌を寒天平板培地上に塗布し，その上に一定量の薬物を含む濾紙（**感受性ディスク**）を置いて培養する方法である。ディスクから培地に拡散した薬物によって**発育阻止円**が濾紙の周辺にできるので，その阻止円の大きさから感受性の程度を測定する（●図9-1）。

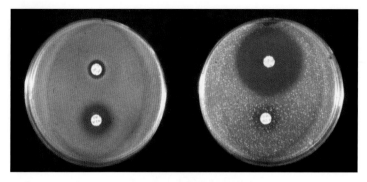

◎図9-1　感受性ディスクを用いた薬剤感受性試験
培地の中のそれぞれ白い円形部分が感受性ディスク，その周囲の黒っぽい部分が発育阻止円。左は下が，右は上が感受性が高い例を示す。

## 5 薬物血中濃度モニタリング therapeutic drug monitoring (TDM)

　アミノグリコシド系とグリコペプチド系の抗菌薬は，治療に必要な血中濃度❶と腎障害の副作用がおこる血中濃度が近いため，治療開始後に採血してモニタリングする必要がある。投与直後のピーク血中濃度と次回投与直前のトラフ血中濃度❷を調べ，投与量の調節を行う。

## 6 抗菌薬投与の実際

　細菌感染症を疑って抗菌薬を投与するときの流れは，①原因となる細菌（起炎菌）を特定するために感染部位の検体（膿・喀痰・尿・便・髄液・腹水など）を必ず抗菌薬投与を開始する前に採取し，培養・グラム染色を行う，②起炎菌を確定し，有効と考えられる抗菌薬による治療を開始する，ということになる。

　起炎菌はまだ判明していないが，重症の感染症であり，ただちに治療を開始する必要がある場合は，起炎菌を予想して治療薬を選ぶ。これを経験的治療 empiric therapy という。

　この場合，想定される菌を広くカバーできるような抗菌スペクトルの広い薬剤を選択することが多い。そして培養の結果が出て起炎菌が判明したら，それに合った狭い抗菌スペクトルの狭い薬剤に変更する。これをデエスカレーション de-escalation という。

　菌交代症の防止，薬物耐性菌出現の防止，医療コスト削減などの観点から，抗菌薬の適切な使用が求められている。

## 2 抗菌薬各論

　抗菌薬のうち抗生物質の占める比重はきわめて大きいが，サルファ剤やキノロン系薬などの合成化学物質も多用されている。抗菌薬の一部（ポリエン系薬など）は，抗真菌薬として使われている。

□NOTE
❶抗菌薬には，まとめて投与するほうが小分けして投与するより有効な濃度依存性抗菌薬（タンパク質合成阻害薬・核酸合成阻害薬）と，まとめて投与するより小分けして投与するほうが有効な時間依存性抗菌薬（βラクタム系などの細胞壁合成阻害薬）がある。1日1回の投与ですむ薬剤と数回の投与が必要な薬剤があるのはそのためである。
❷トラフ血中濃度
　薬物を反復投与する場合の，投与直前の最も低くなる血中濃度のこと。

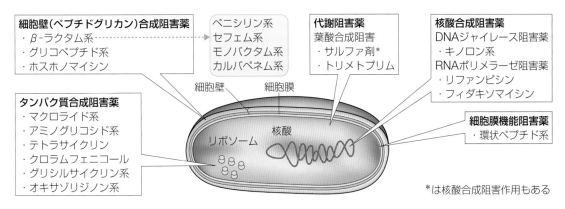

◎図9-2　抗菌薬の作用点

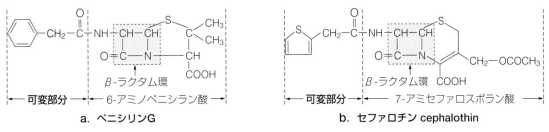

◎図9-3　*β*-ラクタム系抗菌薬の例

抗菌薬の作用機序は次のように分けられる(◎図9-2)。

## 1 細胞壁合成阻害薬

### ◆ *β*-ラクタム lactam 系抗菌薬

● **作用機序**　*β*-ラクタム系抗菌薬は，構造式中に四員環の環状アミドである**β-ラクタム環**(◎図9-3)をもち，この部分が細菌の細胞壁のペプチドグリカンの合成を阻害することによって殺菌的に作用する。

ペニシリンは，細菌の細胞膜に存在する**ペプチドグリカン合成酵素**と結合することで，酵素作用を阻害する。このことから，これらの酵素は**ペニシリン結合タンパク質** penicillin-binding protein(**PBP**)ともよばれる。ペプチドグリカンとその合成酵素は細菌にしかないため，ペニシリンなどの*β*-ラクタム系抗菌薬はヒトに対する毒性がきわめて低く，化学療法指数の小さい優秀な抗菌薬である。

● **耐性**　*β*-ラクタム系抗菌薬の作用に対して，細菌は2つの方法で耐性を獲得する。1つ目は，**β-ラクタマーゼ**という酵素(ペニシリナーゼ，セファロスポリナーゼなど)を産生し，抗菌薬の*β*-ラクタム環部分を加水分解して失活させる方法である。2つ目は，PBPの*β*-ラクタム剤との親和性を低下させる方法である。

この系に含まれる抗菌薬には，**ペニシリン** penicillin 系と**セフェム** cephem 系，**モノバクタム** monobactam 系，**カルバペネム** carbapenem 系がある。

## ペニシリン系

　カビのつくるペニシリンには，作用の差からP，G，X，Kの4種が知られている。なかでも，**ペニシリンG**（ベンジルペニシリン；◑図9-3）は抗菌力も強く，グラム陽性球菌・淋菌・髄膜炎菌・スピロヘータ類に有効で，広く用いられている。酸に不安定なために経口投与ができなかったが，その後，耐酸性で経口投与できるペニシリン系薬の開発が進んだ。

　ペニシリン系薬の多用とともに，ペニシリナーゼを産生する黄色ブドウ球菌などの**ペニシリン耐性菌**が増加した。これに対抗するために，ペニシリンの可変部をさまざまな構造をもつ合成物で置換して$\beta$-ラクタム環を保護し，ペニシリナーゼに抵抗性の半合成ペニシリンである**メチシリン** methicillin，オキサシリン oxacillin，クロキサシリン cloxacillin などがつくられた（現在，この3薬は販売されていない）。

　半合成ペニシリンの一種である**アンピシリン**（アミノベンジルペニシリン）は，経口投与が可能になったうえに，グラム陰性桿菌にも効力を示し，広範囲の抗菌スペクトルをもっている。このほか，緑膿菌に活性をもつペニシリン（ピペラシリン）や，$\beta$-ラクタマーゼ阻害薬とペニシリンの合剤（スルバクタム・アンピシリン，タゾバクタム・ピペラシリン）なども開発された。

## セフェム系

　セファロスポリン cephalosporin 類は，糸状菌のセファロスポリウム-アクレモニウムが産生するセファロスポリンCが基本になって，半人工的に多くの誘導体がつくられている。このような抗生物質は，ペニシリンに比べてグラム陽性菌および陰性菌に広い抗菌スペクトルをもち，さらにペニシリナーゼに抵抗性を示し，現在最も多用されている薬物の1つである。

　近年やや耐性菌が増加しつつあり，耐性菌はセファロスポリナーゼを産生する。7-アミノセファロスポラン酸の7位にメトキシ基($-OCH_3$)がついたものを**セファマイシン**，さらにヘテロ6員環のイオウが酸素に代わったものを**オキサセフェム**と称する。

　セフェム系薬は，開発された順に第1世代〜第4世代に分けられることが多い。開発初期のセファゾリンに代表される第1世代は，ほぼグラム陽性球菌にしか効果がなかった。

　しかし，薬の分子構造をかえることで，第2世代・第3世代ではグラム陰性桿菌にも有効になった。セフトリアキソンやセフォタキシムは，市中肺炎や髄膜炎治療によく用いられる。一方で，これらはグラム陽性菌に対しては活性が弱くなった。

　そこで，グラム陽性菌にも緑膿菌にも活性の強い抗菌薬の開発が行われ，第4世代セフェムが誕生した。

## カルバペネム系

　カルバペネム系抗菌薬は，抗菌スペクトルがきわめて広く，グラム陽性球菌（MRSA・腸球菌を含む），グラム陰性桿菌（緑膿菌を含む），嫌気性菌にも有効である。ほかの抗菌薬が無効な場合の切り札として温存しておくことが望ましい。イミペネム，メロペネム，ドリペネムなどがある。

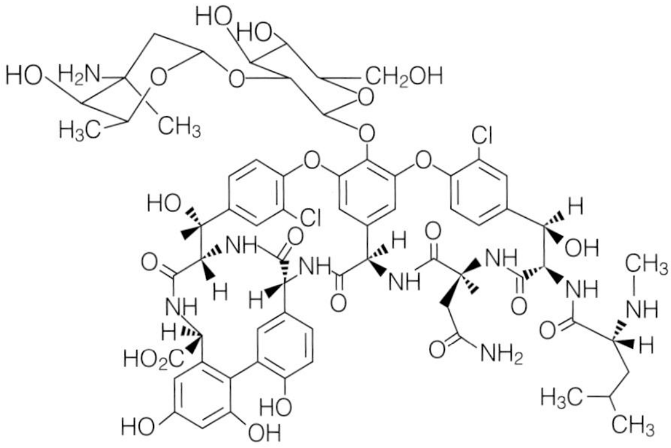

◎図 9-4　バンコマイシン

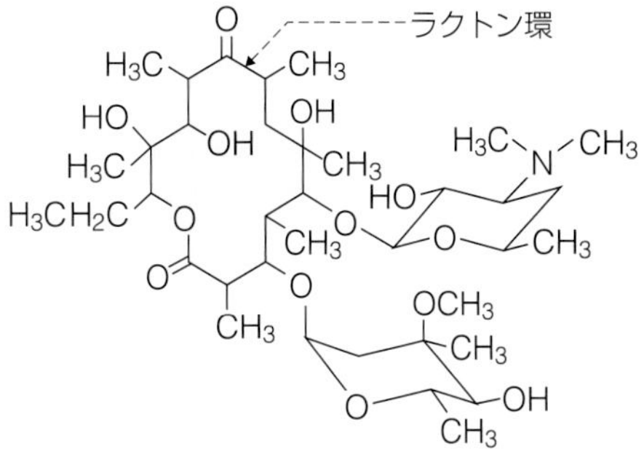


◎図 9-5　エリスロマイシン

### ◆ グリコペプチド glycopeptide 系抗菌薬

**バンコマイシン** vancomycin は放線菌類のストレプトマイセス－オリエンターリスからつくられる抗生物質で，糖とアミノ酸を含んだ複雑な構造である(◎図 9-4)。細菌の細胞壁のペプチドグリカン合成を阻害する。細胞質内で合成されたペプチドグリカンの構造単位(ムラミルペンタペプチド muramyl pentapeptide)は，C55 リピドと結合して細胞膜を通過し，ペプチドグリカンに組み込まれるが，バンコマイシンはムラミルペンタペプチドの末端のアミノ酸に結合し，この組み込みを阻害する。分子量が大きいため，ペプチドグリカンが膜外にあるグラム陽性菌にしか有効ではない。

グリコペプチド系には，ほかにテイコプラニンがある。

● **VRE**　バンコマイシン耐性腸球菌(VRE)では，ペプチドグリカンのペプチド部分の末端のアミノ酸が乳酸に入れかわる変異がおこっている。そのため，バンコマイシンの親和性が低くなり，耐性となった。

## 2 タンパク質合成阻害薬

### ◆ マクロライド macrolide 系抗菌薬

マクロライド系抗菌薬は，巨大な環状のラクトン lactone 環を核にもつ抗生物質で，リボソーム 50 S 粒子に結合し，タンパク質合成を阻害する作用がある。**エリスロマイシン** erythromycin(◎図 9-5)，スピラマイシン spiramycin などがあり，注射または経口で用いられる。

主としてグラム陽性および陰性の球菌に有効であり，スピロヘータ類・リケッチア類にも有効であるが，ブドウ球菌には，この薬物に対する耐性菌が増加しつつある。副作用は比較的少ないが，肝臓障害があらわれる場合もある。

抗菌力が強く半減期が長いクラリスロマイシン clarithromycin やアジスロマイシン azithromycin は少量長期投与❶も可能で，食細胞の機能も高める作用がある。これらは**ニューマクロライド** new macrolide 系とよばれている。

**NOTE**

**❶少量長期投与**

一般に，少量の抗菌薬を長期にわたって投与することは耐性菌を生むためよくないこととされているが，ニューマクロライド系薬剤の場合には，びまん性汎細気管支炎や慢性副鼻腔炎の治療にこの投与法が有効であることが示されている。

◉図9-6　ストレプトマイシン

## ◆ アミノグリコシド aminoglycoside （アミノ配糖体）系抗菌薬

　アミノグリコシド系抗菌薬はアミノ糖❶をもち，グラム陽性菌および陰性菌，抗酸菌などに有効な広域抗菌スペクトルをもつ抗生物質である。副作用としては共通して内耳（聴）神経障害や腎臓障害をおこしやすい。いずれもリボソーム30S粒子に結合して，タンパク質の合成を阻害する。腸管から吸収されないので，腸管感染症以外には筋肉内注射で投与する。代表的なものにストレプトマイシン streptomycin，カナマイシン kanamycin，ゲンタマイシン gentamicin，アミカシン amikacin，アルベカシン arbekacin がある。

● **ストレプトマイシン**　ワクスマンが1943年に，放線菌類のストレプトマイセス-グリセウスの培養濾液から取り出した抗生物質である（◉図9-6）。結核菌のほか，インフルエンザ菌・百日咳菌・大腸菌などのグラム陰性菌に対して有効で，グラム陽性菌にもある程度抗菌作用がある。おもに前庭神経をおかす副作用がある。

　その後，還元型であるジヒドロストレプトマイシンもつくられたが，蝸牛神経をおかす副作用があり，現在では販売されていない。

● **カナマイシン**　わが国の梅澤濱夫（1914〜1986）らによってストレプトマイセス-カナマイセティカスから1957年に分離された抗生物質で，当初は結核菌に対する薬物，とくにストレプトマイシン耐性菌に対するものとして登場したが，結核菌以外にグラム陽性菌および陰性菌にも広く抗菌スペクトルをもつ抗生物質であることが明らかとなった。ストレプトマイシンと同様に副作用として内耳神経障害や腎毒性があるので，長期大量の投与の場合には注意しなければならない。

## ◆ テトラサイクリン tetracycline 系抗菌薬

　テトラサイクリン系抗菌薬も繁用される抗菌薬の1つである。デメチルクロルテトラサイクリン（レダマイシン®）はストレプトマイセス-アウレオファシエンス変異株の培養濾液から，オキシテトラサイクリンはストレプトマイセス-リモーサスの培養濾液からそれぞれ抽出される（◉図9-7）。後者はポリミキシンBと配合して使用される（テラマイシン®）。人工的に合成して得られるテトラサイクリンが，アクロマイシン®である。

● **適用**　これらは広い範囲のグラム陽性および陰性の細菌に有効で，一部

▢ NOTE

❶アミノ糖
　糖の水酸基がアミノ基で置きかわったもの。

◉図9-7　テトラサイクリン

◉図9-8　クロラムフェニコール

のリケッチアやクラミジアにも有効である。いずれもリボソームに作用し，タンパク質合成阻害作用を示す。**ドキシサイクリン** doxycycline や**ミノサイクリン** minocycline は抗菌スペクトルの広い薬物として開発された。ライム病，日本紅斑熱，つつが虫病の治療に使われることが多い。

● 副作用　副作用としては胃腸障害をおこし，また妊娠中に使用すると，新生児の骨・歯にテトラサイクリンが沈着して灰褐色に着色する。成人の歯にも沈着し，黄色になる。

### ◆ クロラムフェニコール chloramphenicol

クロラムフェニコールは，ストレプトマイセス – ベネズエラエの培養濾液から得られる抗生物質で，その構造が明らかになり，合成されている(◉図9-8)。細菌のタンパク質合成を阻害して抗菌作用を発揮する。市販薬はクロロマイセチン®の名でよく知られている。

● 適用　多くのグラム陽性菌および陰性菌に有効である。比較的，分子が小さく，細胞内への移行性もよいため，リケッチアおよびクラミジアにも効果がある。

● 副作用　副作用として再生不良性貧血・肝臓障害，妊娠時服用による胎児への障害(グレイ gray 症候群)などが指摘されており，現在では一部の限られた感染症以外にはほとんど使用されていない。

### ◆ グリシルサイクリン系抗菌薬

チゲサイクリン tigecycline は，多剤耐性のグラム陰性菌(緑膿菌を除く)に有効である。MRSA を含むグラム陽性菌にも抗菌活性を示す。

### ◆ オキサゾリジノン系抗菌薬

リネゾリド linezolid，テジゾリド tedizolid は，MRSA，PRSP，VRE などの耐性菌を含むほとんどのグラム陽性菌に抗菌活性を示すが，慎重な使い方が求められている。グラム陰性菌には無効なことが多い。

## 3 代謝阻害薬

### ◆ サルフア剤(スルホンアミド sulfonamide 剤)

ドマクによって発見されたスルファミンを基本として，多数の**サルフア剤**❶が合成された(◉11ページ)。スルファジアジン sulfadiazine，スルファメ

---

**NOTE**

❶**サルファ剤** sulfa drug
スルファニルアミド sulfanilamide(スルホンアミド sulfonamide)構造をもつ化合物の総称。

　a.　葉酸　　　　　　　　　　　　c.　サルファ剤(スルファミン)

b.　パラアミノ安息香酸

◉図9-9　葉酸，パラアミノ安息香酸とサルファ剤の構造の比較

　a.　ナリジクス酸　　　　　　　　b.　ノルフロキサシン

◉図9-10　キノロン系抗菌薬

トキサゾール sulfamethoxazole などはグラム陰性桿菌にも有効であり，全身投与がなされる。いずれも生体内で還元されてスルファニルアミドとなり，抗菌作用を発揮する。これらは代謝拮抗薬（きっこう）として作用する。

● **作用機序**　細菌は増殖に必要な物質として**葉酸**（ようさん）（ビタミン $B_{19}$）を合成しているが，その合成過程で**パラアミノ安息香酸**（あんそくこうさん）を必要とする。サルファ剤は，その化学構造がパラアミノ安息香酸と似ているため，それが誤って合成の過程で取り込まれて葉酸の合成が阻害される（◉図9-9）。葉酸はホルミル基（–CHO）などの1炭素基を運んでアミノ酸や核酸合成の中間体へ渡す役割をするので，葉酸合成を阻害された細菌は，タンパク質・核酸合成が阻害され，その結果として細菌の増殖が抑えられる。

　サルファ剤は，同じく葉酸合成阻害薬であるトリメトプリムとあわせ，**ST合剤**として頻用される。免疫抑制患者におけるニューモシスチス肺炎の予防・治療にも用いられる。

## 4　核酸合成阻害薬

### ◆ キノロン quinolone 系抗菌薬

　キノロン系の抗菌薬は，DNA の二重らせんの巻き方を調節する酵素を阻害することで，細菌の核酸合成を阻害する。このような酵素はDNA トポイソメラーゼ topoisomerase とよばれ，ヒトなどの真核生物にも存在するが，キノロン系薬はこのうち細菌に特異的な DNA ジャイレース gyrase にのみ作用する。

　最初に実用化されたのは**ナリジクス酸** nalidixic acid である（◉図9-10-a）。その後，フッ素（F）が付与されたノルフロキサシン norfloxacin，オフロキサシン ofloxacin，シプロフロキサシン ciprofloxacin など，より広範囲の細菌に有

効な**ニューキノロン系**の抗菌薬が合成されてきた(◐図9-10-b)。

## ◆ RNAポリメラーゼ阻害薬

リファンピシン(◐下記)は一般細菌や結核菌の治療に用いられる。また,フィダキソマイシン fidaxomicin はクロストリジオイデス-ディフィシレ(CDI,◐241ページ)の治療に用いられる。

## 5 細胞膜機能阻害薬

## ◆ 環状ペプチド系抗菌薬

環状ペプチド系抗菌薬はアミノ酸が環状に結合した構造を骨格にもつ抗菌薬で,界面活性作用をもち,細胞膜に破壊的にはたらいて殺菌作用をあらわす。バシラス属の細菌が産生する。

●**ポリミキシンB, コリスチン** ポリミキシン polymyxin B, コリスチン colistin はグラム陰性桿菌に対して用いられ,緑膿菌にも有効であるが,ときに腎毒性・神経毒性の副作用がある。

●**グラミシジンS** グラミシジン gramicidin S はグラム陽性球菌に対して有効であるが,溶血毒・腎毒として作用するため全身投与には不適切で,外用薬として用いられた。現在は販売されていない。

●**バシトラシン** バシトラシン bacitracin は,細胞膜の機能を阻害し,ペプチドグリカン前駆体を通過できないようにすることで,細胞壁の合成を阻害する。グラム陽性菌・グラム陰性球菌などに殺菌的に作用する。化膿性疾患に軟膏として使用される。

●**ダプトマイシン** ダプトマイシン daptomycin は,グラム陽性球菌の細胞膜に結合して,その機能を失わせ,殺菌的に作用する。抗MRSA薬として用いられる。

## 6 抗結核薬(抗ハンセン病薬を含む)

結核菌に有効な抗菌薬は限られている。このなかには一般の細菌にも有効な薬剤もあるが,イソニアジドや,エタンブトール,ピラジナミドなどのように,マイコバクテリウム属以外には無効なものも多い。ストレプトマイシン(SM),カナマイシン(KM)についてはすでに述べたので,ここではそれ以外の**抗結核薬**について述べる(◐図9-11)。

●**イソニアジド** イソニアジド isoniazid(イソニコチン酸ヒドラジド isonicotinic acid hydrazide〔INH〕)は,第一選択の抗結核薬として用いられる。結核菌の細胞壁にあるミコール酸の合成を阻害し,殺菌的に作用する。類似の構造をもつものとしてピラジナミド,エチオナミドがあり,他の抗結核薬と併用することによって耐性化を遅延させ,抗菌力を増強させる。

●**リファンピシン** リファンピシン rifampicin(RFP)はノカルジア-メジテラネイが産生するリファマイシンRから有機化学的に誘導された抗生物質で,DNA依存性RNAポリメラーゼを阻害する。一般細菌から結核菌・ウ

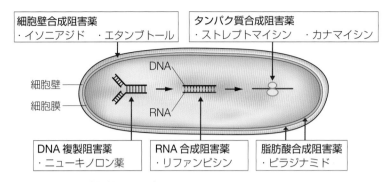

◉**図 9-11　抗結核薬の作用点**

イルスにいたるまで有効であるが，とくに多剤耐性結核菌に有効で，多用されている。副作用は少ないが，ときに胃腸障害・肝臓障害がある。

●**エタンブトール**　エタンブトール ethambutol（EB）は，抗結核薬としてはINH，RFP についで有効な第一選択薬剤である。他の抗結核薬と交差耐性❶を示さない。副作用として，視力障害をおこすことがある。

●**ピラジナミド**　ピラジナミド pyrazinamide（PZA）は，結核菌がもつ酵素によって分解されてピラジノイン酸になり，これが結核菌の脂質合成を阻害する。短期強化療法として INH，RFP，SM（または EB）を合わせた 4 剤併用が行われている。

●**ジアミノジフェニルスルホン**　ジアミノジフェニルスルホンdiaminodiphenyl sulfone（DDS）は**抗ハンセン病薬**で，ジアフェニルスルホンdiaphenylsulfone ともいう。サルファ剤の開発途上で，その誘導体のプロミンpromin が生体内で DDS に変化して抗らい菌作用を示すことがわかり，実用化された。作用機序は葉酸合成阻害である。プロミンは経口投与ができないため，プロミンより毒性が少なく経口投与ができるプロミゾール promizoleなどが開発されたが，現在では DDS のみが販売されている。

●**その他の抗結核薬**　パラアミノサリチル酸 para-aminosalicylic acid（PAS）のほか，サイクロセリン cycloserine，エンビオマイシン enviomycin，レボフロキサシン levofloxacin，デラマニド delamanid，ベダキリン bedaquirine などがある。

# B　抗ウイルス薬

　抗ウイルス薬が治療に利用できるウイルス感染症は限られている。ウイルスは生きた宿主細胞の代謝機能を利用して複製し，その複製機構はウイルスごとに異なっている。したがって，宿主細胞の代謝機能に大きな影響を与えず，なおかつウイルスの複製だけを選択的に抑制する薬剤，すなわち選択毒性が高い抗ウイルス薬の開発が一般にむずかしいからである。

　しかし，近年，個々のウイルスの複製過程の解明とともに，ウイルスだけ

🔲 NOTE
❶**交差耐性**
　片方の薬剤に耐性になった細菌が，同時にもう片方の薬剤に対しても耐性を示すようになること。化学的構造や作用機序が似た化学療法薬の間でよくみられる。

がコードする酵素やウイルス固有の増殖過程を特異的に阻害する抗ウイルス薬が開発され，治療に用いられている。

● **適応**　現在，抗ウイルス薬(◐表9-2)の適応は，単純ヘルペスウイルス(HSV)，水痘-帯状疱疹ウイルス(VZV)，サイトメガロウイルス(CMV)，インフルエンザウイルス，ヒト免疫不全ウイルス(HIV)，B型・C型肝炎ウイルス(HBV・HCV)，RSウイルス(RSV)，ヒトパピローマウイルス(HPV)，新型コロナウイルス(SARS-CoV-2)による感染症の治療である。

さらに，感染源(患者)との濃厚接触者で発症すると重症化する可能性がある者の発症予防(インフルエンザ)や，再発病変の発症抑制(性器ヘルペス)，感染すれば終生持続感染するウイルスに曝露された者の感染予防(ヒト免疫不全ウイルス)にも用いられる。

● **留意点**　抗ウイルス薬による治療に際しては，①一般に，抗ウイルス薬の抗ウイルススペクトルは狭いため，的確なウイルス学的診断が不可欠である，②抗ウイルス薬が有効な時期はウイルスが複製している時期であるが，発症して診断がついたときにはウイルスはすでに増殖して広がっているため，早期投与が必要である，③潜伏感染しているウイルスには無効であり，体内から排除するのはむずかしい，④長期の使用によって耐性ウイルスが出現する，などの点に留意する必要がある。

現行の抗ウイルス薬は，標的および作用機序に基づき次のように分けられる。

# 1 ウイルスの吸着・侵入阻害薬

感染はウイルスが細胞表面のウイルス受容体に吸着することから始まるので，ウイルス粒子やその受容体に結合してウイルスの吸着を阻害する物質は抗ウイルス作用を発揮する。

### ▌免疫製剤

①**免疫グロブリン**　ヒト免疫グロブリン製剤に含まれる抗ウイルスIgG抗体(中和抗体)が麻疹・水痘の発症予防・軽症化やA型肝炎の予防に，特殊免疫グロブリン製剤である**高力価抗HBsヒト免疫グロブリン製剤**(**HBIG**)がB型肝炎ウイルスの母子感染や針刺し事故等による感染の予防に用いられる。また，麻疹・水痘・狂犬病などではウイルスが侵入したあと早期にワクチンを接種することでも発症を予防することができる。

②**モノクローナル抗体**　ヒトRSウイルスに対するヒト化モノクローナル抗体(◐94ページ)である**パリビズマブ** palivizumab が，基礎疾患をもつ乳幼児の下気道疾患発症予防に用いられる。

また，新型コロナウイルス感染症(COVID-19)の重症化を予防するために，SARSコロナウイルス2に対するモノクローナル抗体(カシリビマブ/イムデビマブ，ソトロビマブ)が特例承認され，使用されている。

### ▌侵入阻害剤

ヒト免疫不全ウイルス(HIV)は，HIV粒子表面の糖タンパク質である

◉表 9-2　抗ウイルス薬

| ウイルス | 薬剤の一般名(略号：構造または用法上の特徴) | 作用機序 |
|---|---|---|
| 抗ヘルペスウイルス薬(HSV, VZV)薬 | アシクロビル(ACV)，ペンシクロビル(PCV)†，バラシクロビル(VACV：ACV 前駆体)，ファムシクロビル(FCV：PCV 前駆体) | ウイルスのチミジンキナーゼによりリン酸化され，DNA 合成阻害 |
| | ビダラビン(Ara-A)，アメナメビル(AMNV) | DNA 合成阻害 |
| 抗サイトメガロウイルス(CMV)薬 | ガンシクロビル(GCV)，バルガンシクロビル(VGCV：GCV 前駆体) | UL97 遺伝子産物によりリン酸化され，DNA 合成阻害 |
| | シドホビル(CDV)*，ホスカルネット(PFA) | DNA 合成阻害：UL97 遺伝子変異による GCV 耐性ウイルスに有効 |
| | ホミビルセン(エイズ患者 CMV 網膜炎眼内治療)* | タンパク質合成阻害(アンチセンス薬) |
| | レテルモビル(感染予防) | DNA ターミナーゼ阻害(粒子形成阻害) |
| 抗インフルエンザウイルス薬 | ザナミビル(吸入)，オセルタミビル(内服)，ラニナミビル(吸入)，ペラミビル(点滴静注)，はじめの 3 剤は感染予防にも使用 | A 型・B 型インフルエンザウイルスのノイラミニダーゼ阻害(放出阻害) |
| | バロキサビル マルボキシル(内服) | キャップ依存性エンドヌクレアーゼ阻害(増殖阻害) |
| | アマンタジン(内服) | A 型インフルエンザウイルスの脱殻阻害 |
| | ファビピラビル(内服) | RNA ポリメラーゼ阻害 |
| 抗肝炎ウイルス(HBV, HCV)薬 | ペグインターフェロン(PEG-IFN) | HBV，HCV タンパク質合成阻害 |
| | ラミブジン(LAM)，アデホビル(ADV)，エンテカビル(ETV)，テノホビル(TDF) | HBV 逆転写阻害(DNA 合成阻害)：ADV，ETV は LAM 耐性ウイルスに有効 |
| | リバビリン(RBV)，ソホスブビル(SOF)，ベクラブビル(BCV) | HCV RNA 合成阻害 |
| | ダクラタスビル(DCV)，レジパスビル(LDV)，オムビタスビル(OBV)，エルバスビル(EBV)，ピブレンタスビル(PBV)，ベルパタスビル(VPS) | 複製複合体形成阻害 |
| | テラプレビル(TVR)，シメプレビル(SPV)，アスナプレビル(ASV)，パリタプレビル(PTV)，グラゾプレビル(GZR)，グレカプレビル(GCR) | HCV プロテアーゼ阻害 |
| 抗ヒト免疫不全ウイルス(HIV)薬 | マラビロク(MVC) | CCR5 指向性 HIV の侵入阻害 |
| | ジドブジン(AZT・ZDV)，ラミブジン(3TC)，サニルブジン(d4T)，ジダノシン(ddI)，アバカビル(ABC)，テノホビル(TDF)，エムトリシタビン(FTC)，ジドブジン＋ラミブジン合剤(AZT/3TC)，アバカビル＋ラミブジン合剤(ABC/3TC)，テノホビル＋エムトリシタビン合剤(TDF/FTC：感染予防*) | ヌクレオシド系逆転写阻害(DNA 合成阻害) |
| | ネビラピン(NVP)，エファビレンツ(EFV)，エトラビリン(ETR)，リルピビリン(RPV)，リルピビリン＋テノホビル＋エムトリシタビン合剤 | 非ヌクレオシド系逆転写阻害(DNA 合成阻害) |
| | サキナビル(SQV)，リトナビル(RTV)，ネルフィナビル(NFV)，ロピナビル＋リトナビル合剤(LPV/RTV)，アタザナビル(ATV)，ホスアンプレナビル(FPV)，ダルナビル(DRV) | プロテアーゼ阻害(ウイルス粒子形成阻害) |
| | ラルテグラビル(RAL)，ドルテグラビル(DTG) | インテグラーゼ阻害 |
| | エルビテグラビル(EVG)＋TDF＋FTC＋コビシスタット(COBI)，DTG＋ABC＋3TC，DRV＋COBI | 配合薬 |
| 抗 RSV 薬 | パリビズマブ(抗 RSV ヒト化モノクローナル抗体) | RSV の侵入阻害 |
| 抗 HPV 薬 | イミキモド(尖圭コンジローマに外用) | IFN 産生による増殖抑制・感染細胞傷害 |
| 抗 SARS-CoV-2 薬 | レムデシビル，モルヌピラビル | RNA ポリメラーゼ阻害 |
| | ニルマトレビル / リトナビル | プロテアーゼ阻害 |
| | カシリビマブ / イムデビマブ，ソトロビマブ | ウイルス侵入阻害 |

これらのほかに，ヒト免疫グロブリン製剤が，麻疹ウイルス，A 型・B 型肝炎ウイルスの感染予防に用いられる。
＊わが国では未承認。†現在，わが国では市販薬はない。

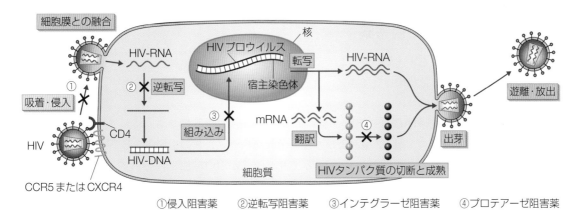

●図9-12　抗HIV薬の作用点

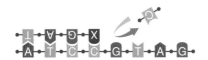

●図9-13　核酸系阻害薬の作用メカニズム
核酸系阻害薬(X)の作用メカニズム。阻害薬には次の核酸と連結
する部分がないため，それ以降の核酸の重合反応が停止する。

gp120が，まず宿主細胞表面のCD4分子に結合し，続いてケモカイン受容体でHIVの補助受容体(コレセプター)であるCCR5またはCXCR4に結合したあと，細胞膜と融合して細胞内へ侵入する(●図9-12)。

　マラビロクmaraviroc(MVC)はCCR5に結合してCCR5指向性HIVのCCR5への結合を阻害し，HIVの細胞内への侵入を防止する。したがって，CXCR4を補助受容体とするCXCR4指向性HIVの侵入には効果がない。

## 2　ウイルスの脱殻阻害薬

　アマンタジンamantadineは，A型インフルエンザウイルス粒子から核酸が遊離して複製過程へ入るのを阻害する。A型のみに対して有効な治療薬であったが，近年流行するウイルスはアマンタジン耐性をもっていることが多い。

## 3　ウイルス核酸合成阻害薬

　ウイルスのポリメラーゼによるDNA・RNAの伸長反応や，逆転写酵素による逆転写を阻害するおもな薬剤には2種類がある。1つは，核酸とよく似た形であるために伸長反応中に誤って取り込まれ，それ以降の反応が阻害される核酸系の阻害薬である(●図9-13)。もう1つは，それとは異なる作用機序をもつ非核酸系の阻害薬である。

## 1 DNA ポリメラーゼ阻害薬

ウイルスの DNA ポリメラーゼを標的とする薬剤で，おもな対象は単純ヘルペスウイルス，水痘 - 帯状疱疹ウイルス，サイトメガロウイルスである。

### ▌核酸系阻害薬

**1 アシクロビル** aciclovir（ACV）　デオキシグアノシン（dG）の類似体である。単純ヘルペスウイルス 1 型・2 型および水痘 - 帯状疱疹ウイルスの遺伝子にコードされたチミジンキナーゼ（TK）によってリン酸基が 1 つ付加され，さらに細胞の TK によって 3 リン酸（ACV-TP）となる。ACV-TP はウイルス DNA ポリメラーゼによって構造が似ているデオキシグアノシン 3 リン酸（dGTP）と間違ってウイルス DNA に組み込まれることで，ウイルスの複製を阻害する（◉図 9-13）。**ペンシクロビル** penciclovir（PCV，販売中止）もデオキシグアノシン（dG）の類似体であり，同様の作用機序である。

ACV や PCV は消化管からの吸収がわるいため，それぞれのプロドラッグ（前駆体）である**バラシクロビル** valaciclovir（VACV）や**ファムシクロビル** famciclovir（FCV）が内服剤として用いられている。これらの薬剤は消化管で吸収されたのち，それぞれ ACV および PCV に変換される。

**2 ビダラビン** vidarabine（Ara-A）　デオキシアデノシン（dA）の類似体である。細胞の酵素により 3 リン酸化されて，ヘルペスウイルスの DNA ポリメラーゼを細胞のポリメラーゼより強く阻害する。ヘルペス脳炎や帯状疱疹に用いられるが，ACV より効果が弱く，毒性は強い。

**3 ガンシクロビル** ganciclovir（GCV）　アシクロビルに構造が似たグアノシン類似体である。サイトメガロウイルスの *UL97* 遺伝子がコードするリン酸転移酵素によって 1 リン酸化され，その後，細胞の酵素により 3 リン酸化されて，*UL54* 遺伝子がコードするウイルスの DNA ポリメラーゼの活性を阻害する。したがって，両遺伝子のいずれかに変異が生じると GCV 耐性となる。

**バルガンシクロビル** valganciclovir（VGCV）は，GCV のプロドラッグであり，内服後体内で GCV に変換される。GCV とともにサイトメガロウイルス感染症に用いられる。

**4 シドホビル** cidofovir（CDV）　ヌクレオチド（ヌクレオシド 1 リン酸）のシチジール酸の類似体で，リボースをもたない。宿主細胞のリン酸化酵素により 2 個のリン酸基が付加されて 3 リン酸（CDV-TP）となり，ウイルスの DNA ポリメラーゼの活性を阻害する。すでに 1 リン酸化されているのでウイルスのリン酸化酵素を必要とせず，*UL97* 遺伝子の変異によってガンシクロビル耐性になったサイトメガロウイルスに有効である。アデノウイルスやポックスウイルスにも効果があるとされているが，副反応が出やすいため慎重に投与を行う（国内未承認）。

### ▌非核酸系阻害薬

**ホスカルネット** foscarnet（PFA）はピロリン酸の類似体で，そのまま DNA ポリメラーゼに結合して，DNA 鎖の伸長を阻害する。核酸との類似

性がない非核酸系の DNA 阻害薬であり，ガンシクロビル耐性サイトメガロウイルス(CMV)にも有効である。副作用が出やすいため，エイズ患者の CMV 網膜炎，同種幹細胞移植後の HHV-6 脳炎などに適応が限られている。

## 2 RNA ポリメラーゼ阻害薬

**ファビピラビル** favipiravir はプリン体(アデノシン・グアノシン)の類似体で，3 リン酸化されたファビピラビルによりウイルスの RNA ポリメラーゼが阻害される。インフルエンザに条件つきで用いられる。

**リバビリン** ribavirin(RBV)はグアノシン類似体で，細胞の酵素でリン酸化され，ウイルス RNA の合成を阻害する。C 型肝炎に IFN と併用される。

**ソホスブビル** sofosbuvir(SOF)も核酸系の薬剤で，C 型肝炎ウイルスの RNA ポリメラーゼ NS5B を阻害する。

**ダクラタスビル** daclatasvir(DCV)，**レジパスビル** ledipasvir(LDV)，**オムビタスビル** ombitasvir(OBT)，**エルバスビル** elbasvir(EBR)も C 型肝炎ウイルスのポリメラーゼ機能を阻害する。ウイルスタンパク質 NS5A に結合してウイルスの増殖に必須の複製複合体形成を抑えることで，RNA 合成を阻害する。

**レムデシビル** remdesivir と**モルヌピラビル** molnupilavir はヌクレオシド類似体のプロドラッグで，新型コロナウイルス感染症(COVID-19)の治療薬としてそれぞれ点滴静注および経口投与される。

## 3 逆転写酵素阻害薬

ヒト免疫不全ウイルス(HIV)の RNA ゲノム核酸は逆転写酵素(RT)により二本鎖 DNA へ変換され，ウイルスがもつインテグラーゼにより感染細胞の染色体に組み込まれる。非核酸系逆転写酵素阻害薬 Non-Nucleoside analogue RT Inhibitor(NNRTI)は，逆転写酵素に結合して構造を変化させることで酵素活性を阻害する。一方，核酸系逆転写酵素阻害薬 Nucleoside analogue RT Inhibitor(NRTI)は，逆転写酵素によって合成される DNA に取り込まれ，DNA 鎖の伸長を停止することでウイルスの複製を阻害する。

また，HIV に対する逆転写酵素阻害薬のなかには，B 型肝炎ウイルスの逆転写酵素を阻害するものがある。**ラミブジン，アデホビル，エンテカビル，テノホビル**が抗 B 型肝炎ウイルス薬として認可されている。

## 4 ウイルス DNA の組み込み阻害薬

逆転写酵素によって合成されたヒト免疫不全ウイルスの二本鎖 DNA は，核内へ運ばれ，インテグラーゼによって宿主細胞のゲノムへ組み込まれる(インテグレーション)。**ラルテグラビル** raltegravir(RAL)と**ドルテグラビル** dolutegravir(DTG)はこのはたらきを阻害する。

# 5 ウイルス前駆体タンパク質の成熟阻害薬

　ウイルスタンパク質のなかには，前駆体がタンパク質切断酵素（プロテアーゼ）により切断されることで成熟するものがある。プロテアーゼ阻害薬 protease inhibitor（PI）は，このプロテアーゼに結合して前駆体タンパク質の切断を阻害する。いくつかのウイルスに対してプロテアーゼ阻害薬が利用可能である。ニルマトレビル nirmatrevir が抗新型コロナウイルス薬として用いられる。

# 6 ウイルスタンパク質合成阻害薬

　1 **ホミビルセン** fomivirsen　サイトメガロウイルス（CMV）の複製に重要な *IE-2* 遺伝子の mRNA と結合することで，タンパク質への翻訳を阻害するアンチセンスオリゴヌクレオチド❶製剤である。CMV 網膜炎の眼内治療に用いられる。

　2 **インターフェロン** interferon（IFN）　感染などを感知した細胞によって産生されるサイトカインの一種である（●95 ページ）。IFN は直接ウイルスに作用するわけではなく，細胞表面の受容体に結合し，抗菌・抗ウイルス活性をもつさまざまな物質の産生を促進する。したがって，一般の抗ウイルス薬と異なり，広い抗ウイルススペクトルで作用する。おもに B 型および C 型肝炎ウイルスに対して用いられている。ポリエチレングリコール（PEG）を結合させた**ペグインターフェロン**（PEG-IFN）は，血中での半減期が延長されており，週1回の与薬で有効血中濃度を維持できる。

□ NOTE
❶アンチセンスオリゴヌクレオチド
　20個程度の塩基がつながったオリゴヌクレオチドは，標的となる mRNA に特異的に結合する。結合した部分が二本鎖になることによってタンパク質への翻訳が阻害される。

# 7 ウイルスの放出阻害薬

　インフルエンザウイルスは，細胞表面のシアル酸と結合して細胞に感染する。複製したウイルスは，ウイルス粒子上にあるノイラミニダーゼによってシアル酸を切断しないと細胞から遊離することができない。ノイラミニダーゼ阻害薬は，A 型・B 型インフルエンザウイルスの細胞からの遊離を阻害することでウイルスの拡散を抑制する。**ザナミビル，オセルタミビル，ラニナミビル，ペラミビル**の4種類が治療に用いられ，このうち最初の3剤は感染予防薬としても用いられる。

# 8 その他の抗ウイルス薬

　1 **アメナメビル** amenamevir　ヘルペスウイルスのヘリカーゼ・プライマーゼ複合体の活性を阻害することにより，二本鎖 DNA の開裂および RNA プライマーの合成を抑制し，ヘルペスウイルスの DNA 複製を阻害する。帯状疱疹の治療に用いられる。

②**レテルモビル** letermovir　サイトメガロウイルス（CMV）の DNA ターミナーゼ阻害薬で，CMV の DNA が 1 単位長のゲノムに切断されてカプシドへ封入されるのを抑制し，ウイルス粒子の形成を阻害する。同種造血幹細胞移植を受けた患者の CMV 感染症の発症を抑制する目的で予防投与される。

③**バロキサビル** baloxavir　**マルボキシル** marboxil　インフルエンザウイルス特有の酵素であるキャップ依存性エンドヌクレアーゼの活性を選択的に阻害し，ウイルスの mRNA 合成を阻害する。A 型・B 型インフルエンザの治療に用いられる。作用機序が異なるため，ノイラミニダーゼ阻害薬に耐性のウイルスにも有効である。

④**イミキモド** imiquimod　イミダゾキノリン系の低分子化合物で，樹状細胞などに作用して，IFN などのサイトカイン産生を促進する。IFN のはたらきによってウイルスの増殖を抑制するとともに，NK 細胞や細胞傷害性 T 細胞を活性化してウイルス感染細胞を排除する。ヒトパピローマウイルスによる尖圭コンジローマにクリームとして外用される。

# C　抗真菌薬

　真菌は真核生物であり，構造も動物細胞の構造と似ているため，真菌のみを傷害しヒトには副作用のないような薬物を見つけるのはむずかしい。細菌に対する薬物のように多種類は見いだされていないが，近年，真菌の細胞膜に特有なエルゴステロールの合成や，細胞壁合成を阻害する抗真菌薬が発見され，治療効果をあげている（◐図 9-14）。

## 1　アゾール系抗真菌薬

　細胞膜の構成成分の 1 つであるステロール❶は真菌と動物とで違いがあり，真菌の細胞膜には**エルゴステロール** ergosterol が，ヒトの細胞膜には**コレステロール**が存在している。そのため，エルゴステロール合成の阻害を作用点として真菌に選択的にはたらく抗真菌薬を得ることができる。**アゾール**

---NOTE

❶**ステロール** sterol
　①ステロイド骨格をもち，②その 3 位に水酸基をもち，③炭素数が 27〜30 のものの総称。広く生物に存在して，生体膜の構成成分となっている。生物種によってさまざまなものがあるが，細菌のほとんどはステロール合成能を欠く。

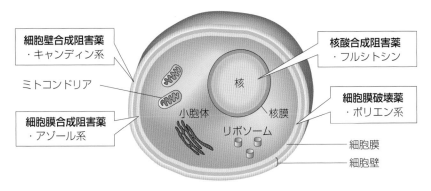

◐**図 9-14　抗真菌薬の作用点**

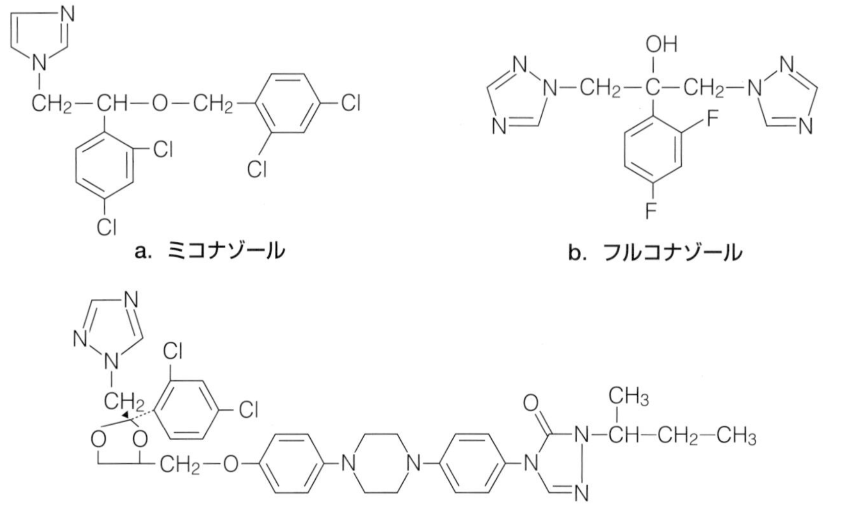

a. ミコナゾール

b. フルコナゾール

c. イトラコナゾール

▶**図9-15　国内で使用されているアゾール系抗真菌薬**

azole 系の抗真菌薬は，エルゴステロール合成阻害薬として抗真菌作用を発揮する。

　アゾール系薬物は**イミダゾール** imidazole 系（ミコナゾール miconazole やケトコナゾール ketoconazole）と**トリアゾール** triazole 系（フルコナゾール fluconazole，イトラコナゾール itraconazole）とに分けられる。内服ではフルコナゾール，イトラコナゾール，ミコナゾールなど，外用ではクロトリマゾール clotrimazole（腟錠）など多くの抗真菌薬が用いられている（▶図9-15）。

# 2　キャンディン系抗真菌薬

　キャンディン candin 系の抗真菌薬は，真菌の細胞壁成分である(1→3)-β-D-グルカンの合成酵素を選択的に阻害することによって，細胞壁を脆弱化させ，真菌細胞を死滅させる。ヒトの細胞にはこれらの成分も酵素もないため，真菌に対してのみ選択毒性が発揮される。糸状菌のアスペルギルス属から酵母様真菌のカンジダ属まで，幅広い抗菌活性を有する（▶図9-16）。

# 3　ポリエン系抗真菌薬

　共有二重結合を多数もった化合物をポリエン polyene 化合物とよぶ。**アムホテリシンB** amphotericin B などのポリエン化合物（▶図9-17）は，細胞膜のエルゴステロールに結合して脱分極を引きおこし，膜のバリア機能を障害して，抗菌作用を発揮する。二重結合の多いほうが作用が強く，また環の大きいほうが，真菌の細胞膜のエルゴステロールに結合する力が強い。

　アムホテリシンBは各種の深在性真菌症に用いられる。水に不溶で，全身投与をすると腎臓障害をおこすことがある。

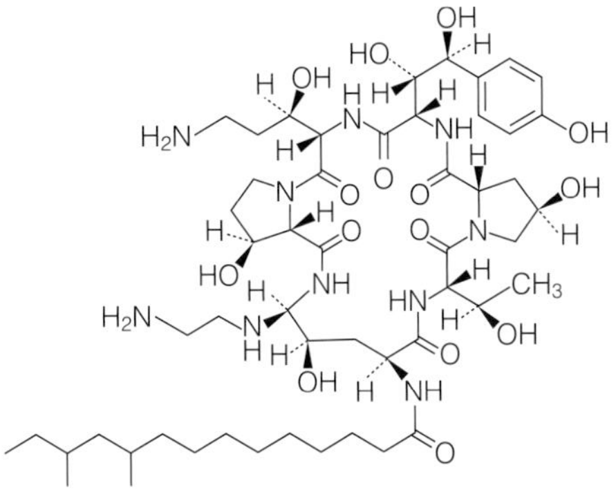

a. カスポファンギン

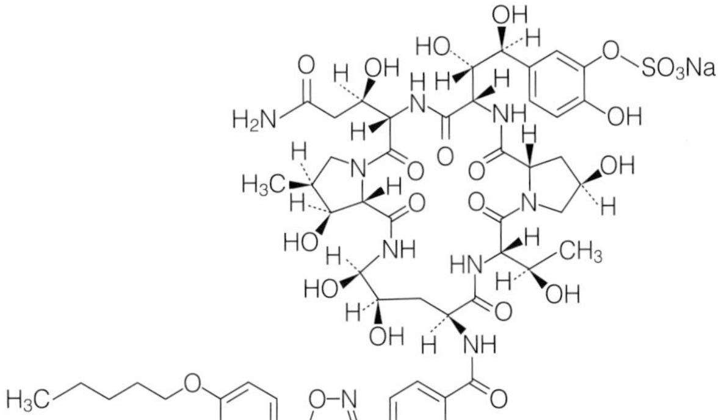

b. ミカファンギン

◎図9-16 キャンディン系抗真菌薬

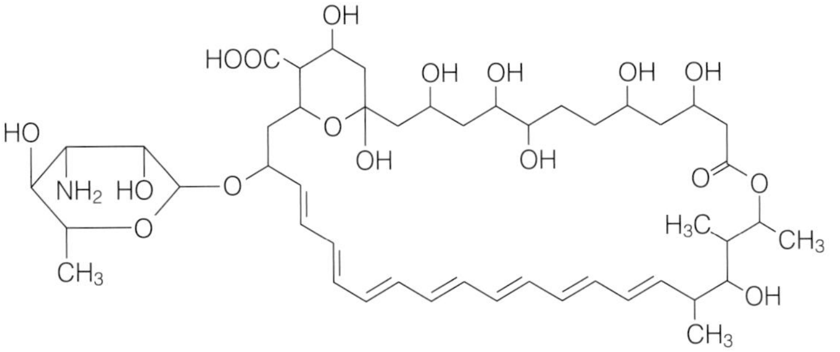

◎図9-17 アムホテリシンB（ポリエン系）

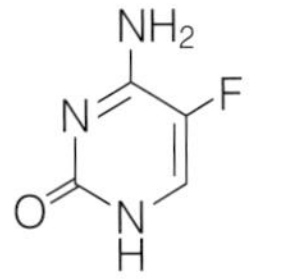

◎図9-18 フルシトシン

## 4 その他の抗真菌薬

1 **フルシトシン** フルシトシン flucytosine（5-フルオロシトシン 5-fluorocytosine〔5-FC〕）（◎図9-18）は，真菌の細胞内でシトシンデアミナーゼにより脱アミノ化され，5-フルオロウラシルに変換されて核酸合成を阻害する。動物細胞にはシトシンデアミナーゼがないので作用しない。深在性真菌症に対して経口で投与される。酵母様真菌にはよくきくが，菌糸型真菌には効果がない。耐性菌を生じやすい。

2 **トルナフタート** アゾール系ではないがエルゴステロール合成の阻害薬として作用し，皮膚真菌症に対して有効な外用抗真菌薬である。

3 **ヨウ化カリウム** スポロトリクム症や深在性真菌症に有効な薬剤である。

4 **アリルアミン系** テルビナフィン terbinafine が皮膚真菌症に対して用いられる（内服・外用）。

# D　その他の治療法

　感染症の治療には化学療法が最も効果的であるが，その他の治療法も補助的に用いられる。

(1) 高圧酸素療法：嫌気性菌によるガス壊疽<sup>えそ</sup>では必要な治療法である。

(2) 外科的療法：劇症型化膿レンサ球菌感染症，ビブリオ‐バルニフィカスの感染症では壊死した部分の手術による切除が必要である。また膿胸<sup>のうきょう</sup>や膿瘍で，がんこな病巣を形成して，体内に排菌している場合に対象となる。

(3) 温熱療法：スポロトリクム症のとき局所をあたためる。かつて梅毒に対して行われていた。

(4) 血清療法(抗毒素療法)：ジフテリア，破傷風，ボツリヌス中毒などのときに行う(◖80ページ)。

(5) 安静療法：結核など慢性感染症のときはとくに大切である。

---

### ✎ work　復習と課題

❶ 化学療法薬の選択毒性について述べ，さらに抗菌薬と抗真菌薬の選択毒性の違いについて述べなさい。

❷ 薬剤耐性菌発生のメカニズムを説明しなさい。

❸ 薬剤感受性試験の方法，およびこの試験の意義について述べなさい。

❹ 抗菌薬の作用機序を分類して述べ，それぞれに代表的な薬物をあげなさい。

❺ ペニシリンの作用機序とこの薬物に対する耐性獲得について述べなさい。

❻ 抗菌薬を殺菌作用と静菌作用の2つの作用によって分類してみなさい。

❼ 現在使われている抗結核薬をあげなさい。

❽ 抗ウイルス薬の作用機序について述べなさい。

❾ インターフェロンの作用機序について述べなさい。

❿ 抗真菌薬の作用機序について述べなさい。

第 **10** 章

感染症の現状と対策

# A 感染症の変遷

## 1 文明による感染症の克服と新たな問題

　ペスト・痘瘡（天然痘）・赤痢・腸チフス・結核・梅毒・ジフテリア・発疹チフス・ポリオ（急性灰白髄炎）・トラコーマなどの多くの感染症（伝染病）が，医学・医療の進歩に基づく抗生物質の発見やワクチンの開発，消毒法の発達などによって，さらに感染源・感染経路対策，上下水道の整備などの公衆衛生の改善によって克服されてきた。現在でも開発途上国では，コレラなどの下痢症，肺炎，マラリアなどが，また先進国でもインフルエンザなどのワクチン開発のむずかしい感染症や，コロナウイルスによるパンデミックが人々を苦しめてはいるものの，人類に対する感染症の脅威は激減した。

　一方，現代文明は科学・技術の発達に支えられた科学文明と特徴づけられるが，産業の発達のはざまには新たな感染症が生まれる可能性がひそんでいる。

## 2 文明病としての感染症

　文明がもたらす感染症に関心をもつことは，医療従事者の責務であろう。
▶表10-1に，文明の発達とそれによって新しくもたらされ，あるいは再び蔓延した感染症をまとめた。中世ヨーロッパにおけるペストの大流行は，貯蔵した余剰穀物でネズミが増殖し，ヒトがノミに刺される機会が増したためにおきたといわれている。文明の発達がなぜ新たな感染症を生むのであろうか。

● **大量生産と大量消費**　工業生産のみならず衣食住のすべてが，大量生

▶**表10-1　文明化による感染症の発生の例**

| 文明の発達 | 感染症の例 | 文明の発達 | 感染症の例 |
|---|---|---|---|
| 農産物の貯蔵 | ペスト | 新しい医療技術<br>　輸血<br>　血液製剤<br>　角膜移植<br>　硬膜移植<br>　抗生物質<br>　免疫抑制薬<br>　コンタクトレンズ | 輸血後肝炎<br>エイズ，B型・C型肝炎<br>狂犬病<br>クロイツフェルト-ヤコブ病<br>薬剤耐性菌による感染症<br>日和見感染症<br>アメーバ性角膜炎 |
| 食品産業<br>　生産・消費の大量化<br>　保存法の進歩（真空パックなど） | 腸管出血性大腸菌感染症，狂牛病と変異型クロイツフェルト-ヤコブ病ボツリヌス中毒 | | |
| 上水道の普及 | クリプトスポリジウム症 | | |
| ダムの建設 | 住血吸虫症，マラリア | 新しい製品の開発<br>　生理用タンポン<br>　空調用冷却塔 | 毒素性ショック症候群<br>レジオネラ症 |
| 工場労働 | 結核 | | |
| 交通・輸送の発達 | 輸入感染症，空港マラリア，処女地での流行（梅毒・コレラ），パンデミック | ヒトの行動やモラルの変化 | エイズ，性感染症 |

産・大量消費されるようになった。食事も学校給食・職員食堂・大型チェーン店に代表されるように，同じ食材を使って調理された食事を，同時に多数の人が食べるシステムとなった。チェーン店のハンバーガーや学校給食に起因する腸管出血性大腸菌O157感染症の集団発生は，その典型例である。また，食品輸送手段の急速な発達によって，食品流通はグローバル化している。そのため，魚介類などの輸入食材に起因する食中毒も発生している。

　水については，都市に住む多数の人が同じ水源の水を飲むようになった。これは上水道のクリプトスポリジウム汚染による集団下痢症の発生につながった。

●**人工的管理**　中央管理システムが普及し，空気までもが温度・湿度・清浄度などを人工的に調整され，気密性の高い空間を流れるようになった。これはレジオネラ感染症の集団発生につながった。

●**新しい製品やシステムの開発**　新しい製品や生産流通・供給システムの開発は，微生物学の立場からみると，それらが細菌の新たな生息場所を与えたり，爆発的な増殖の条件を与えたりすることにつながる。生理用タンポンの開発によって毒素性ショック症候群が発生した。食品を長期保存できるよう真空パック包装がされるようになった結果，嫌気性菌のボツリヌス菌による食中毒事件が発生した。

●**都市化**　現代人は自然から遠ざかり，清潔な都市空間に住むことによって，多様な細菌と接触する機会が少なくなって，免疫能が落ちていると指摘されている。また，都市化は人口の集中をまねき，感染症の伝播が速くかつ大規模におこる可能性をつくっている。新型コロナウイルス感染症は人々が密集する機会の多い都市部でしばしば集団感染を引きおこした。一方，とくに都市部においては貧富の格差拡大が社会問題になっている。貧困層の多い地域では結核の罹患率が高い。

●**人の移動の短時間化・国際化**　交通網の整備により，ビジネスや観光などでの人々の移動が急増した。その結果，国内に存在しない感染症に渡航先で感染し，帰国後に発症する輸入感染症が増えている。また，世界のある場所で新しく発生した感染症が短期間のうちに世界的流行（パンデミック）を引きおこすようになった。

●**地球温暖化**　産業革命以降石油や石炭などの化石燃料を燃やすことによって発生する二酸化炭素の量が増加した。大気中の二酸化炭素は地表からの放射熱を吸収して再び地表に戻すため，温室効果ガスとよばれているが，その増加により地球の平均気温は上昇している。これによって，感染症媒介蚊の生息域の北上や，海水温上昇によるコレラ発生の増加がおこっている。

●**合理主義と功利主義**　現代文明は，より速く，より多く，より便利に，より快適に，より清潔に，より幸福にという，とめどもない合理性と功利性を追い求めてきた。その結果，それらとは逆のもの——遅い，少ない，不便な，不快な，不潔なものは背後に押しやられ，社会の表舞台から退けられた。病原体も退けられて，「細菌との共存」という思想は顧みられなくなった。しかし，私たちは，新しく感染症があらわれたり，一度おさまった感染症が

再度問題になったりする要因を文明自体がはらんでいるということを再認識する必要がある。

近年の国際社会は，これまでの反省に立ち，地球環境を適切に保全する持続可能な文明社会をめざした開発を目標とするようになった。このことは，地球規模の感染症対策という観点からも非常に重要といえる。

# B 感染症の現状と問題点

## 1 新興・再興感染症

● **新しいコロナウイルスの出現**　2000年代に入り，重症肺炎を引きおこす3種類の新しいコロナウイルスが出現した。とくに2019年に中国湖北省武漢市でみつかった新型コロナウイルス(SARS-CoV-2)は，わずか数か月のうちに世界中に拡大した。2022年10月現在，感染者の累計は6億人をこえ，死亡者数も650万人に達し，なお増加中である。

● **新興感染症**　新型コロナウイルスのように，これまで知られていなかった病原体が出現すると，従来の対応では抑え込むことができず，医療のみならず社会全体に重大な影響を与えることもありうる。こうした新しい感染症は，それ以前に知られていた感染症に対比させて**新興感染症** emerging infectious disease とよばれている。1995年，アメリカのCDC❶はインターネットを通じて"Emerging Infectious Diseases"を刊行した。その創刊号の巻頭論文に掲載された，1973年以降の20年余のあいだに新しく発見されたおもな感染症とその病原体についてまとめた表が，新興感染症の一覧表としてよく知られている。●**表10-2**は，これに1995年以降に出現した新しい病原体も加えたものである。

● **再興感染症**　一方，**再興感染症** reemerging infectious disease といわれる感染症もある。これは，ペスト・結核・ジフテリア・コレラ・マラリアなど昔からあった感染症で，現代において新たな問題としてもち上がってくるものをさす。

ペストは，ノミ(ベクター)とネズミ(リザーバー)が保有しており，その感染サイクルにヒトが入ると，いつでも流行をおこす可能性がある。結核は，薬剤耐性結核菌の蔓延のために対策がむずかしくなっている。また，ジフテリアは，旧ソビエト連邦で予防接種が十分施行されなかったことによって再び集団発生した。

現在，コレラの第7次世界大流行のただなかにあるが，1991〜94年に南米大陸では100万人以上が罹患し，1万人以上が死亡した。南米はそれまでコレラの洗礼を受けたことがなく，人々にコレラに対する免疫がなかったからである。

この約半世紀の間で新しく認識された感染症(新興感染症)と新しく発見さ

<hr>
**NOTE**

❶ **CDC**
アメリカ疾病管理予防センター Centers for Disease Control and Prevention の略。
<hr>

○表 10-2　1973 年以降に同定されたおもな病原体と感染症

| 年 | 病原体(因子) | 感染症 |
|---|---|---|
| 1973 | ロタウイルス | 新生児下痢症 |
| 1975 | パルボウイルス B19 | 伝染性紅斑(リンゴ病) |
| | | 慢性溶血性貧血患者における骨髄無形成発作 |
| 1976 | クリプトスポリジウム - パルバム | 急性腸炎 |
| 1977 | エボラウイルス | エボラ出血熱 |
| | レジオネラ - ニューモフィラ | 肺炎(在郷軍人病) |
| | ハンターンウイルス | 腎症候性出血熱(韓国型出血熱) |
| | カンピロバクター属 | カンピロバクター腸炎 |
| 1980 | ヒト T リンパ球向性ウイルス(HTLV-1) | 成人 T 細胞白血病 |
| 1981 | 黄色ブドウ球菌毒素 | 毒素性ショック症候群 |
| 1982 | 腸管出血性大腸菌 O157 : H7 | 出血性大腸炎, 溶血性尿毒症症候群 |
| | HTLV-2 | ヘアリー細胞白血病 |
| | ボレリア - ブルグドルフェリ | ライム病 |
| 1983 | ヒト免疫不全ウイルス(HIV) | 後天性免疫不全症候群(エイズ) |
| | ヘリコバクター - ピロリ | 胃潰瘍 |
| 1988 | ヒトヘルペスウイルス 6 | 突発性発疹 |
| 1989 | エールリキア - シャフィンシス | ヒトエールリキア症 |
| | C 型肝炎ウイルス | C 型肝炎 |
| 1991 | グアナリトウイルス | ベネズエラ出血熱 |
| 1992 | コレラ菌 O139 | 世界的流行をおこす新しい型のコレラ |
| | バルトネラ - ヘンゼレ | ネコひっかき病, 細菌性血管腫症 |
| 1993 | シンノンブレウイルス(名なしウイルス) | ハンタウイルス肺症候群 |
| 1994 | サビアウイルス | ブラジル出血熱 |
| | ヒトヘルペスウイルス 8 | カポジ肉腫 |
| 1997 | 高病原性鳥インフルエンザウイルス(H5N1) | 鳥インフルエンザ |
| 1998 | ニパウイルス | 脳炎 |
| 1999 | ウエストナイルウイルス | ウエストナイル熱・脳炎 |
| 2003 | SARS コロナウイルス | 重症急性呼吸器症候群(SARS) |
| 2009 | インフルエンザウイルス A(H1N1)pdm09 | インフルエンザ(H1N1) 2009 |
| 2012 | SFTS ウイルス | 重症熱性血小板減少症候群(SFTS) |
| 2013 | MERS コロナウイルス | 中東呼吸器症候群(MERS) |
| 2020 | SARS コロナウイルス 2 | 新型コロナウイルス感染症(COVID-19) |

れた病原体が数多くあり，さらに上に述べたように古くからある感染症など，
いろいろな要因がからんで再び問題化している(○表 10-2)。

# 2　院内感染とその特徴

## 1　市中感染と院内感染(医療関連感染)

　院内感染 hospital-acquired infection(病院感染ともいう)とは，市中感染
community-acquired infection の対語である。院内感染とは病院・医療施設にお
いて生じた感染を総称し，原因を病院内に求める概念である。近年は，長期
療養型施設や在宅医療など，すべての医療現場を含めて医療関連感染という
用語が使われている(○187 ページ)。病院には他の場所と違った特質があり，
病院でおこる感染にもそれなりの特質がある。病院の特質と院内感染の特質
は関連し合っているので，よく認識しておかなければならない。
　院内感染の予防のためには，感染源の制御(患者の治療，濃厚接触者の発

症予防)と感染経路の遮断(標準予防策，感染経路別予防策)をきちんと実施することが重要である。また感染の徴候の第一として患者の体温に注意し，感染の早期発見に努めなければならない。

　　**1 感染者(宿主)の特徴**　病院にはとくに感染に対して抵抗力の低下している患者(**易感染性宿主**)がおり，しかもその割合は増えている。糖尿病・悪性腫瘍・熱傷の患者や，未熟児・新生児・高齢者などである。これらの人々に対して，病原性の弱い病原体が日和見感染をおこす。

　　**2 治療法の影響**　病院では，感染に対する抵抗性を低下させる治療法や検査法が行われている。副腎皮質ホルモン薬・免疫抑制薬・抗がん薬・抗白血病薬などの投与などである。これらも日和見感染の機会を増加させる。

　　**3 感染防御機構の障害**　手術・カテーテル挿入のほか，血液透析のためのシャントの造設，気管切開，内視鏡検査，抜歯など，正常な感染防御機構を障害する処置や操作が多い。これらによって医療器具を媒介とした感染や，常在細菌による感染がおこりやすくなる。

　　医療処置に起因する感染として，近年，次のような用語が用いられるようになっている。

　　①**カテーテル関連血流感染** catheter-related bloodstream infection(**CRBSI**)　末梢静脈カテーテル，中心静脈カテーテルなどの血管留置カテーテルに関連して発生する血流感染である。代表的な起炎菌として，黄色ブドウ球菌(MRSAを含む)，表皮ブドウ球菌，腸球菌，カンジダ属真菌などがある。

　　②**カテーテル関連尿路感染** catheter-associated urinary tract infection(**CAUTI**)　膀胱留置カテーテルなど，尿道に留置したカテーテルに関連して発生する尿路感染症である。大腸菌，クレブシエラ属菌などの腸内細菌目細菌や，緑膿菌などがおもな起炎菌となる。

　　③**手術部位感染** surgical site infection(**SSI**)　手術を行った部位に発生する感染症である。起炎菌として，黄色ブドウ球菌(MRSAを含む)，腸球菌などが多い。

　　④**人工呼吸器関連感染** ventilator-associated pneumonia(**VAP**)　気管挿管による人工呼吸管理中の患者において，開始48時間をこえて発生する肺炎である。緑膿菌，黄色ブドウ球菌，クレブシエラ属菌が起炎菌として多い。

## 2 日和見病原体と日和見感染症

　　病院に多い易感染性患者は，健康な人には感染しないような弱毒菌(いわゆる日和見病原体)にも容易に感染を受け，発症する。このような感染症を**日和見感染症** opportunistic infection という。

　　病院では化学療法薬，とくに広域抗菌スペクトルをもつ抗生物質の濃厚・長期使用が多いため，**多剤耐性菌**や，もともと薬物への感受性の低い日和見病原体が選択されて病院内環境に生息し，とくに易感染性患者への感染がおこりやすくなる。また，菌交代症もまねく。院内感染で頻繁に感染をおこす日和見病原体には，黄色ブドウ球菌，緑膿菌と類縁のブドウ糖非発酵菌や，プロテウス属，セラチア属，腸球菌属の細菌などがある。しかも，これらが

薬剤耐性菌であることが治療をいっそう困難にしている。さらに，感染症の患者と接触する医療従事者の手指や，医療器具・リネン類を媒介とする感染がある。

## 3 院内感染で問題となる細菌

　もともと化学療法薬がききにくく医療環境中にも広く分布している緑膿菌やセラチアは，しばしば院内感染の原因菌となる。また，病院では多くの化学療法薬が使われるので，感受性のある細菌は排除されるが，そのかわりに耐性を獲得した細菌ははびこることになる。

### 耐性菌

　すでに学んだように，細菌は薬剤の作用点の変化，薬剤の分解や修飾，薬剤排出ポンプによって薬剤耐性を獲得する（●152ページ）。作用点の変化は突然変異によるが，後二者は他の細菌がもつ薬剤耐性遺伝子の水平伝播によって獲得される。

　院内感染で現在問題となっている耐性菌には次のようなものがある。

　□1 メチシリン耐性黄色ブドウ球菌（MRSA❶）　ほとんどの黄色ブドウ球菌は$\beta$-ラクタマーゼ（$\beta$-ラクタム剤分解酵素）を産生するが，$\beta$-ラクタマーゼによって分解されない新型の$\beta$-ラクタム剤として開発されたメチシリンやオキサシリンにも，一部のものが耐性を示すようになった。これは黄色ブドウ球菌が，メチシリンに結合しない新たなペニシリン結合タンパク質2' penicillin-binding protein 2'（PBP2'）をもつようになったからである。

　□2 バンコマイシン耐性腸球菌（VRE❷）　バンコマイシンはグラム陽性菌には非常に有効な抗菌薬であったが，腸球菌（とくにエンテロコッカス-フェシウム）はバンコマイシンの作用点である細胞壁のペプチドグリカンを変化させ，バンコマイシン耐性を獲得した。

　□3 ペニシリン耐性肺炎球菌（PRSP❸）　肺炎球菌はもともとペニシリンに感受性で，本菌がおこす肺炎や中耳炎にペニシリンが有効であった。しかし，本菌はペニシリンとの親和性の低いペニシリン結合タンパクを獲得し，ペニシリンがききにくくなってきた。

　□4 多剤耐性緑膿菌（MDRP❹），多剤耐性アシネトバクター（MDRA❺）いずれも，ニューキノロン・カルバペネム・アミノグリコシドの3系統の薬剤に耐性を獲得した菌をいう。医療環境や医療材料から分離され問題となっている。

　□5 基質特異性拡張型$\beta$-ラクタマーゼ（ESBL❻）産生菌，メタロ$\beta$-ラクタマーゼ（MBL❼）産生菌　ペニシリナーゼ（ペニシリン分解酵素）が突然変異し，もともとペニシリナーゼに対して安定である第三世代セフェム系薬も分解するようになった基質特異性拡張型$\beta$-ラクタマーゼ（ESBL）が出現した。さらには，抗菌力の強いカルバペネム薬をも分解する$\beta$-ラクタマーゼが出現した。これは，酵素活性に金属metal（亜鉛$Zn^{2+}$）を必要とするため，メタロ$\beta$-ラクタマーゼ（MBL）とよばれる。MBL産生菌に対してはすべての$\beta$-ラクタム系抗菌薬が無効である。MBL遺伝子は伝達性プラスミド上にあり，

**NOTE**

❶ MRSA
　methicillin-resistant *Staphylococcus aureus* の略。

**NOTE**

❷ VRE
　vancomycin-resistant Enterococci の略。

**NOTE**

❸ PRSP
　penicillin-resistant *Streptococcus pneumoniae* の略。

❹ MDRP
　multiple drug-resistant *Pseudomonas aeruginosa* の略。

❺ MDRA
　multiple drug-resistant *Acinetobacter baumannii* の略。

❻ ESBL
　extended-spectrum $\beta$-lactamase の略。

❼ MBL
　Metallo-$\beta$-lactamase の略。

プラスミドを介して接合によりグラム陰性桿菌の間で菌種をこえて伝達される。

⬜6 **カルバペネム耐性腸内細菌目細菌（CRE❶）** カルバペネム系薬剤に対して耐性を示す腸内細菌目細菌（大腸菌，肺炎桿菌，セラチアなど；●211ページ）であり，世界的な広がりを見せている。このうち，β-ラクタマーゼの一種であるカルバペネマーゼを産生することで耐性を示すものを，カルバペネマーゼ産生腸内細菌目細菌（CPE❷）という。カルバペネマーゼには複数種類あるが，わが国でみられるCPEのほとんどは前述のMBL産生によるものである。一方，インドやイギリスで流行しているCPEは，わが国の分離株とは異なる型のMBLを産生し，ニューデリーメタロβ-ラクタマーゼ1（NDM-1❸）とよばれる。NDM-1産生株は，多くの場合，アミノグリコシド系薬やキノロン系薬に対する耐性遺伝子も獲得していて，ほぼすべての抗菌薬が無効でるため厳重な監視が必要である。

● **耐性菌対策** 薬剤耐性菌対策は，患者に伝播することを防ぐための感染予防（●185ページ）と，薬剤耐性菌を出現させない努力が重要である。

薬剤耐性菌は国内のみならず世界的に増加している。一方，新たな抗菌薬の開発は減少傾向にあり，このままでは治療に用いる有効な抗菌薬がなくなってしまうことが，国際社会で大きな問題となっている。薬剤耐性菌の出現は，不適切な抗菌薬を不適切な量，不適切な期間使用することによって生じる。世界中において，適切な抗菌薬を必要な場合に限り適切な量と期間使用するよう努めることが求められている。

2015年5月に開催された世界保健総会では，**薬剤耐性** antimicrobial resistance（**AMR**）**対策に関するグローバルアクションプラン**が採択され，これを受けてわが国も2016年4月に**薬剤耐性（AMR）対策アクションプラン**を策定した。このなかでも，抗微生物薬の適正使用の推進が重要視され，それを目ざして「抗微生物薬適性使用の手引き」が厚生労働省により作成された。

▮ **その他の細菌**

このほかに院内感染で問題になる細菌には，結核菌，レジオネラ属菌，クロストリジオイデス-ディフィシレ（CD）などがある。結核は，老化や免疫抑制に伴って内因性に再燃して活動性結核を発症することがあり，医療従事者を含めた集団感染がおこりうる。レジオネラ属菌は水系配管内のバイオフィルムに定着すると，高齢者などが感染する。CDは，CD腸炎の患者から接触感染で伝播する。

## 4 院内感染で問題となるウイルス

● **インフルエンザウイルス** インフルエンザ流行期には，飛沫感染や接触感染によりインフルエンザウイルスの院内感染がおこりやすい。

● **ノロウイルス** 感染性胃腸炎をきたすノロウイルスは，伝播力・感染力が強く，入院患者が感染を受けると脱水や誤嚥性肺炎をきたして死亡することもある。感染者の嘔吐物・便中には多量のウイルスが含まれており，感染後3週間以上にわたり便中にウイルスを排出するため，経口感染・飛沫感染

⬜ **NOTE**
❶ **CRE**
carbapenem-resistant *Enterobacterales* の略。
❷ **CPE**
carbapenemase-producing *Enterobacterales* の略。
❸ **NDM-1**
New Deli metallo-β-lactamase 1 の略。

がおこりやすい。また，嘔吐物，便の処理が適切でないと，乾燥して空気中に舞い上がったウイルスにより感染が拡大する。

● **アデノウイルス**　また，アデノウイルスによる流行性角結膜炎は，感染者の涙，眼脂などに汚染された手指，環境表面を介して院内感染がおこる。

● **その他のウイルス**　このほか，水痘-帯状疱疹ウイルス，麻疹ウイルス，風疹ウイルス，ムンプス(流行性耳下腺炎)ウイルスによる院内感染も注意が必要となる。

# C 感染症への対策

## 1 感染症法および関連する法律

　1999(平成11)年4月に「感染症の予防及び感染症の患者に対する医療に関する法律」(いわゆる「感染症法」)が施行された。感染症法は，これまでの理不尽な隔離を内容とした法律を見なおし，患者の人権を尊重し，感染症の監視体制を強化するものとなった。感染症法の施行に応じて，それまでの伝染病予防法・性病予防法は廃止され，検疫法・狂犬病予防法は改正されたが，食品衛生法はそのまま残された。

　感染症法は何度か改正されており，2006(平成18)年12月の改正(2007〔平成19〕年4月施行)では，結核予防法が廃止されて感染症法に統合された。さらに2008(平成20)年の改正では，分類に新型インフルエンザ等感染症が加わった。

● **感染症法における分類**　感染症法では，感染症を危険度が高いほうから順に一類～五類に分類している(●表10-3)。

　一類感染症は，感染力が強く罹患した場合に重篤となり危険性がきわめて高い感染症で，入院が原則である。

　二類感染症は，一類感染症ほどではないものの危険性が高い感染症である。

　三類感染症は一類・二類ほど危険ではないものの，集団発生のおそれのある感染症で，特定の職業の就業制限や消毒等の措置を要する。

　四類感染症は動物・飲食物などを介する感染症で，媒介動物の輸入規制，駆除，消毒などの措置を要する。

　五類感染症は届け出で情報収集を行うもので，多くの疾患が対象である。全数把握疾患と，指定された機関のみが届け出る定点把握疾患とがある。

　これら一類～五類感染症以外に，新型インフルエンザ等感染症，新感染症，指定感染症が必要時に定められる。新型コロナウイルス感染症(COVID-19)は2020(令和2)年2月1日より指定感染症に指定されたが，その後2021(令和3)年2月13日からは新型インフルエンザ等感染症として，2023年5月8日からは五類感染症として扱われることになった。

● **学校において予防すべき感染症**　学校は児童生徒等が集団生活を営む場

**表 10-3　感染症法の対象疾患とその分類(2023 年 11 月現在)**

| 類型 | | 感染症名 |
|---|---|---|
| 一類感染症 | | エボラ出血熱†，クリミア-コンゴ出血熱†，痘瘡†，南米出血熱†，ペスト†，マールブルグ病†，ラッサ熱† |
| 二類感染症 | | 急性灰白髄炎，結核，ジフテリア，重症急性呼吸器症候群(病原体がベータコロナウイルス属SARS コロナウイルスであるものに限る)，中東呼吸器症候群(病原体がベータコロナウイルス属MERS コロナウイルスであるものに限る)†，特定鳥インフルエンザ(H5N1，H7N9)† |
| 三類感染症 | | コレラ，細菌性赤痢，腸管出血性大腸菌感染症，腸チフス，パラチフス |
| 四類感染症 | | E 型肝炎，ウエストナイル熱(ウエストナイル脳炎を含む)，A 型肝炎，エキノコックス症，エムポックス，黄熱，オウム病，オムスク出血熱，回帰熱，キャサヌル森林病，Q 熱，狂犬病，コクシジオイデス症，ジカウイルス感染症†，重症熱性血小板減少症候群(病原体がバンヤンウイルス属 SFTS ウイルスであるものに限る)，腎症候性出血熱，西部馬脳炎，ダニ媒介脳炎，炭疽，チクングニア熱†，つつが虫病，デング熱†，東部馬脳炎，鳥インフルエンザ(特定鳥インフルエンザを除く)，ニパウイルス感染症，日本紅斑熱，日本脳炎，ハンタウイルス肺症候群，B ウイルス病，鼻疽，ブルセラ症，ベネズエラ馬脳炎，ヘンドラウイルス感染症，発疹チフス，ボツリヌス症，マラリア†，野兎病，ライム病，リッサウイルス感染症，リフトバレー熱，類鼻疽，レジオネラ症，レプトスピラ症，ロッキー山紅斑熱 |
| 五類感染症 | 全数把握疾患 | **(ただちに届け出)**：侵襲性髄膜炎菌感染症，風疹，麻疹<br>**(7 日以内に届け出)**：アメーバ赤痢，ウイルス性肝炎(E 型肝炎および A 型肝炎を除く)，カルバペネム耐性腸内細菌科細菌感染症，急性弛緩性麻痺(急性灰白髄炎を除く)，急性脳炎(ウエストナイル脳炎，西部馬脳炎，ダニ媒介脳炎，東部馬脳炎，日本脳炎，ベネズエラ馬脳炎およびリフトバレー熱を除く)，クリプトスポリジウム症，クロイツフェルト - ヤコブ病，劇症型溶血性レンサ球菌感染症，後天性免疫不全症候群，ジアルジア症，侵襲性インフルエンザ菌感染症，侵襲性肺炎球菌感染症，水痘(患者が入院を要するとみとめられるものに限る)，先天性風疹症候群，梅毒，播種性クリプトコックス症，破傷風，バンコマイシン耐性黄色ブドウ球菌感染症，バンコマイシン耐性腸球菌感染症，百日咳，薬剤耐性アシネトバクター感染症 |
| | 定点把握疾患 | **小児科定点**(週単位で届け出)：RS ウイルス感染症，咽頭結膜熱，A 群溶血性レンサ球菌咽頭炎，感染性胃腸炎，水痘，手足口病，伝染性紅斑，突発性発疹，ヘルパンギーナ，流行性耳下腺炎<br>**インフルエンザ定点**(週単位で届け出)：インフルエンザ(鳥インフルエンザおよび新型インフルエンザ等感染症を除く)，新型コロナウイルス感染症(病原体がベータコロナウイルス属のウイルス〔令和 2 年 1 月に，中華人民共和国から世界保健機関に対して，人に伝染する能力を有することが新たに報告されたものに限る〕であるものに限る)<br>**眼科定点**(週単位で届け出)：急性出血性結膜炎，流行性角結膜炎<br>**性感染症定点**(月単位で届け出)：性器クラミジア感染症，性器ヘルペスウイルス感染症，尖圭コンジローマ，淋菌感染症<br>**基幹定点**(週単位で届け出)：感染性胃腸炎(病原体がロタウイルスであるものに限る)，クラミジア肺炎(オウム病を除く)，細菌性髄膜炎(髄膜炎菌，肺炎球菌，インフルエンザ菌を原因として同定された場合を除く)，マイコプラズマ肺炎，無菌性髄膜炎<br>(月単位で届け出)：ペニシリン耐性肺炎球菌感染症，メチシリン耐性黄色ブドウ球菌感染症，薬剤耐性緑膿菌感染症 |
| 新型インフルエンザ等感染症 | | 該当なし 1) |
| 指定感染症 | | 該当なし 2) |
| 新感染症 | | 該当なし 3) |

一～四類感染症は全数把握疾患であり，診断後ただちに届け出をしなければならない。
†は検疫感染症。
1)新型インフルエンザ†，再興型インフルエンザ†，新型コロナウイルス感染症†，再興型コロナウイルス感染症†
2)一類～三類以外の既知の感染症で，一類～三類に準じた対応が必要なもの。1 年間に限定して内閣が指定。
3)病原体が明らかになっていない，危険性がきわめて高い感染症。一類と同様の取り扱い。

▶表 10-4　学校において予防すべき感染症（2021 年 10 月現在）

| 種別 | 感染症 | 出席停止の期間の規準 |
|---|---|---|
| 第一種 | 感染症法の一類感染症，二類感染症（結核を除く），新型インフルエンザ等感染症，指定感染症，新感染症 | 治癒するまで |
| 第二種 | インフルエンザ | 発症した後 5 日を経過し，かつ，解熱した後 2 日（幼児にあっては 3 日）を経過するまで* |
| | 百日咳 | 特有の咳が消失するまでまたは 5 日間の適正な抗菌性物質製剤による治療が終了するまで* |
| | 麻疹 | 解熱した後 3 日を経過するまで* |
| | 流行性耳下腺炎 | 耳下腺，顎下腺または舌下腺の腫脹が発現した後 5 日を経過し，かつ，全身状態が良好になるまで* |
| | 風疹 | 発疹が消失するまで* |
| | 水痘 | すべての発疹が痂皮化するまで* |
| | 咽頭結膜熱 | 主要症状が消退した後 2 日を経過するまで* |
| | 新型コロナウイルス感染症 | 発症した後 5 日を経過し，かつ，症状が軽快した後 1 日を経過するまで* |
| | 結核 | 病状により学校医その他の医師において感染のおそれがないとみとめるまで |
| | 髄膜炎菌性髄膜炎 | |
| 第三種 | 感染症法の三類感染症，流行性角結膜炎，急性出血性結膜炎，その他の感染症 | 病状により学校医その他の医師において感染のおそれがないとみとめるまで |

＊病状により学校医その他の医師において感染のおそれがないとみとめたときは，この限りでない。

であるため，感染症が発生した場合は感染が拡大しやすい。そのため，学校
保健安全法では，感染症の予防のために出席停止などの措置を講じることと
されており，学校保健安全法施行規則に予防すべき感染症の種類や，出席停
止の期間の規準について定められている（▶表 10-4）。

## 2　世界とわが国の感染症監視体制（国際伝染病と検疫を含む）

● **世界的感染症対策**　WHO の痘瘡（天然痘）根絶計画によって，1979 年に
痘瘡根絶宣言が出されたことに象徴されるように，世界的規模での感染症対
策が奏効している。WHO は，痘瘡のあとはポリオ（急性灰白髄炎）の根絶を
標的にしている。しかし，インフルエンザのように今日でも制圧のできない
感染症は多く，近年，重症急性呼吸器症候群（SARS），鳥インフルエンザ，
新型コロナウイルス感染症（COVID-19）の流行に示されるように，世界的な
対策が迫られる感染症（**国際伝染病**）に直面している。

　その要因としては，国際的にみて，航空機の発達によって旅行者・物資・
ペットの輸送・移動が短時間で広範囲に行われ，さらに**輸入感染症**が増加し
たこともある。そのため，世界的規模でのサーベイランス（調査）と国単位で
の検疫体制の強化の重要性が増している。また，国内発生時の迅速で機動性
のある対応の必要性が明らかとなり，国際的な協力による感染症の封じ込め

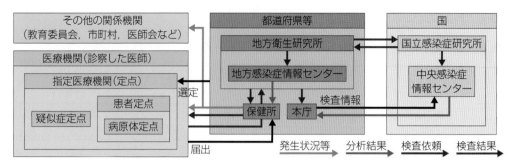

▶**図10-1　感染症発生動向調査事業のフローチャート**

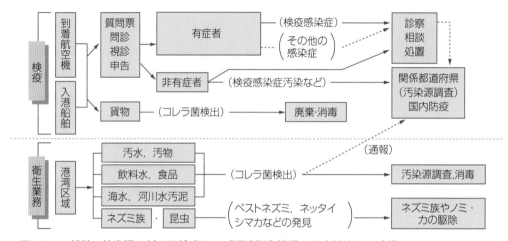

▶**図10-2　船舶・航空機に対する検疫および港湾衛生管理と国内防疫との連携**

作戦が求められている。さらに，動物やペットの輸入届け出制度もつくられている。

● **わが国の体制**　わが国では，厚生労働省の健康局の下に生活衛生課・疫病対策課・結核感染症課があり，医薬食品局食品安全部の下に検疫所業務管理室があって，感染対策関連の国政をつかさどっている。一方，国立感染症研究所，地方衛生研究所，保健所のシステムが，サーベイランスの中心的役割を果たしている（❶図10-1）。

感染症の発生動向調査では，患者（症候群），病原体，院内感染のサーベイランスを行っている。海外との窓口となる港湾や空港には**検疫所**があり，**検疫感染症**（❶182ページ，表10-3注）とその他の国際伝染病の監視を行っている（❶図10-2）。検疫所では，疑いのある患者に対しては医師の診察ができるように定められている。

エボラ出血熱，鳥インフルエンザ，ニパウイルス感染症，サル痘，ウエストナイル熱（重症化して脳炎），重症急性呼吸器症候群（SARS），新型コロナウイルス感染症（COVID-19）など，これまで発生した新興感染症の多くは動物由来の感染症である。わが国には年間100万頭（羽）以上の動物が航空機によって輸入されており，これらの動物を介した感染症の国内への侵入が懸念される。

# 3　感染予防の理念と実際

　私たちはこれまでに，病原体には危険度の違いがあること，感染予防のために滅菌法や消毒法があることを学んだ。しかし，実際の医療現場では，来院者が感染症に罹患しているかどうか，また感染症であってもどの病原体の感染かが不明の場合も多く，具体的になにに対してどのような予防を，どの程度したらよいのかにとまどうことが多い。現在，その目安として最も使われているのが，アメリカ疾病管理予防センター（CDC）のガイドラインによる**標準予防策** standard precaution（スタンダードプリコーション）とよばれるものである。

## 1　感染予防対策の変遷

　感染予防対策の歴史は，**感染症患者の隔離**から始まったといえる。ヨーロッパの古い町に現在も残っているペストハウスや結核の療養所（サナトリウム）に，その名残を見ることができる。アメリカでは感染予防のために，一般病棟と感染症病棟が区別された。1900 年代になると隔離個室や，医療従事者のガウン・マスク・手袋などが導入され，手洗いや汚染物の消毒も行われるようになった。

　1980 年代になるとエイズが流行し，医療に携わる人々を HIV からまもる対策が講じられた。このときの理念は，感染症の有無にかかわらず血液や体液はすべて感染源としての可能性があると考えて対応するというもので，**普遍的予防策** universal precaution（UP）とよばれた（1985 年）。その後，血液や体液以外の便・尿・吐物・喀痰・涙なども感染源としての可能性があると考えられ，**生体物質隔離** body substance isolation（BSI）という考え方が出てきた（1987 年）。そして 1996 年，CDC は UP と BSI の特徴を生かして**標準予防策**とそれを補う**感染経路別予防策**を策定した。

　さらに SARS の流行（2003 年）を受けた咳エチケットの追加（2004 年），多剤耐性菌の出現と蔓延を受けた多剤耐性対策ガイドライン（2006 年）の追加を経て，2007 年に標準予防策と感染経路別予防策の改訂が行われた。そのなかでは，院内感染にかわって医療関連感染という概念が打ち出された。

## 2　標準予防策

　標準予防策は，すべての患者と医療スタッフに適用される。感染の有無にかかわらず，血液とすべての体液（汗を除く），分泌物，排泄物，粘膜と健常でない皮膚に関しては，感染の可能性があるものとして以下の予防策を用いる。

　[1]**手指衛生**　手指衛生には，石けんと水道水による洗浄法（手洗い）と，速乾性手指消毒剤による擦式法とがある。通常，目に見える汚れがない場合には擦式法のみ行う。WHO が推奨する手指衛生の 5 つのタイミングは，①患者に触れる前，②清潔操作・無菌操作の前，③血液・体液などに曝露され

た可能性があるとき，④患者に触れたあと，⑤患者周辺の物品に触れたあと，である。手袋をしていても，外したあとには手指衛生が必要である。

　②**手袋**　血液，体液，分泌物，排泄物，その他の汚染物質を扱うときや，粘膜や健常でない皮膚に接触するときは，必ず手袋を着用する。

　③**マスクなど**　眼・鼻・口の粘膜を保護するために，血液や体液との接触が考えられるときには，マスク・ゴーグルまたはフェイスシールドを着用する。

　④**ガウンまたはプラスティックエプロン**　皮膚に血液・体液がつかないよう，また衣服が汚染されないように着用する。

　⑤**リネン類**　汚染されたリネン類は，皮膚や粘膜に触れないように取り扱い，熱水消毒（80℃・10分間）をする。熱水消毒ができない場合は，0.1%次亜塩素酸ナトリウムまたは0.1%塩化ベンザルコニウム液に30分間浸漬する。

　⑥**医療器具**　汚染された器具は直接皮膚や粘膜に触れさせないよう，また衣服や周囲を汚染しないように取り扱う（無菌操作）。再利用の前には必ず消毒か滅菌を行う。

　⑦**部屋の清掃など**　備品やベッドなどはつねに清潔に保ち，消毒する。

　⑧**注射針の取り扱い**　針刺し事故の予防のために，再キャップはしない。使い捨て（ディスポーザブル）注射器の針は取り除かない。注射針は専用容器の中に捨てる。

　針刺し事故で感染するおもなウイルスは，ヒト免疫不全ウイルス（HIV），B型肝炎ウイルス（HBV），C型肝炎ウイルス（HCV）である。針刺し事故がおきた場合は，ただちに創部を石けんと流水で洗い流す。HIV感染予防のため，受傷後2時間以内の予防投薬を検討する。またHBV感染予防のため，HBs抗体陰性者に対して24～48時間以内のワクチン・免疫グロブリン投与を検討する。

　⑨**感染性廃棄物の処理**　感染性が疑われる医療廃棄物は，感染性廃棄物として適切に処理する必要がある。種類によって分別し，それぞれ指定されたバイオハザードマークつき容器に廃棄する（●図10-3）。

　⑩**患者の蘇生術**　口-口 mouth-to-mouth 人工呼吸は避け，マウスピース，蘇生用バッグ，人工呼吸器を使う。

**赤（液状・泥状のもの）**
手術などで発生する組織，
血液・体液などの廃液

**橙（固形物）**
血液・体液などの付着した
固形物（プラスチック製品，
手袋，ガーゼ，おむつなど）

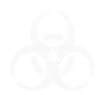

**黄（鋭利なもの）**
注射針，メスの刃，
ガイドワイヤー，
シース，アンプルなど

●**図10-3　感染性廃棄物の分別（バイオハザードマーク）**

11 **患者の隔離**　周囲に汚染を広げる患者, 清潔を保てない患者は個室に移す。

## 3 感染経路別予防策

感染経路についてこれまで学んだが(◉67 ページ), CDC のガイドラインでは空気感染, 飛沫感染, 接触感染を取り上げ, それぞれの予防策を策定している(◉表 10-5)。

空気感染予防策は結核・麻疹・水痘が対象となり, 陰圧個室管理および医療スタッフ, 面会者の N95 マスク着用(麻疹・水痘の場合は免疫獲得者を除く)がすすめられている。

飛沫感染予防策はインフルエンザ・マイコプラズマ肺炎・風疹などが対象で, サージカルマスク・ゴーグルまたはフェイスシールドの着用がすすめられている。

接触感染予防策は感染性胃腸炎・偽膜性大腸炎・流行性角結膜炎・角化型疥癬・多剤耐性菌感染症などが対象で, 手袋・ガウンまたはプラスティックエプロンの装着がすすめられている。

## 4 医療関連感染の制御

● **医療関連感染**　2007 年に改訂された CDC のガイドラインでは, 院内感染という用語にかわって**医療関連感染** helthcare-associated infection という用語が使われている。すでに述べたように, わが国でも長期療養型施設や在宅医療の増加が背景にあり, 医療関連感染という用語が定着しつつある。

● **感染制御**　感染症の発生を未然に防ぎ, 発生した感染症を制圧することを**感染制御**という。医療関連感染症の制御には, 個々の医療従事者が, すべての患者に対する標準予防策と, 病原体に応じた感染経路別予防策を, 確実に実践することが不可欠である。その基本は, 手指衛生の遵守である。

# 4 ワクチンと予防接種

「獲得免疫」の項では免疫学の観点からワクチンの種類について述べたが(◉115 ページ), ここでは感染症予防の効果について述べる。

## 1 ワクチンの効果

● **細菌感染に対するワクチン**　細菌感染でワクチンが最も有効なのは, **四種混合ワクチン❶**の対象疾患となっている**ジフテリア・百日咳・破傷風**である。これらの細菌感染では, それぞれジフテリア毒素, 百日咳毒素, 破傷風毒素が病態形成に最も重要な, あるいは唯一の病原因子であるため, これらに対する抗体ができれば発症を防ぐことができるからである。それゆえ, **トキソイド** toxoid がワクチンとしても使われる(◉80 ページ, plus)。

トキソイドとは, 毒素(トキシン toxin)の免疫原性は残しながら毒性を失活させたもので, 通常, 毒素をホルマリン処理あるいは加熱処理したものが

□ NOTE
**❶四種混合ワクチン**
ジフテリア・百日咳・破傷風にポリオを加えた四疾患が対象のワクチンである。ポリオはウイルスの不活化ワクチンである。

◯表 10-5　**感染経路別予防策**

|  |  | 空気感染予防策 | 飛沫感染予防策 | 接触感染予防策 |
|---|---|---|---|---|
| 対象疾患 |  | 結核，麻疹，水痘(播種性帯状疱疹も含む) | インフルエンザ，マイコプラズマ肺炎，風疹，ムンプスなど | 感染性胃腸炎(ノロウイルス胃腸炎，細菌性腸炎など)，偽膜性大腸炎，流行性角結膜炎，角化型疥癬，多剤耐性菌感染症など |
| 手指衛生 |  | 標準予防策に準ずる。 | | |
| 防護用具 | ガウン・エプロン | 標準予防策に準ずる。衣類の汚染が考えられるときは使用する。使用後は感染性廃棄物として捨てる。 | 標準予防策に準ずる。 | 衣類の汚染が考えられるときは使用する。退室時，部屋の中で脱ぐ。使用後は感染性廃棄物として捨てる。 |
|  | マスク | 結核の場合，すべての面会者および医療従事者は N95 マスクを着用する。麻疹や水痘の場合は，免疫獲得者のN95 マスクは不要である。 | 患者の 2 m 以内に接近するときはサージカルマスクを着用する。 | 標準予防策に準ずる。 |
|  | ゴーグル・フェイスシールド | 標準予防策に準ずる。 | エアロゾルが発生する可能性のある手技を実施するときは，眼の結膜からの感染を防ぐために着用する。 | 標準予防策に準ずる。 |
|  | 手袋 | 標準予防策に準ずる。 | | 患者の部屋へ入るときはアルコールベースの擦式消毒薬で消毒後，手袋を着用する。汚染物に触れたときは手袋を交換する。部屋を出る前に手袋を外し，擦式消毒薬を使用する(有機物付着時は流水で洗う)。 |
| 患者配置 |  | 個室を使用する。ドアは閉めておく。可能なら独立換気・陰圧室で管理する。特別な場合を除いて病室を出ない。免疫未獲得者(面会者・医療者)は原則入室しない。 | 基本的には個室を使用する。個室管理ができないときは集団隔離をする。ただし，患者間は 2 m 以上離す。病室の出入り口扉は解放してもよい。 | 個室を使用する。必要時以外は病室を出ない。集団隔離は可能である。 |
| 患者移動 |  | 最小限にする。移動せざるをえない場合はサージカルマスクを着用させる。 | | 特別な対策は不要である。 |
| 患者使用器具 | 器具器材 | 標準予防策に準ずる。 | | 可能な限り患者専用とする。他患者と共用する場合は他患者に使用する前に消毒する。使用後の処理は，標準予防策に準ずる。 |
|  | 食器尿便器リネン | 標準予防策に準ずる。 | | |
| その他 | 清掃 | 標準予防策に準ずる。 | | 患者が触れる部位(ベッド柵，床頭台，オーバーテーブル，ドアのノブ，蛇口の取手など)を 1 日 1 回以上消毒する。 |
|  | 廃棄物 | 標準予防策に準ずる。 | | |

用いられる。これに対して，病態形成にかかわる病原因子が数多くある細菌の場合は，弱毒化した**生菌ワクチン**（**生ワクチン**）を使わざるをえない。なお，病原体に多くの血清型がある場合には，ワクチンの開発は成功しにくい。

● **ウイルス感染に対するワクチン**　ウイルス感染では，ワクチニアウイルス[1]を用いた痘瘡（天然痘）ワクチンの接種によって痘瘡が根絶された。その成功の要因として，①ワクチニアウイルスが痘瘡に対して強力な免疫を付与できること，②痘瘡ウイルスはヒト以外に感染せず，感染すると必ず発病するため，患者を発見し隔離することができたこと，③痘瘡ウイルスの血清型が１型しかなく，ワクチンをつくりやすかったこと，などがあげられる。

ポリオウイルスも血清型が少ないので，現在 WHO が進めているポリオ（急性灰白髄炎）の根絶も成功しつつある。一方で，不顕性感染や潜伏感染をおこすウイルスや血清型の多いウイルスに対しては，ワクチンの開発は成功しにくい。

## 2 現行のワクチン

わが国の現行予防接種には，予防接種法に基づく**定期接種**と**臨時接種**，およびそれ以外の**任意接種**がある。

● **定期接種**　定期接種は，感染の流行から集団を予防するのを主目的とするものであり，接種目的により **A 類疾病**と **B 類疾病**がある（●表 10-6）。

A 類疾病は疾患の発生および集団での蔓延を予防することが接種の目的であり，その対象者には接種の努力義務が課せられている。なお，ヒトパピローマウイルスワクチンは，2013 年より積極的な勧奨が差し控えられていたが，2022 年 4 月に勧奨が再開された。

B 類疾病は個人の発病およびその重症化を予防し，あわせてその集団での蔓延を予防することが接種の目的で，高齢者を対象としたインフルエンザ，肺炎球菌感染症がこれに該当する。

● **臨時接種**　感染症の蔓延予防上，緊急の必要性がある場合に実施される。2021 年より開始された新型コロナウイルス感染症がこれに該当する[2]。

● **任意接種**　任意接種は個人の感染予防が目的である（●表 10-7）。本人の意思により接種するもので，接種費用は原則自己負担となる。

**NOTE**

[1]**ワクチニアウイルス**
　痘瘡ウイルスの抗原性をもちながら，ヒトには病原性が弱いポックスウイルス科のウイルスで，痘瘡ワクチンとして用いられる。その接種はジェンナーによってはじめて行われ，種痘とよばれる（●259 ページ）。

**NOTE**

[2] 2024 年度以降は定期接種（B 類疾病）に変更される予定である。

---

| plus | **新型コロナウイルス感染症のワクチン** |
| --- | --- |

　新型コロナウイルス感染症のワクチンとしては，① SARS-CoV-2 の抗原（スパイクタンパク質）の遺伝子を体内に導入して，われわれ自身の細胞に抗原を産生させて免疫を誘導する新しいタイプのワクチンである mRNA ワクチンや，②抗原の遺伝子をアデノウイルスに組み込んだウイルスベクターワクチン，③抗原の遺伝子を組み込んだバキュロウイルスを昆虫細胞に感染させて産生した組換えタンパク質ワクチンが，発症・重症化の予防を目的として接種されてきた。

　mRNA ワクチンに関しては，2023 年 5 月 8 日以降，起源株とオミクロン株（BA.1 または BA.4-5）に対応した 2 価ワクチンが接種されてきたが，9 月 20 日から臨時接種の期間が終了する 2024 年 3 月 31 日までの間，オミクロン株 XBB.1.5 対応 1 価ワクチンが，初回接種を終えた生後 6 か月以上のすべての人を対象に追加接種されている。

○ 表 10-6　予防接種法に基づく定期接種（2023 年 11 月現在）

| 区分 | 対象感染症 | ワクチンの種類 | 接種時期（括弧内は標準的な接種時期） | | 回数 | 備考 |
|---|---|---|---|---|---|---|
| A類疾病 | ジフテリア(D)<br>百日咳(P)<br>破傷風(T)<br>急性灰白髄炎 | トキソイド<br>成分<br>トキソイド<br>不活化(IPV) | 1期初回：生後 2～90 月未満(2～12 月未満) | | 3 | 1期 は 原 則 DPT-IPV 混合。1 期初回は 20 日以上の間隔をおく。2 期は原則 DT 混合。 |
| | | | 1期追加：1 期初回後 6 月以上(12～18 月)の間隔をおく | | 1 | |
| | | | 2期：11～13 歳未満(11～12 歳未満) | | 1 | |
| | 麻疹(M)<br>風疹(R) | 生 | 1期：生後 12～24 月未満 | | 1 | 原則 MR 混合。 |
| | | | 2期：小学校就学前 1 年間 | | 1 | |
| | 日本脳炎 | 不活化 | 1期初回：生後 6～90 月未満(3 歳) | | 2 | 1期初回は 6 日以上の間隔をおく。 |
| | | | 1期追加：1 期初回後 6 月以上の間隔をおく(4 歳) | | 1 | |
| | | | 2期：9～13 歳未満(9 歳) | | 1 | |
| | 結核 | 生(BCG) | 1歳未満(生後 5～8 月未満) | | 1 | |
| | Hib 感染症 | 成分<br>(莢膜多糖体) | 初回：生後 2～60 月未満 | ①生後 2～7 月未満(標準) | 3 | 27 日以上の間隔をおく。 |
| | | | | ②生後 7～12 月未満 | 2 | |
| | | | | ③生後 12～60 月未満 | 1 | |
| | | | 追加：初回後 7 月以上の間隔をおく | | 1 | ①②の場合に行う。 |
| | 肺炎球菌感染症(小児) | 成分(莢膜多糖体, 13 価) | 初回：生後 2～60 月未満 | ①生後 2～7 月未満(標準) | 3 | 27 日以上の間隔をおく。 |
| | | | | ②生後 7～12 月未満 | 2 | |
| | | | | ③生後 12～24 月未満 | 2 | 60 日以上の間隔をおく。 |
| | | | | ④生後 24～60 月未満 | 1 | |
| | | | 追加：初回後 60 日以上の間隔をおき，1 歳以降(12～15 月) | | 1 | ①②の場合に行う。 |
| | ヒトパピローマウイルス感染症* | 成分(2 価) | 12 歳となる年度～16 歳となる年度の女子 | | 3 | 1 月以上，2 月半以上かつ 1 回目から 5 月以上の間隔をおく。 |
| | | 成分(4 価) | | | | 1 月以上，3 月以上の間隔をおく。 |
| | | 成分(9 価) | | | 2 | 5 月以上の間隔をおく。 |
| | 水痘 | 生 | 生後 12～36 月未満 | | 2 | 3 月以上の間隔をおく。 |
| | B型肝炎 | 成分 | 1歳未満 | | 3 | 1 回目から 27 日以上，139 日以上の間隔をおく |
| | ロタウイルス感染症 | 生(1 価) | 生後 6～24 週 | | 2 | 27 日以上の間隔をおく。 |
| | | 生(5 価) | 生後 6～32 週 | | 3 | |
| B類疾病 | インフルエンザ | 成分(4 価) | 65 歳以上，および特定の心・腎・呼吸器・免疫機能障害を有する 60 歳以上 | | 年1 | |
| | 肺炎球菌感染症(高齢者) | 成分(莢膜多糖体, 23 価) | 65 歳，および特定の心・腎・呼吸器・免疫機能障害を有する 60～65 歳未満 | | 1 | |

◉表 10-7　おもな任意接種

| 対象感染症 | ワクチンの種類 | おもな接種期間・対象者 | 回数 |
|---|---|---|---|
| おたふくかぜ（流行性耳下腺炎） | 生 | 1 歳以上 | 2 |
| A 型肝炎 | 不活化 | 海外渡航者（とくに 60 歳以下） | 3 |
| B 型肝炎 | 成分 | HBs 抗原陽性の母親からの出生児 | 3 |
| | | 血液に接触する可能性のある人 | 3 |
| 狂犬病 | 不活化 | 海外渡航者 | 3 |
| 黄熱 | 生 | 海外渡航者 | 1 |
| 肺炎球菌感染症 | 莢膜多糖体 | 定期接種以外の年齢のハイリスク患者 | 1 |
| インフルエンザ | 成分（4 価） | 定期接種対象以外の年齢の者 | 年 1〜2 |
| 破傷風 | トキソイド | けがの可能性の高い海外渡航者 | 1 |
| ジフテリア | トキソイド | 海外渡航者 | 1 |
| 水痘 | 生 | 定期接種対象以外の年齢の者 | 1 |
| 帯状疱疹 | 成分 | 50 歳以上 | 2 |
| ヒトパピローマウイルス感染症 | 成分（4 価） | 9 歳以上 | 3 |
| | 成分（9 価） | 9 歳以上の女性 | 3 |
| 髄膜炎菌感染症 | 成分（4 価） | 2 歳以上の者，9 か月以上のハイリスク患者 | 1 |
| RS ウイルス感染症 | 成分（2 価） | 60 歳以上 | 1 |

## 3　ワクチンの接種間隔

● 異なる種類のワクチン　異なるワクチンの接種間隔については，注射の生ワクチンどうしを接種する場合は 27 日以上あけるという制限がある。その他のワクチンの組み合わせについては，日数制限はない。
● 同じ種類のワクチン　同じワクチンを複数回受ける場合は，ワクチンごとに決められた接種間隔をまもる必要がある。

### ✎ work　復習と課題

❶ 文明化に伴って新しくおこった感染症にはどのようなものがあるか述べなさい。
❷ 新興・再興感染症の意味について述べ，これらに含まれる感染症をあげなさい。
❸ 院内感染の特徴を市中感染と対比しながら述べなさい。
❹ 感染症法の対象疾患とその分類について述べなさい。
❺ 標準予防策の考え方について述べなさい。
❻ 現在用いられているワクチン名をあげなさい。

推薦図書
1. アメリカ合衆国国立疾病対策センター編，矢野邦夫・向野賢治訳・編：医療現場における隔離予防策のための CDC ガイドライン——感染性微生物の伝播予防のために（Global standard series），改訂 2 版．メディカ出版，2007.

第 **3** 部

おもな病原微生物

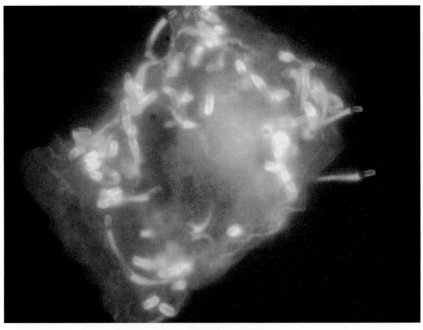

●マクロファージ内で食胞を脱出し，細胞質内で増殖するリステリア-モノサイトゲネス *Listeria monocytogenes*。培養マクロファージにリステリア-モノサイトゲネスを感染させ，6時間後の像。菌体はローダミンで朱色に染色され，コメットテールはファロイジン(キノコに含まれる有毒の環状ペプチド)で緑色に染まる。食胞から細胞質へ回避した菌は分裂・増殖し，アクチン重合の力によって細胞質を移動することができる。
(写真提供：光山正雄博士)

第 11 章

病原細菌と細菌感染症

　第2章「細菌の性質」では，細菌学を学ぶうえで重要な，細菌に共通な事項を学んだ。この章では，個々の病原細菌の個性（特徴）とその感染症について学ぶ。臨床の現場では，検体のグラム染色によって得られる細菌の形や配列とグラム染色性の情報が，原因菌の推定にきわめて重要である。この章でも，細菌の形態，染色性，酸素に対する態度を中心に細菌を分類し，解説する。

# A　グラム陽性球菌

　グラム陽性球菌のなかではブドウ球菌属，レンサ球菌属，腸球菌属が大切である。いずれもヒトの皮膚や粘膜などに常在し，あるいは身近な環境中に生息しており，多様な毒素・酵素を産生することによってヒトに病気をおこす。

## 1　ブドウ球菌 *Staphylococcus* 属

　直径が0.8〜1.0 µmのグラム陽性球菌で，ブドウの房状の配列をするところからこの名がつけられている（◉図11-1）。ヒトや動物の皮膚，鼻咽頭，腸管内に常在する細菌である。環境ストレスに対しても抵抗性であるので，室内の床やリネン類にも付着し生息している。

　現在，この属には約60菌種が分類されているが，ヒトに病原性を示すのは**黄色ブドウ球菌** *Staphylococcus aureus* が主である。表皮ブドウ球菌 *S. epidermidis* は臨床ではCNS❶とよばれ，日和見感染をおこすほか，カテーテル関連血流感染（CRBSI）や手術部位感染（SSI）などの原因菌として問題になる。

◻NOTE
❶ CNS
　コアグラーゼ陰性ブドウ球菌 coagulase negative Staphylococci の略。コアグラーゼを産生する黄色ブドウ球菌以外のブドウ球菌を意味し，多くの菌種が含まれるが，臨床で分離されるCNSのほとんどは表皮ブドウ球菌である。

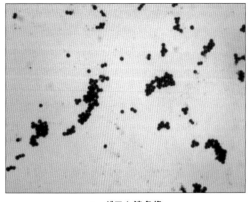

a. グラム染色像

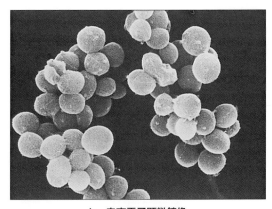

b. 走査電子顕微鏡像

◉図11-1　ブドウ球菌

## 黄色ブドウ球菌 *Staphylococcus aureus*

● **性質**　通性菌で，普通寒天培地上でよく増殖して，黄色い正円形のコロニーを形成する。高濃度の食塩（7～10%）に耐性であるので，本菌の選択培地には 7.5% の食塩が添加してある。

● **分布**　健康人の 30～40% の鼻前庭に常在している。

● **病原性と病原因子**　本菌は多様な菌体外毒素・酵素を産生し，さまざまな病原性を示す。

　**1 化膿性炎症**　伝染性膿痂疹（とびひ）などの皮膚の化膿症のほか，中耳炎などをおこす。この病態の形成には，ロイコシジン leukocidin（白血球を破壊する毒素），溶血毒 hemolysin（ヘモリジン），莢膜（食細胞からの回避），コアグラーゼ coagulase（血液を凝固させる酵素），スタフィロキナーゼ staphylokinase（フィブリンを溶解する酵素）や，核酸分解酵素，リパーゼ（トリグリセリドを分解する酵素）などが関与している。

　**2 食中毒**　食品中で産生された**腸管毒** enterotoxin（**エンテロトキシン**）による毒素型食中毒（○67 ページ）をおこす。腸管毒は手指や鼻腔から分離される菌株の約 60% が産生する。本菌の腸管毒による食中毒の潜伏期は平均 3 時間で，吐きけ・嘔吐が主症状であるが，腹痛や下痢を伴うこともある。腸管毒は耐熱性（100℃・30 分に耐える）であるため，食品の加熱では食中毒が防止できない。

　**3 剝脱性皮膚炎**　**剝脱性毒素** exfoliative toxin を産生する菌株による。この毒素は，皮膚の細胞間接着装置であるデスモソーム desmosome を開裂させるため，表皮が剝脱する。顆粒層は破壊されないので，皮膚はもとどおりに回復する。鼻腔から分離される菌株の約 5% が，この毒素を産生する。乳幼児や小児の SSSS❶や水疱性膿痂疹はこの毒素産生株による。

　**4 毒素性ショック症候群**　**毒素性ショック症候群毒素-1** toxic shock syndrome toxin-1（TSST-1）による。この毒素はスーパー抗原（○78 ページ）であり，黄色ブドウ球菌の 5～15% が産生する。発熱，皮膚の発赤・発疹・剝脱，血圧低下をきたす。生理用タンポンを長時間挿入したままにして発病する例がある。

● **薬剤耐性**　黄色ブドウ球菌は外来の遺伝子を取り込む能力が非常に高く（DNA の水平伝播），薬剤耐性になりやすい。プラスミド性のペニシリナーゼ遺伝子のほか，染色体性の *mec* 遺伝子をもちメチシリン（ペニシリナーゼに抵抗するペニシリン系薬剤として開発された）にも耐性を示すものもある。これを**メチシリン耐性黄色ブドウ球菌** methicillin-resistant *S. aureus*（**MRSA**）❷といい，医療関連感染の原因菌として問題になっている（○179 ページ）。喀痰や膿からの分離頻度が高い。

● **治療**　ほとんどの菌株がペニシリナーゼを産生するため，治療にはそれに抵抗性のペニシリン系薬剤を用いる。MRSA に対してはバンコマイシン，テイコプラニン，アルベカシン，ダプトマイシン，リネゾリド，デジゾリドが用いられる。最近 10 年の間に，少数ながらバンコマイシン耐性黄色ブド

ウ球菌(VRSA)も分離されている。

● **感染経路**　黄色ブドウ球菌による医療関連感染は手指や医療器具を介する接触感染が多く，医療従事者はMRSAの感染予防にとくに注意しなければならない。

# 2 レンサ球菌 *Streptococcus* 属

直径約1μmのグラム陽性球菌で，細胞分裂の際，分裂面が同じ方向に入り，すぐ離れないために，連鎖状に配列する(◉図11-2)。ヒトや動物の口腔や咽頭に常在する。血液寒天培地で培養すると，コロニーの周囲に**溶血環❶**を生じる。不完全な溶血でできる緑色の溶血環を**α溶血**，完全に溶血して透明な溶血環を**β溶血**という。この性質から，レンサ球菌属は**溶血性レンサ球菌**(略して**溶連菌**)とよばれることも多い。β溶血を示すものには**化膿レンサ球菌** *Streptococcus pyogenes* と**ストレプトコッカス-アガラクティエ** *S. agalactiae* があり，いずれも病原性が強い。

レンサ球菌属にはそのほかに，肺炎をおこす肺炎球菌 *S. pneumoniae*，口腔内に常在し齲歯(むし歯)の原因となるミュータンス菌 *S. mutans*，抜歯のあとに心内膜炎をおこすストレプトコッカス–ミチス *S. mitis*，ストレプトコッカス–サンギニス *S. sanguinis* など，100菌種以上が所属する(◉表11-1)。

**NOTE**

**❶溶血環**

赤血球を加えた固型培地上で，赤血球膜を破壊する毒素(溶血毒)を出す細菌を培養すると，コロニー周囲の赤血球がこわされて形成される，透明または緑色の環。

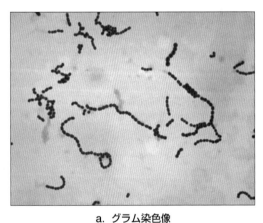

a. グラム染色像

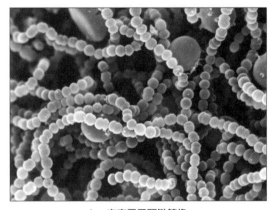

b. 走査電子顕微鏡像

◉図11-2　レンサ球菌

◉表11-1　ヒトに病原性を示すレンサ球菌属(一部のみをあげた)

| 菌名 | 由来 | 感染症 | 溶血型 | 抗原型* |
|---|---|---|---|---|
| *S. pyogenes*(化膿レンサ球菌) | ヒト | 化膿性炎症，全身性疾患 | β | A |
| *S. agalactiae* | ウシ・ヒト | 新生児髄膜炎・ウシ乳房炎 | β | B |
| *S. pneumoniae*(肺炎球菌) | ヒト | 上気道炎・肺炎 | α | ― |
| *S. mitis* | ヒト | 心内膜炎 | α | K |
| *S. sanguinis* | ヒト | 心内膜炎 | α | H |
| *S. mutans* | ヒト | 齲歯 | ― | ― |

*ランスフィールドによる分類。

ランスフィールド Lancefield, R. C. は，細胞壁をつくる多糖（群特異的 C 物質 group-specific C substance）の抗原性によってレンサ球菌属を分類した（**ランスフィールド分類**）。A〜V 群（I，J は除く）に分けられているが，化膿レンサ球菌は A 群，ストレプトコッカス-アガラクティエは B 群に属するので，それぞれ **A 群レンサ球菌**，**B 群レンサ球菌**ともよばれている。

## 1　化膿レンサ球菌 *Streptococcus pyogenes*

● **分布**　健康な小児の 15〜20％ が咽頭に保有する。

● **性質**　血液寒天培地上のコロニーは β 溶血を示す。通性菌であるが電子伝達系をもたず，嫌気条件下で乳酸発酵を行う。好気条件下では酸素を使って乳酸を酸化してピルビン酸をつくり，そのとき過酸化水素を産生する菌株もある。菌体のまわりにヒアルロン酸からなる莢膜をつくる。

● **病原因子**　溶血毒として，**ストレプトリジン** streptolysin **O❶**と**ストレプトリジン S❷**を産生する。ストレプトリジン O は抗原性が強く，それに対する抗体（**抗ストレプトリジン O 抗体：ASO**）の検出は診断に用いられる。

そのほか，DNA 分解酵素，プラスミノーゲンを活性化するストレプトキナーゼ streptokinase，ヒアルロン酸を分解するヒアルロニダーゼ hyaluronidase，スーパー抗原活性のある**発熱毒素**を産生する。

● **型別**　細胞壁に存在する **M タンパク質**，**T タンパク質**の抗原性によって型別される。M タンパク質は菌体表面にある線維状のタンパク質で，抗食菌作用をもつ。M タンパク質の遺伝子である *emm* 遺伝子の塩基配列をもとにした型別もある。T タンパク質は細胞壁のタンパク質である。

● **病原性**　レンサ球菌属のうちヒトに病原性をあらわすのは，大多数が化膿レンサ球菌で，また病原性も強い。以下のように多様な疾患を引きおこす。

　①**急性咽頭炎・急性扁桃炎**　おもな感染経路は飛沫感染である。症状は発熱と咽頭痛で，通常，咳嗽・鼻汁はみられない。五類感染症（小児科定点把握疾患）である。

　②**膿痂疹**　皮膚の感染症で，ブドウ球菌の膿痂疹より頻度は低いが，皮下に広がる性質が強い。

　③**猩紅熱**　咽頭炎とともに全身に紙やすり様の赤い発疹が出現する。かゆみを伴うことが多い。

　④**丹毒**　真皮に限局した感染で，周囲の正常皮膚より隆起し，左右対象性の発赤と腫脹がみられる。下肢や顔面に多い。

　⑤**劇症型溶血性レンサ球菌感染症**　レンサ球菌による敗血症性ショック病態であり，本菌がおもな原因菌である。突発的に発症し，急速に軟部組織壊死，多臓器不全が進行する。欧米で多く発生し，高い死亡率を示したことから「ヒト食いバクテリア」とよばれた。わが国では近年増加傾向で，年間約 500 人が罹患し，そのうち約 30％ が死亡している。五類全数把握疾患である。

　⑥**急性糸球体腎炎・リウマチ熱**　化膿レンサ球菌感染症の続発症として発症し，それぞれ腎臓と心臓・関節の障害をもたらす。前者は，抗原抗体複合体の糸球体への沈着と，それに伴う補体の活性化による免疫複合体病と考

**NOTE**

❶**ストレプトリジン O**
　化膿レンサ球菌が産生する溶血毒。酸素によって不活化される。

❷**ストレプトリジン S**
　溶血毒で，血清 serum の存在下で菌体から遊離する。

えられる。後者は，化膿レンサ球菌に対する抗体が，共通の抗原性をもつ心臓や関節にも結合してしまうためにおきる自己免疫疾患と考えられている。

● 検査　分離培養，咽頭めぐい液の迅速抗原検査，抗ストレプトリジン O（ASO），抗ストレプトキナーゼ（ASK）などの抗体の測定による。

● 治療　急性咽頭炎・扁桃炎には，ペニシリン系抗菌薬が第一選択である。リウマチ熱予防のため，10 日間内服する。セフェム系抗菌薬の 5 日間投与も行われる。

## 2　ストレプトコッカス‐アガラクティエ *Streptococcus agalactiae*

● 病原性　ランスフィールドの分類によって，**B 群レンサ球菌**（GBS）ともよばれる❶。ヒトの腟に常在し，妊婦が保有していると新生児が産道で感染して，肺炎・敗血症・髄膜炎などを引きおこす。肺炎や敗血症はおもに早産児に出生後 24 時間以内に発症し，髄膜炎の場合はおもに正期産児に生後 2〜3 週間後に発症する。

● 治療　これらの母子感染を予防するために，妊婦にはこの菌の腟内の保有検査が義務づけられており，保有する場合は妊娠 35〜37 週でペニシリン投与が行われる。妊婦の保有率は 10〜25％といわれている。新生児の感染に対しては，アンピシリンの静脈内投与（点滴）が行われる。

## 3　肺炎球菌 *Streptococcus pneumoniae*

● 分布　健康人の 25〜50％の鼻咽腔に常在する。

● 性質　グラム陽性の球菌で，2 つの菌が向かい合って配列するので**肺炎双球菌**ともよばれる。血液寒天培地で α 溶血を示す。

● 病原因子　厚い莢膜をもっている。莢膜には 90 以上の抗原型があり，対応する抗血清と反応させると莢膜が膨化するので，型を決めることができる。これを**莢膜膨化試験**という（◎図 11-3）。

● 病原性　大葉性肺炎・中耳炎や，小児の髄膜炎・敗血症の原因となる。

● 治療　本菌による感染症には，アモキシシリンなどのペニシリン系薬剤

NOTE

❶ *S. agalactiae* の名称の由来

　種名の 'agalactiae' は，この菌がウシの乳房炎を引きおこすことからつけられた。'a' は「否定」，'galactiae' は「ミルク」を意味する。牛乳のパスツリゼーションの際の標的になる細菌の 1 つである。

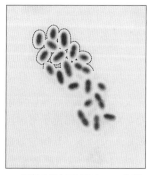

　　a. 陰性　　　　b. 陽性（破線部が膨化した莢膜）

◎図 11-3　肺炎球菌の莢膜膨化試験

が著効する。しかし，近年，ペニシリンに親和性の低いペニシリン結合タンパク質(PBP；◐155ページ)をもち，耐性度が上がった肺炎球菌が出現した。これを**ペニシリン耐性肺炎球菌** penicillin-resistant *S. pneumoniae*(PRSP)とよび，他の薬剤耐性菌の出現とともに臨床的に問題になっている。

　PRSP に対しては，β-ラクタマーゼ阻害薬配合のペニシリン系薬の高用量投与，またはセフトリアキソンやセフォタキシムなどのセフェム系薬，ニューキノロン系薬のうち，有効なものが用いられる。

● **予防**　生後 2 か月以降の小児に 13 価の結合型ワクチンが，65 歳以上の高齢者および 60〜65 歳未満で特定の心・腎・呼吸器・免疫機能障害をもつ者に 23 価の莢膜多糖体ワクチンが接種される。

### 4 口腔レンサ球菌

　口腔内には多様なレンサ球菌が常在しており，**口腔レンサ球菌**とよばれている。歯の表面にいて齲歯(むし歯)の原因となるミュータンス菌 *S. mutans* や，抜歯したときの傷口から血中に入って心内膜炎をおこすストレプトコッカス-ミチス *S. mitis*，ストレプトコッカス-サンギヌス *S. sanguinis* などが生息している。口腔内で最も優勢なものは *S. mitis* に近縁な菌種である。

## 3　腸球菌 *Enterococcus* 属

　大腸・便に存在し，腸内の常在細菌である。このため環境がヒトや動物の糞便に汚染されていないかどうかを知る指標菌(**糞便汚染指標菌**)の 1 つとなっている。

　約 30 菌種が属するが，ヒトに感染をおこすのはエンテロコッカス－フェカーリス *Enterococcus faecalis*，エンテロコッカス－フェシウム *E. faecium*，エンテロコッカス－アビウム *E. avium* であり，このうちヒトへの感染の 80%はエンテロコッカス－フェカーリスによるものである。尿路感染・菌血症などをおこす。院内感染(◐177ページ)であることが多い。

　本菌にはバンコマイシンが奏効していたが，最近，**バンコマイシン耐性腸球菌** vancomycin-resistant enterococci❶(**VRE**)が増加しており，臨床的に問題となっている。VRE にはエンテロコッカス-フェシウムが多い。

**NOTE**
❶ enterococci
　*Enterococcus* の複数形。

## B　グラム陰性球菌

　球菌はグラム陽性のものが多いが，グラム陰性の球菌も存在する。ナイセリア属がその代表的な属で，ヒトや動物の粘膜に常在する菌種のほかに，ヒトに病原性がある淋菌と髄膜炎菌が所属する。

# ナイセリア *Neisseria* 属

## 1 淋菌 *Neisseria gonorrhoeae*

● **形態**　グラム陰性の双球菌で，グラム染色では接し合った部分はやや平たくソラマメ状に見える（●図11-4）。

● **培養**　GC培地❶やサイヤー-マーチン Thayer-Martin 培地などのヘモグロビンを添加した培地や，チョコレート寒天培地を用いる。患者検体からの初代培養には，3〜5%の二酸化炭素が必要である。そのための簡便法として，かつてはろうそく培養法が用いられていた。コロニーは培養1〜2日で出現し，直径は約1mmで，バターのような粘りけがある。

● **病原性**　性感染症の**淋病** gonorrhea（淋疾）をおこす。男性では急性尿道炎を，女性では尿道炎・腟炎・子宮頸管炎を引きおこす。男性では排尿痛・排膿が顕著なので感染を自覚するが，女性の場合は帯下が増加するものの無症状のこともあり，感染を自覚せず他人にうつすことがある。治療を怠ると男性では精巣上体炎，女性では卵管炎・骨盤腔炎を引きおこし，どちらも不妊症の原因となる。

　本菌は環境中での抵抗性が弱いため，ヒトからヒトへの直接接触（おもに性行為）以外による感染はまれである。

　淋菌感染のある妊婦が出産するときに，経産道感染によって新生児に**膿漏眼**（化膿性結膜炎）を引きおこす。これを予防するため，新生児には抗菌薬の点眼が行われる。

● **感染源と感染経路**　感染経路は性行為による接触である。尿道炎のほか，オーラルセックスによって淋菌性の咽頭炎もおこる。

● **予防**　患者または保菌者との性的接触を避けることである。

● **検査**　男性の場合，尿道分泌液を塗抹してグラム染色をすれば，好中球の内外にグラム陰性の双球菌が見つかり，これでほぼ100%診断がつけられ

□ **NOTE**

❶ **GC培地**
　淋菌はゴノコッカス gonococcus ともよばれており，この名称に由来する。

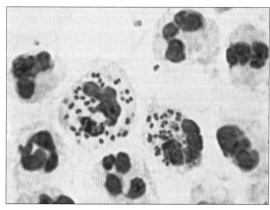

a. 膿漏眼患者の膿のギムザ染色像

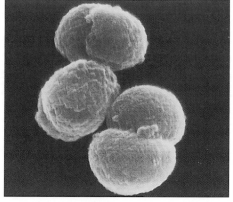

b. 走査電子顕微鏡像

●**図11-4　淋菌**

る。一方，女性の場合は，グラム染色で腟分泌液中に淋菌を見つけることは
むずかしく，選択培地を用いて培養を行う。

● 治療　以前はペニシリン系やニューキノロン系の抗菌薬が用いられてい
たが，耐性菌が増加したため用いられなくなり，現在はセフトリアキソン
（静脈内注射）とスペクチノマイシン（筋肉内注射）がそれぞれ第一・第二選択
薬となっている。

　淋病には他の細菌の感染が伴っていることが多く，淋病が治癒しても炎
症・分泌がおさまらないことがある。これを**淋疾後尿道炎** post-gonococcal
urethritis（PGU）という。原因菌としてはトラコーマクラミジア *Chlamydia
trachomatis*（◉254ページ）が最も多く，これに対する治療も行わなければなら
ない。

## 2　髄膜炎菌 *Neisseria meningitidis*

● 分布　健康人の5〜15％が鼻咽腔に保有している。

● 性状　淋菌に似た双球菌で，莢膜をもつ。莢膜の抗原性には9つの型が
ある。血液寒天培地やチョコレート寒天培地に増殖する。

● 病原性　流行性髄膜炎を引きおこす。鼻咽腔粘膜に生息する本菌が粘膜
下に侵入して血管に入り，血液脳関門をこえて髄膜に到達し，髄膜炎をおこ
す。菌血症をきたした場合に，出血斑を伴うことがある。また，副腎の血管
障害により急性副腎不全（ウォーターハウス – フリードリヒセン症候群
Waterhouse-Friderichsen syndrome）をきたすことがある。

　幼稚園や保育所，学生寮で集団発生をおこす。このとき，患者と同じ集団
の鼻咽腔における本菌の生息率は，30％以上にも上ることがわかっている。

● 検査　鼻咽頭粘膜のぬぐい液，髄液から本菌を分離する。

● 治療　本菌に有効で髄液への移行性がよいペニシリンGやアンピシリン
（ABPC）が第一選択薬である。

● 予防　4価の結合型ワクチンが任意接種される。サハラ以南のアフリカ中
央部で発生が多く，髄膜炎ベルト地帯とよばれており，流行地域への渡航者
にはワクチン接種が奨励されている。

# C　グラム陰性好気性桿菌

　ここでは，グラム陰性の桿菌のなかで，増殖に酸素を必要とする好気性菌
について学習する。これらの菌はグルコースを発酵しないため，グルコース
非発酵菌ともよばれている。

## 1　シュードモナス *Pseudomonas* 属

　すでに約200菌種以上が報告されているが，臨床的に最も重要な種は緑
膿菌 *Pseudomonas aeruginosa* である。

## 緑膿菌 *Pseudomonas aeruginosa*

● **分布** 淡水・土壌などの環境中のほかに，ヒトの皮膚や消化管内にも生息している。洗面所や台所など，いわゆる水まわりには必ずといってよいほど生息する身近な細菌である。

● **性状** 直径 0.5～0.8 μm，長さ 1.5～3.0 μm の短い桿菌であり，菌体の一端に 1 本の鞭毛をもっている（●図 11-5-a）。緑色の色素を産生するところからこの和名がつけられたが，赤色・茶色・黄色の色素を産生する菌株もある（●図 11-5-b）。

本菌のなかに，アルギネート arginate（アルギン酸）という粘液性の多糖を菌体外に多量に産生するものがあり，そのコロニーは湿潤状態で大きくなるので，**ムコイド型緑膿菌**とよばれる。このアルギネートは固体表面では**バイオフィルム**（●76 ページ）を形成し，環境中でも人体内でも重要な感染源となる。

● **培養** 好気的に培養する。普通寒天培地でよく増殖する。選択培地として，ナリジクス酸（NA）とセトリマイド（C）が選択剤として含まれている NAC 培地が用いられる。

● **病原性** 健康なヒトには病原性を示さないが，抵抗力が低下した場合には呼吸器・消化管などに感染を引きおこす。多くの抗菌薬に自然耐性であり，日和見感染・医療関連感染をおこす。また熱傷に引きつづいて皮膚感染をおこす。

● **治療** 通常の抗菌薬には抵抗性を示すが，緑膿菌に有効なカルバペネム系，フルオロキノロン系，アミノグリコシド系の薬剤が開発され，とくに**抗緑膿菌薬**とよばれている。近年，これらの薬剤にも耐性となった**多剤耐性緑**

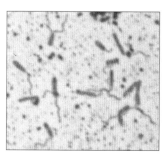

**a. 緑膿菌の鞭毛染色**
単鞭毛をもっている様子がわかる。

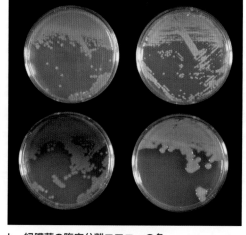

**b. 緑膿菌の臨床分離コロニーの色**
左上は黄緑色，右上は黄色，左下は茶色の色素を出している。右下はアルギネートを産生している緑膿菌で，ムコイド型とよばれる。

●**図 11-5 緑膿菌**

膿菌 multidrug-resistant *P. aeruginosa*（MDRP）の出現が問題となっている。

# 2　バークホルデリア *Burkholderia* 属

## 1　鼻疽菌 *Burkholderia mallei*

ウマ・ラバ・ロバに自然感染して**鼻疽** glanders を引きおこす。本菌の加熱培養濾液を沈殿させたものを**マレイン** mallein と称するが，マレインを用いて皮内反応を行うと，陽性ではツベルクリン反応様のアレルギーを示す。これを**マレイン反応**とよび，ウマを輸入する場合は，陰性の証明が必要である。

ヒトでは，皮膚に感染すると膿疱，鼻粘膜に感染すると鼻漏をおこし，リンパ節腫脹をきたす。

## 2　類鼻疽菌 *Burkholderia pseudomallei*

東南アジアの土壌や淡水などに生息する，**類鼻疽症** melioidosis の原因菌である。ヒトには皮膚の傷や呼吸器を介して感染をおこす。敗血症に進展すると予後はわるく，致命率が高い。

治療にはセフタジジムの持続静脈内注射をする。アモキシシリンも使われる。ストレプトマイシン耐性の株が多い。

## 3　バークホルデリア-セパシア *Burkholderia cepacia*

'cepacia' とは玉ねぎのことで，植物の病気をおこす細菌として知られる。免疫機能の低下したヒトに尿路や呼吸器系の日和見感染をおこす。消毒薬のグルコン酸クロルヘキシジン（ヒビテン®）で殺菌されないので，注意が必要である。

# 3　その他のグルコース非発酵グラム陰性好気性桿菌

**モラクセラ** *Moraxella* **属**のモラクセラ-カタラリス *Moraxella catarrhalis* は，上気道の常在菌であるが，しばしば中耳炎・副鼻腔炎の原因菌となる。肺炎球菌やインフルエンザ菌と共同で肺炎を引きおこすこともある。ほとんどが $\beta$-ラクタマーゼ産生菌であるため，治療は $\beta$-ラクタマーゼ阻害薬配合ペニシリン系薬，セフェム系薬，マクロライド系薬，ニューキノロン系薬が用いられる。

このほか，**アシネトバクター** *Acinetobacter* **属**，**アルカリゲネス** *Alcaligenes* **属**，**クリセオバクテリウム** *Chryseobacterium* **属**は，いずれも日和見病原体であるが，消毒薬にも強く，有効な抗菌薬も少ないので，院内感染の原因菌として重要である。とくに多剤耐性アシネトバクター multi drug-resistant *Acinetobacter baumannii*（MDRA）はカルバペネム，ニューキノロン，アミノグリコシドに耐性となっており，院内感染対策上重要な細菌である。

# 4 レジオネラ *Legionella* 属

レジオネラ❶は1976年に，アメリカのフィラデルフィアでの在郷軍人大会出席者の間でみられた集団肺炎をきっかけに発見され，**レジオネラ-ニューモフィラ** *Legionella pneumophila* と命名された。その後，現在までに60菌種近いレジオネラ属菌が発見されており，そのうち20菌種はヒトに肺炎をおこす病原性があることがわかっている。

● **分布と生態**　レジオネラ属菌は，自然界では淡水や湿った土壌中に生息している。人工的な環境では，クーラーの冷却塔水や，循環濾過式浴槽，噴水などの修景水，給湯器などの水利用設備に生息している。

レジオネラ属菌は，自由生活アメーバや繊毛虫類などの細菌捕食性原虫に食べられても消化されず，逆に原虫の中で増殖し，宿主を殺す能力をもっている。

● **性状**　大きさが0.3〜0.9 × 2〜5 µm のグラム陰性の好気性桿菌で，ほとんどの菌種は単鞭毛をもっている（●図11-6）。線毛も有している。

● **培養**　BCYE α ❷寒天培地上で増殖する。増殖にはシステインと鉄を要求し，おもにアミノ酸をエネルギー源・炭素源とする。

● **抵抗性**　酸には耐性である。熱には比較的弱く，60℃で32分間，66℃では2分間で殺菌される。

● **感染源**　前述したように，感染源となるのは人工的な水利用設備の水である。国内では循環濾過式の入浴施設のお湯を感染源とする**レジオネラ肺炎**の集団発生がみられ，しかも多数の死者が出ている。

● **感染経路**　ヒトへの感染経路は経気道である。すなわち，レジオネラを含んだ水がエアロゾル（霧，しぶき）になって空中に散布されるという条件が重なったときに，ヒトがそれを吸入して空気感染する。クーラーの冷却塔，温泉の泡発生装置，噴水，シャワーなどは多くのエアロゾルを発生させ，感染の機会を増やす。

● **病原性**　吸入されたレジオネラが肺胞に達すると肺胞マクロファージに貪食されるが，貪食されても殺菌されずにその中で増殖する（●図11-7）。レジオネラはこの能力の発現に，アメーバ内で消化されずに増殖する場合と

□ **NOTE**

❶ **レジオネラ**
legionnaire（アメリカの在郷軍人会の会員）にちなんだ名称。

□ **NOTE**

❷ **BCYE α**
buffered charcoal yeast extract with α-ketoglutarate の略である。α-ケトグルタル酸を加えて活性酸素による毒性を弱めている。

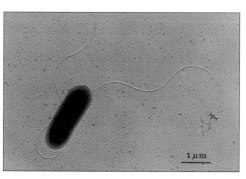

● **図11-6　レジオネラ-ニューモフィラの電子顕微鏡像**
単鞭毛がはっきりとわかる。

1 µm

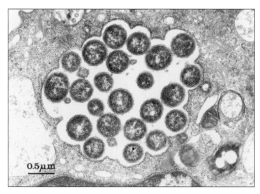

**a. 電子顕微鏡像**

モルモット腹腔のマクロファージの中でレジオネラ-
ニューモフィラが増殖している様子を示す。

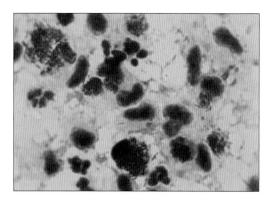

**b. ヒメネス染色像**

マウスの腹腔マクロファージの中で増殖している様子
を示す（赤紫色の部分が細菌）。

◖**図11-7　マクロファージ内でのレジオネラ-ニューモフィラの増殖**

ほとんど同じ機構を使っている。またマクロファージのほかに，肺胞や気管
支の上皮細胞に侵入して増殖している可能性もある。レジオネラ肺炎を発症
するのは高齢者が多いが，曝露された菌数が多ければ健康なヒトも発症する。

　レジオネラ属菌は肺炎のほかに，**ポンティアック熱** Pontiac fever という病
型も引きおこす。これは潜伏期が約1日と短く感冒様症状で終わる熱性疾患
であるが，侵襲率 attack rate が100%近い。発症機序はよくわかっていない。

　レジオネラ-ニューモフィラがヒトのレジオネラ属感染の8割以上を占め
る。

● **免疫**　インターフェロン-γ（IFN-γ）によって活性化されたマクロ
ファージが免疫の主体と考えられる。

● **検査**　レジオネラ肺炎は進行が速いので迅速な診断が必要であるが，臨
床的に他の肺炎と区別するのは困難である。細菌の分離・同定，遺伝子診断，
血清学的診断などが行われているが，感染早期からレジオネラの抗原が尿中
に排泄されるので，この尿中抗原を検出する方法が有力である。しかし，こ
の方法ではレジオネラ-ニューモフィラしか診断できないという限界がある。

● **治療**　レジオネラが増殖する場所はマクロファージや上皮細胞などの細
胞内であるので，細胞内への移行性のわるいβ-ラクタム剤は無効である。
細胞内への移行性が良好で，かつ抗菌力が強くて有効な薬剤は，エリスロマ
イシンなどのマクロライド系，リファンピシン，ニューキノロン系の薬剤で
ある。

# 5　コクシエラ Coxiella 属

## ▌ Q 熱コクシエラ Coxiella burnetii

　大きさが 0.2〜0.4 × 0.4〜1.0 μm の小桿菌で，多形性を示す。グラム陰性
である。偏性細胞内寄生性細菌であり，人工培地では増殖しないので，培養

は株化細胞や発育鶏卵，マウス・モルモットへの腹腔内接種によって行う。

● **分布と感染経路**　人獣共通感染症である。哺乳動物や鳥類，ダニ類に不顕性感染をおこしているが，ウシ・ヤギ・ヒツジなどがヒトへの感染の媒介動物となることが多い。とくに，これらの動物が妊娠すると，この菌は胎盤で増殖したあと，分娩時に羊水・胎盤から出て，そのとき発生したエアロゾルや，汚染した塵埃を吸入して空気感染をおこす。

● **病原性**　Ｑ熱❶をおこす。潜伏期は2〜3週間で，インフルエンザ様症状を示し，重症化すると肺炎や肝炎をきたす。慢性化して心内膜炎に進展することもある。

● **検査**　菌の分離，PCR法によるDNA診断，血清学的診断が行われる。

● **治療**　ドキシサイクリンまたはエリスロマイシンが有効である。β-ラクタム系抗菌薬やアミノグリコシド系抗菌薬は，細胞内移行性がわるいので無効である。

**NOTE**

**❶ Ｑ熱**
　Query fever（原因不明の奇妙な熱性疾患）の意である。デリック Derrick, E. H. がオーストラリアの屠畜場で集団発生した疾患を，当時，病原体が不明だったため，このような病名で報告したことによる。

# 6　ブルセラ *Brucella* 属，バルトネラ *Bartonella* 属

いずれも人工培地で培養できる細胞内寄生性細菌である。

## 1　ブルセラ-メリテンシス *Brucella melitensis*

　ヤギ・ウシ・ブタなどの家畜に感染して流産をおこさせる菌で，獣医学領域では重要な細菌である。ヒトには創傷部位や粘膜，まれに気道から感染し，リンパ節で増殖して波状熱❷をおこす。地中海沿岸での発生が多いので，ヒトの感染症は**地中海熱**ともよばれる（菌名の 'melitensis' は「マルタ島の」という意味）。人獣共通感染症の1つであり，**ブルセラ症** brucellosis とよばれる。

　急性型の2〜10%が心内膜炎を主徴とする慢性型に移行し致死率が高くなる。治療の第一選択は，テトラサイクリン系薬である。

**NOTE**

**❷ 波状熱**
　ブルセラ症では，おもに午後から夕方にかけて40℃以上の高熱が出て，朝には解熱する間欠熱が数週間続いたあと，発熱がない期間を経て，再度間欠熱を繰り返す。これを波状熱という。

**❸ バルトネラの名称の由来**
　バルトネラ *Bartonella* の名称は，オロヤ熱患者の赤血球内に菌を発見したバルトン Barton, A. にちなんだものである。

## 2　バルトネラ *Bartonella* 属

### ◆ バルトネラ-バシリフォルミス *Bartonella bacilliformis*

　本菌❸に対する免疫をもたないヒトへの初感染では，致命率（致死率）が40%にも及ぶ**オロヤ熱** Oroya fever という熱性疾患を引きおこす。一方，免疫があるヒトには血管腫様の結節が皮膚に多発し，**ペルーいぼ**とよばれる。

### ◆ バルトネラ-クィンターナ *Bartonella quintana*

　かつてロシャリメア *Rochalimaea* 属に分類されていた。シラミに媒介され，第一次・第二次世界大戦時にみられた**塹壕熱** trench fever の病原体である。

### ◆ バルトネラ-ヘンセレ *Bartonella henselae*

　1992年にHIV（ヒト免疫不全ウイルス）陽性者から分離された。ネコに広

く不顕性感染している。ヒトに感染すると，免疫正常者では**ネコひっかき病**（有痛性の局所リンパ節腫脹）をおこし，免疫不全者には皮膚の血管腫を引きおこす。治療にはマクロライド系，テトラサイクリン系，ニューキノロン系の抗菌薬が有効である。

# 7　フランシセラ *Francisella* 属

## 野兎病菌 *Francisella tularensis*

● **分布**　野生の齧歯類（ノウサギやハタリス）の間で，ダニを媒介として流行をおこしている。**野兎病**は北アメリカ・ロシア・北欧・中欧に広く分布している地方病で，日本国内では東北地方にみられ，福島市の開業外科医・大原八郎は 1924 年以降の発症 1,358 例を報告した（1996 年）。

● **形態**　大きさが 0.2×0.2〜0.7 μm の短桿菌で，多形性に富む。グラム陰性で，芽胞・鞭毛はない。動物の体内から分離される菌には，莢膜がみられる。

● **培養**　好気性で，システイン加グルコース血液寒天培地での発育は良好である。

● **抵抗性**　55〜66℃・10 分間の加熱で死滅し，消毒薬に対する抵抗性もふつうである。

● **病原性**　ヒトに感染して野兎病をおこす。感染は病獣の血液・肉・毛皮などに接触しておこることが多いが，吸入や生肉の摂食による感染もある。

　潜伏期は 3〜10 日以内で，病状は侵入部の潰瘍に続いて，局部リンパ節の出血性炎症をおこす場合と，菌血症をおこしてチフス様症状を示す場合とがある。本菌は細胞内寄生性細菌である。

● **治療**　ストレプトマイシン，ゲンタマイシン，キノロン系薬剤が有効である。

# 8　ボルデテラ *Bordetella* 属

好気性のグラム陰性短桿菌で，百日咳菌が病原性をもつ主要な菌である。

## 百日咳菌 *Bordetella pertussis*

● **形態**　0.3〜0.5×1.0〜1.5 μm の小卵円形の桿菌で，グラム陰性で，鞭毛および芽胞はない。

● **培養**　好気性菌で，グルコース非発酵菌である。グリセリン−バレイショ血液寒天培地（ボルデー−ジャング Bordet-Gengou 培地）に発育し，コロニー形成に 3〜4 日を要する。

● **菌体成分と毒性**　百日咳毒素 pertussis toxin（PT）は，ADP リボシル化毒素の 1 つで，グアノシン三リン酸（GTP）結合タンパク質の 1 つである抑制性 G タンパク質を ADP リボシル化する（●79 ページ）。この結果，アデニル

酸シクラーゼが活性化されて細胞内のサイクリック AMP が増加し，さまざまな生物活性を示すようになる。これまで百日咳菌に知られていた毒素活性のうち，白血球増多作用，ヒスタミン増強作用などといわれた作用はこの生物活性による。

　線維状赤血球凝集素 filamentous hemagglutinin（FHA）は，線毛とは異なる線維状の菌体表面構造物で，毒性はないが，抗原として機能するので，ワクチン成分として用いられる。

● **病原性**　百日咳菌に感染後 5〜20 日の潜伏期をおき，カタル期を経てほぼ 10 日以内に**百日咳** pertussis を発病する。感染した菌は，気道の上皮細胞に付着して増殖するので，菌の気道への定着が感染において重要である。増殖した菌によって産生された毒素による細胞の傷害や宿主の反応が，病像を形成する。

　臨床像は 3 つの期に分けられる。初期は**カタル期**とよばれ，かぜのような症状を呈して，盛んに菌を排出する時期で，1〜2 週間持続し，患者が感染源となる可能性がきわめて大きい。つづいて，特有な咳（5〜10 回以上途切れることのない連続性の咳と，それに続く吸気性笛声 whooping）を発作的に継続させる**痙咳期**になり，百日咳特有の症状が 2〜4 週間続く。3 番目の時期は回復期で，ふつうの咳が 1〜2 週間続きながら，しだいに回復していく。

　百日咳のおもな合併症に無呼吸・肺炎・痙攣・脳症がある。乳児は重症化しやすく，無呼吸による突然死は生後 2 か月未満に多い。

● **検査**　ボルデー–ジャング培地のふたをとり，口から 10〜15 cm の距離に置いて，10〜20 秒間咳を浴びせたあと培養する方法がとられている。また，鼻腔よりスワブを挿入して採取した上咽頭粘液を培養してもよい。カタル期では約 80％に菌が証明されるが，痙咳期に移行すると病日を経るにつれて検出率は低くなる。そのため，遺伝子検査（LAMP 法），血清学的検査（百日咳菌 IgM 抗体・IgA 抗体，PT-IgG 抗体）も用いられる。

● **治療**　カタル期にはマクロライド系抗菌薬が有効である。痙咳期には抗菌薬治療による症状改善効果は低いが，除菌することで周囲への感染性を減らすことができる。

● **予防**　百日咳の予防には，予防接種がきわめて有効である。トキソイドワクチンには，線維状赤血球凝集素および百日咳毒素の成分が使われている。実際にはジフテリア・破傷風・ポリオに対するワクチンとともに，四種混合ワクチン（DPT-IPV ワクチン）として生後 3 か月以上の小児に接種されている（◯190 ページ）。近年，成人の百日咳発症が増加しており，ワクチン未接種の乳児への感染源として問題になっているが，これはワクチンの効果が成人まで持続しないためと考えられている。

# D　グラム陰性通性桿菌

　好気的条件下では酸素を使って増殖し，嫌気的条件下でも発酵によって増

殖できるグラム陰性の桿菌である。腸内細菌目やビブリオ属などの細菌がこの仲間に入る。臨床検体からの分離率が高く，病原細菌では重要な位置を占める。

# 1 腸内細菌目 Enterobacterales

● **性質**　腸内細菌目❶の細菌は，いくつかの共通する性質をもっている。これらの細菌はグラム陰性の桿菌で，通常，周鞭毛<sub></sub>をもち，芽胞をつくらない。普通寒天培地で，好気的条件下でも嫌気的条件下でもよく発育する。またグルコースを発酵して酸とガス（$CO_2$ と $H_2$）を産生し，硝酸塩を亜硝酸に還元する。

　現在 7 科が分類されているが，ヒトに病原性を示す細菌には●表 11-2 に示すものがある。「腸内細菌目」というのは分類学上の和名であり，腸内に生息する細菌という意味ではない。多くのものが腸管に生息したり，下痢や食中毒をおこしたりするが，ペスト菌のような例外も含まれる。

## 1 大腸菌 Escherichia coli

　大腸菌は，ヒトや動物の腸管内の常在細菌の 1 つである。**ビタミン類**を産生して宿主に供給し，ヒトでは便の常在細菌数の約 0.1％を占めている。
● **病原性**　1920 年代から大腸菌の特殊な型が下痢をおこすことが報告されはじめ，コレラ様下痢，赤痢様下痢を呈する患者から大腸菌が原因菌として相ついで検出された。これらの大腸菌は，新たな定着因子，毒素，細胞内侵入因子などの遺伝子を獲得した結果，下痢をおこすようになったもので，**下痢原性大腸菌**とよばれている。

　そのほか，髄膜炎や尿路感染など腸管以外の部位に感染をおこすものがあり，これらも含めて**病原大腸菌**と総称されている。

　□1 下痢原性大腸菌　現在，病型と病原因子の特徴から 5 つに分類されて

**NOTE**
**❶腸内細菌目**
　2016 年に，これまで腸内細菌科に分類されていた菌種の一部が，他の 6 つの科に変更された。これに伴い，これら 7 科の細菌をすべて含む用語として，「腸内細菌目細菌」を使用することが提唱された。

● **表 11-2　ヒトに病原性を示す腸内細菌目の細菌**

| 属名 | 疾患 |
| --- | --- |
| エシェリヒア Escherichia 属 | 下痢，出血性大腸炎 |
| 赤痢菌 Shigella 属 | 細菌性赤痢 |
| サルモネラ Salmonella 属 | 腸チフス，食中毒 |
| エルシニア Yersinia 属 | ペスト，食中毒 |
| シトロバクター Citrobacter 属 | 新生児髄膜炎，胃腸炎，尿路感染症 |
| エドワードシエラ Edwardsiella 属 | 下痢，創傷感染症 |
| エンテロバクター Enterobacter 属 | 尿路感染症，下痢 |
| ハフニア Hafnia 属 | 下痢 |
| クレブシエラ Klebsiella 属 | 肺炎，腸炎 |
| モルガネラ Morganella 属 | アレルギー様食中毒 |
| プレジオモナス Plesiomonas 属 | 食中毒 |
| プロテウス Proteus 属 | 尿路感染症，呼吸器感染症 |
| プロビデンシア Providencia 属 | 尿路感染症 |
| セラチア Serratia 属 | 尿路感染症，敗血症 |

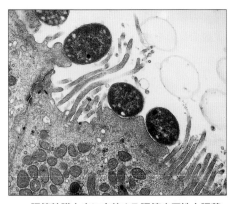

a. 腸管粘膜上皮に定着する腸管病原性大腸菌

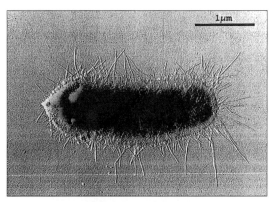

b. 1型線毛をもつ大腸菌K-12株

◎図11-8　大腸菌

いる。

①**腸管病原性大腸菌**　水様性下痢をおこす。腸管出血性大腸菌と共通にもっている特有の定着様式(attaching and effacing adherence❶とよばれる)で腸管粘膜上皮に定着し，上皮を傷害する(◎図11-8-a)。特定の毒素を産生せず，水様性下痢にいたる機序はよくわかっていない。

②**毒素原性大腸菌**　1968年以降，大腸菌がコレラと区別しにくい下痢症を引きおこすことが，インドやアメリカから報告された。この大腸菌は，コレラ毒素に似た毒素(LT❷)と耐熱性の毒素(ST❸)を産生することが明らかとなった。菌は小腸上部で増殖し，コレラ様の下痢をおこすが，持続はだいたい30時間以内で，コレラに比べて短い。**旅行者下痢症** traveler's diarrheaのおもな原因菌である。

③**腸管組織侵入性大腸菌**　赤痢と区別ができない症状をおこす大腸菌であるが，赤痢菌より酸に対する抵抗性が弱く，感染には多量の菌を必要とする(◎次ページ，「赤痢菌属」)。

④**腸管出血性大腸菌**　1982年にアメリカで，出血性の下痢を特徴とした下痢の集団発生があり，大腸菌O157: H7が分離された。原因食はハンバーガーであった。1996年にはわが国でも1万人近い感染者が出て，13名が死亡した。本菌はattaching and effacing adherenceで大腸に定着して増殖し，**ベロ毒素** verotoxin(または志賀毒素)1型および2型を産生する。この毒素は赤痢菌 *Shigella dysenteriae* type 1が産生する志賀毒素と似た構造をもち，細胞のタンパク質合成を障害する。大腸・腎臓・脳がおもな標的臓器となり，それぞれ**出血性大腸炎**，**溶血性尿毒症症候群(HUS)**，**急性脳症**を引きおこす(◎図11-9)。

わが国では依然として多くの食材が汚染されており，毎年2千～3千人の感染者が出ている。血清型で最も多いのはO157: H7またはO157: H－で，ついでO26，O111などである。

⑤**腸管凝集付着性大腸菌**　自発凝集・血球凝集をおこさせる特殊な線毛をつくる。小腸に定着して下痢をおこす。

▭ NOTE

❶ attaching and effacing adherence
　微絨毛を台座のように変形して付着し(attach)，周囲の絨毛の中に隠れる(efface)ような定着(adherence)様式のこと。

❷ LT
　易熱性腸管毒素 heat-labile enterotoxin の略。

❸ ST
　耐熱性腸管毒素 heat-stable enterotoxin の略。

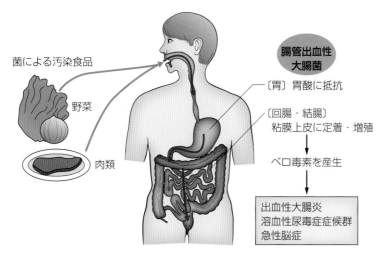

菌による汚染食品

野菜

肉類

**腸管出血性大腸菌**

〔胃〕胃酸に抵抗

〔回腸・結腸〕
粘膜上皮に定着・増殖

↓

ベロ毒素を産生

↓

出血性大腸炎
溶血性尿毒症症候群
急性脳症

▶図11-9　腸管出血性大腸菌の感染の経路と病原性

②**腸管以外の感染**　腎臓・尿路以外にも多様な病原性を示す。

①**尿路病原性大腸菌**　膀胱炎・腎盂炎など尿路感染症の約80%が大腸菌による。尿路感染には定着因子が必要で，尿道炎をおこすものは1型線毛をもつ（▶図11-8-b）。

②**K1大腸菌**　新生児の髄膜炎を引きおこす大腸菌で，莢膜抗原（K1）をもっている。

③**その他**　胆嚢炎・創傷感染・敗血症・肺炎・腹膜炎など，さまざまな炎症の原因となる。院内感染・日和見感染の原因でもあり，本来，大腸菌が生息している腸管以外の部位にも感染をおこす。本来の生息部位から離れたところにおこすこのような感染を**異所性感染**という。

● **治療**　感染部位によって薬剤を選択することが大切で，尿路感染症には$\beta$-ラクタム剤と$\beta$-ラクタマーゼ阻害薬の複合経口薬，髄膜炎には第3世代セファロスポリン系の抗菌薬を用いる。

　腸管感染症には脱水に対する補液などの対症療法を行い，抗菌薬はキノロン系またはホスホマイシンを選択する。しかし，抗菌薬は下痢の改善に効果はなく，菌体から毒素が一度に排出されて重症化するリスクもあるため，抗菌薬治療は必要ないという意見もある。

## 2 赤痢菌 *Shigella* 属

　'*Shigella*' という学名は，赤痢菌の発見（1897年）者である志賀潔にちなんだものである。その後，細菌性赤痢の原因菌として発見されたものも含めて，現在，赤痢菌属は4種（またはA〜Dの4亜群）に分けられている（▶表11-3）。

　鞭毛をもたず運動性がない点，リジンの脱炭酸を行わない点で大腸菌と区別されるが，遺伝学的には大腸菌ときわめて近縁の細菌である。

● **疫学**　日本国内での感染例はきわめて少なく，多くが輸入感染症である。

● **性質**　胃酸に抵抗性で，少量（おそらく10〜100個）の菌で感染をおこす。細胞内に侵入し細胞のアクチン❶を重合させて，1つの細胞から隣の細胞へ

NOTE

❶アクチン
　収縮タンパク質で，筋細胞に多く含まれるが，一般の細胞にも存在する。

▶表 11-3 **赤痢菌の分類**

| 亜群 | 種 | 特徴 |
|---|---|---|
| A | *S. dysenteriae* | 1 型は志賀毒素を産生して重症化する。 |
| B | *S. flexneri* | アジアでは最も多い。 |
| C | *S. boydii* | ラクトース分解能(−)，マンニトール分解能(＋) |
| D | *S. sonnei* | ラクトース分解能(＋)。症状は最も軽い。 |

と移動する。23 万塩基対の病原性プラスミドと多剤耐性プラスミド(R 因子)をもつ。

● **分布と感染源**　赤痢菌属は，ヒトを含む霊長類にしか感染しない。感染源は患者の便で，それに汚染された水や食物，または手指が媒介する。上下水道の完備によって，感染を減らすことができる。

● **病原性**　血性・膿性の便を伴った，いわゆる**赤痢**の原因菌である。大腸上皮に侵入して細胞の中で増殖し，広がる。赤痢菌のうち，志賀毒素を産生するのはシゲラ−ディセンテリエ *S. dysenteriae* のみだが，毒素を産生しない菌でも赤痢はおこる。症状はしぶり腹(裏急後重)といわれる。小児では，中枢神経症状を伴い**疫痢**となることもある。

● **治療**　第一選択薬はニューキノロン系薬だが，耐性の場合はアジスロマイシンを用いる。

## 3　サルモネラ *Salmonella* 属

● **分類・分布**　サルモネラ属に属する 2 種のうち *S. enterica* の亜種 *S. enterica* subsp. *enterica* がヒトや動物に病原性を示す。この亜種には *S. enterica* subsp. *enterica* serovar Typhimurium などのさまざまな血清型があり，それぞれに分布や病原性が異なるため，本書では便宜上，これらを S. Typhimurium のように省略した表記で区別する❶。

● **性質**　サルモネラ属の細菌は周鞭毛をもち，運動性がある。硫化水素($H_2S$)を産生し，リジンを脱炭酸する。またクエン酸を炭素源として利用できる(シモンズ−クエン酸培地で発育可能である)。

● **病原性**　全身性のチフス❷様疾患をおこすもの(*S.* Typhi, *S.* Paratyphi A)と，食中毒(胃腸炎)をおこすもの(*S.* Enteritidis, *S.* Typhimurium など多数)とがある。食中毒をおこすものは SPI❸ 1 をもち，全身性感染をおこすチフス菌はさらに SPI 2 をもつ。SPI 1 や SPI 2 には，Ⅲ型分泌装置(▶27ページ)がコードされている。

● **病型**　チフス様疾患(腸チフスとパラチフス)と食中毒がある。

　**１ 腸チフスとパラチフス**　腸チフスは**チフス菌** *S.* Typhi，パラチフスは**パラチフス A 菌** *S.* Paratyphi A によっておこる全身性感染症である。どちらも患者の便や，汚染された食品や水を感染源とし，経口感染をおこす。

　チフス菌は **Vi 抗原**❹とよばれる莢膜をもつ。口から入ったチフス菌(経口感染には $10^5$ 個以上の菌が必要とされる)は小腸に達したあと，粘膜に侵入し，貪食されたマクロファージ内で増殖する。菌はさらにリンパ管を経て血

　NOTE

**❶サルモネラの分類・分布**

　サルモネラ属の菌には O 抗原の違いに基づく 2,000 以上の血清型があり，従来，カウフマン−ホワイト Kauffmann-White の分類表によって，これらの血清型が「種」として扱われてきた。しかし，2002 年から，サルモネラ属は *S. enterica* と *S. bongori* の 2 種に分類され，*S. enterica* の下位に 6 つの亜種が設けられた。

　*S. enterica* subsp. *enterica* に属する菌は，血清型ごとに異なる哺乳類・鳥類・両生類・爬虫類の腸管に常在細菌として生息する。また，同じ血清型でも種によって異なる病原性を示す。たとえば，カメの腸管には *S.* Arizonae が，鳥類には *S.* Gallinarum が生息する。*S.* Typhimurium はネズミには全身性のチフス様感染症を引きおこし，ヒトには食中毒を引きおこす。

**❷チフス** typhus

　ギリシャ語で，高熱が出て顔が赤くなり，意識がもうろうとしている状態のことをいう。

**❸ SPI**

　Salmonella pathogenicity island の略(▶31 ページ)。SPI 1 から SPI 7 がある。

**❹ Vi 抗原**

　Vi は virulence(毒力)に由来する。本体は N-アセチルガラクトサミンウロン酸のホモポリマーである。

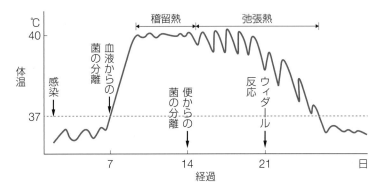

稽留熱　弛張熱

℃

40

37

体温

感染

血液からの菌の分離

便からの菌の分離

ウィダール反応

37

7　14　21　日

経過

◦ **図 11-10　腸チフスの臨床経過**

液中に入り，菌血症をおこす。全身倦怠感・食欲不振などの前駆症状をもたらしたのち，悪寒・発熱(稽留熱❶・弛張熱❷)をきたす(◦図 11-10)。重症の場合は昏睡状態となる。外毒素は見つかっておらず，Ⅲ型分泌機構で分泌されるエフェクター分子(◦82ページ)が病態形成にかかわっているものと考えられている。

　治療の第一選択薬はセフトリアキソンである。アジスロマイシンの有効性も示されている。治療後，菌が胆嚢内に残って慢性保菌者になり，菌を便中に排泄しつづけ，感染源になることがある❸。腸チフス・パラチフスでは，発症後1か月以上が経過し，抗菌薬終了後48時間以降に，24時間以上の間隔をあけて3回連続の便培養陰性を確認する必要がある。胆石を伴う除菌困難症例には，胆嚢切除も考慮せざるをえないことがある。

　**2 食中毒**　代表的な血清型として，*S. Enteritidis*，*S. Typhimurium*，*S. Dublin*，*S. Choleraesuis* などがある。感染動物(ブタ・ウシ・ニワトリ)の肉や乳・卵などがおもな感染源である。ペット用のカメが *S. Arizonae* を保有していて，感染源になることもある。

　ニワトリの卵が総排泄口から排卵される際に，糞中の *S. Enteritidis* による卵の殻の表面の汚染がおこりうる(これを卵上 on egg の汚染という)。これは卵の洗浄によって多くは除去される。しかし，*S. Enteritidis* は卵巣内に寄生する能力を獲得し，卵が形成される際に卵の中を汚染することがある(これを卵内 in egg の汚染という)。内部に汚染のある卵を割って卵液をつくり，長時間常温で放置すると，*S. Enteritidis* が増殖し，これを十分加熱せずに食べると食中毒がおこる。現在，*S. Enteritidis* の鶏卵内感染は，卵による食中毒の主原因となっている。

　症状は発熱・頭痛・腹痛・下痢・嘔吐であり，下痢は水様で，1〜2日で主要症状はおさまることが多い。

## **4　エルシニア *Yersinia* 属**

　エルシニア属には，ヒトに病原性を示すペスト菌，偽結核菌，腸炎エルシニアが所属する。3菌種は病原性が異なり，それぞれペスト，結核に似た全身性感染症，胃腸炎・食中毒を引きおこす。3菌種とも，齧歯類にはヒトの

NOTE

**❶稽留熱**
　1日の差が1℃以内の高熱をいう。

**❷弛張熱**
　1日の差が1℃以上で，低いときでも平熱にならない発熱をいう。

**❸**アメリカで長年にわたってチフス菌を保菌し，多くの家庭に腸チフスを伝播させ，'Typhoid Mary' の異名をとった女性の例がある

ペストに似た全身性感染をおこす。

### ◆ ペスト菌 *Yersinia pestis*

中世ヨーロッパでは**ペスト** pest が大流行し，肺ペストにかかると患者はチアノーゼをおこすため，**黒死病** black death とよばれた。当時，穀物の生産量が増大し，地下室をつくる家が増えたことが重なって，地下に貯蔵した穀物を餌にしてネズミが人家で繁殖し，ヒトが病毒ノミに刺される機会が増えたためにこのような流行がおきたと考えられている❶。

● **感染経路**　ペスト菌は野生のネズミやリスなどの齧歯類に感染していて，これらがノミによって吸血され，齧歯類の間に小さな流行をおこしている。媒介動物（ベクター）はケオプスネズミノミであり，感染した動物を吸血したノミはペスト菌を腸管に保有し，このノミにヒトが刺されて感染する（経皮感染）。

感染すると，所属リンパ節が腫脹し，疼痛を伴った**腺ペスト**となる。所属リンパ節で菌の増殖が抑制できなかった場合，菌は血流に入り，とくに肺で増殖して**肺ペスト**となる（◉図11-11）。肺ペストとなった患者は，咳によってエアロゾルとして菌を空中に散布するので，それを吸入してヒトからヒトへ肺ペストが水平伝播する。肺ペスト患者の死因は敗血症性ショックで，治療しない場合の致命率は100%近くにのぼる。

● **病原因子**　菌体周囲に膜様のエンベロープ（莢膜）をもつ。またⅢ型分泌装置（◉27ページ）をコードするプラスミドをもつ。このⅢ型分泌装置によって，さまざまなエフェクター分子が宿主細胞の中に送り込まれ，細胞を傷害する。

● **治療**　治療にはゲンタマイシン，ストレプトマイシンのほか，ドキシサ

🗐 **NOTE**
❶中世のペストについては村上陽一郎著「ペスト大流行」（岩波新書）に詳しい。

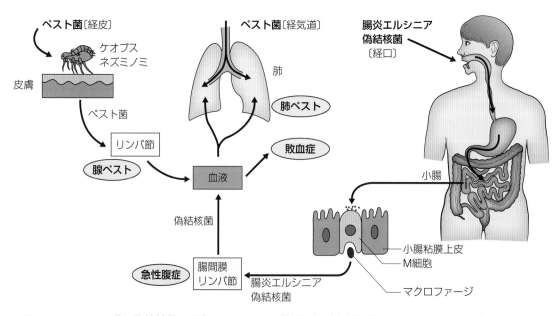

◉図 11-11　ペスト菌・偽結核菌・腸炎エルシニアの感染経路と増殖様式

イクリンが用いられる。

#### ◆ 偽結核菌 *Yersinia pseudotuberculosis*

　本菌は，モルモット・ウサギ・マウスなどの齧歯類の肝臓・脾臓に結核様の小結節をつくる。ヒトへの感染は汚染された食品や沢水・井戸水を通しておこり，腸間膜リンパ節炎から下痢を引きおこす。スーパー抗原（◉78ページ）を産生し，泉熱❶の起炎菌と考えられている。川崎病との関連もいわれている。

#### ◆ 腸炎エルシニア *Yersinia enterocolitica*

　食中毒の原因菌である。もともとブタなどの家畜や野生動物の腸管に生息するため，ハムやソーセージなどのほか，乳が感染源となることが多い。5℃という低温でも徐々に増殖するので，この細菌に対しては冷蔵庫による保存も安全ではない。◉図11-11に示したように，腸管のM細胞から感染して回腸末端炎・腸間膜リンパ節炎などによって急性腹症をおこす。虫垂炎と間違えられることがある。

　献血された血液が本菌で汚染されていて，輸血された患者が敗血症となる事故があったが，現在は汚染の有無が検査されるので，事故はなくなった。

### 5　クレブシエラ *Klebsiella* 属

　**肺炎桿菌** *Klebsiella pneumoniae*（クレブシエラ-ニューモニエ）が属する。菌体周囲に厚い莢膜をもつ（◉図11-12）。本菌はヒトに大葉性肺炎などの呼吸器感染症を引きおこすほか，尿路感染症，肝臓・胆道感染症の起炎菌でもあり，敗血症や髄膜炎もおこしうる。近年，カルバペネマーゼを産生するなど耐性化が問題となっている。

⊟ NOTE
**❶泉熱**
　1929年に泉仙助によって独立疾患として報告された。猩紅熱に似た発疹・発熱・紅斑・腸症状を伴う小児疾患である。

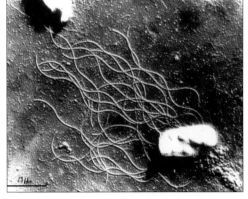

◉図11-12　**肺炎桿菌の染色像**
莢膜染色（ヒス Hiss 染色）による肺炎桿菌で，桿菌のまわりをおおう莢膜がはっきりとみとめられる。

◉図11-13　**プロテウスの電子顕微鏡像**
プロテウス-ブルガリスの電子顕微鏡像である。

## 6 プロテウス *Proteus* 属

　プロテウス-ミラビリス *Proteus mirabilis*，プロテウス-ブルガリス *P. vulgaris* が尿路感染症を引きおこす（◎図11-13）。

## 7 セラチア *Serratia* 属

　**セラチア-マルセッセンス** *Serratia marcescens* は赤い色素を産生し，**霊菌**ともよばれる。尿路感染症をおこすことが多い。本菌で汚染された点滴を介して菌血症を発症し，入院患者が死亡するという院内感染事故がしばしば発生した。

# 2 ビブリオ *Vibrio* 属

　ビブリオ属の細菌は一般に，海水から汽水域にかけて生息している。グラム陰性の桿菌で，鞭毛をもち運動性がある。生息の様式は多様で，水中を浮遊して魚やプランクトンに定着したり，または固形物にバイオフィルム（◎76ページ）を形成し，水生動物の腸管に生息したりしている。

　ヒトに病原性のある種が多いが，なかでも重要なのは，コレラ cholera をおこすコレラ菌 *Vibrio cholerae*，食中毒の原因となる腸炎ビブリオ *V. parahaemolyticus*，ビブリオ-ミミカス *V. mimicus*，ビブリオ-フラビアリス *V. fluvialis* などのほか，創傷感染や敗血症をおこすビブリオ-バルニフィカス *V. vulnificus* などである。

## 1 コレラ菌 *Vibrio cholerae*

　わが国では江戸時代から**コレラ**の流行があったとの記録がある。現在は輸入感染症として，おもにエビなどの食材や飲料水が汚染されていた場合に患者の発生がみられる。現在，1961年に始まった第7次の世界的流行が続いている。

● **分布**　海水・淡水，および両者がまじり合う汽水域に生息する。

● **形態**　大きさが 0.4〜0.6 × 1.0〜3.0 μm の，コンマ状またはバナナ状にねじれて屈曲したグラム陰性桿菌で，一端に単鞭毛をもち，活発に運動する（◎図11-14）。後述する血清型 O139 は，莢膜をもつ。

● **培養**　通性菌で，普通寒天培地によく発育する。至適 pH は 7.8〜8.4 なので，増菌培地としてアルカリペプトン水（pH 8.4）が用いられる。下痢便から本菌を分離するための選択培地として，TCBS❶寒天培地やビブリオ寒天培地（pH 8.2）が用いられる。コレラ菌を培養したペプトン水に濃硫酸を加えると，インドールを生じて赤変する。これを**コレラ赤反応** cholera red reaction という。

● **抵抗性**　抵抗性は比較的弱いが，低栄養・低温で「生きているが培養ができない状態」で存在していると考えられている。胃酸には弱い。

● **細分類**　コレラ菌は血清型と生物型でさらに細かく分類される。

☐ NOTE
❶ TCBS
　チオ硫酸-クエン酸-胆汁-スクロース thiosulfate-citrate-bile-sucrose の略。

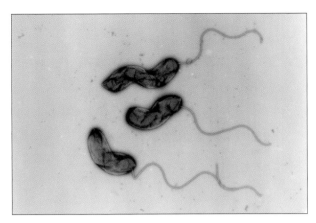

▷図11-14　コレラ菌（ネガティブ染色した電子顕微鏡像）

1 **血清型**　O抗原は現在200種以上発見されている。O1抗原をもつもの
は**コレラ毒素** cholera toxin を産生し，**O1コレラ菌**とよばれる。1991年まで
の世界的大流行はすべてO1コレラ菌によるものであった。O1抗原は3つ
の抗原（A，B，C）の組み合わせで決定され，それによって**小川型**（AB），**稲
葉型**（AC）および**彦島型**（ABC）の3つに分類される。

　一方，O1抗原以外の抗原をもつコレラ菌は，**非O1コレラ菌** V. cholerae
non-O1，または抗O1血清で凝集されない（<u>non-agglutinable</u>）ので**NAG（ナ
グ）ビブリオ**ともよばれる。ヒトに感染して下痢をおこすこともあるが，一
般に軽症でヒトからヒトへの感染もない。ところが，1992年以降にインド
から始まった非O1コレラ菌の流行株（**O139**）は，コレラ毒素を産生するも
のであった。このO139の流行は現在みられないが，散発例は報告されてい
る。

　現在，コレラ毒素を産生するO1とO139は検疫の対象となっていないが，
PCR法によってコレラ毒素遺伝子の検出が行われている。NAGビブリオは
食中毒原因菌として取り扱われている。

2 **生物型**　O1コレラ菌は生物学的性状によって，さらに**エルトール型**❶
と**アジア型**（**古典型**ともいう）に分けられる。1960年以前はアジア型，1960
年以降はエルトール型による世界的流行がおこっている。エルトール型はバ
イオフィルムをつくる性質がある。

● **病原性**　コレラ毒素はA1B5型の毒素（▷79ページ）で，Aサブユニットに
はADPリボシル化作用があり，細菌内のサイクリックAMPの濃度を上げ
ることによって，腸粘膜上皮細胞からの水と塩化物イオン（塩素イオン，
Cl⁻）の放出をおこす。そのため**下痢**となり，便は**米のとぎ汁様**と称される。
1日の排泄量は15Lにも及ぶことがある。

● **治療**　コレラ患者の死は**脱水**によるものであるから，初期治療は水分・
電解質の補充を目的とする経口補液もしくは静脈内注射❷である。抗菌薬は
<ruby>罹<rt>り</rt></ruby> <ruby>病<rt>びょう</rt></ruby> 期間，排菌時間を短縮できるとされ，シプロフロキサシンやドキシサ
イクリンが用いられている。

▢ NOTE

❶**エルトール** El-Tor 型
　El-Tor はシナイ半島南
部の都市で，1905年この
検疫所でコレラ菌の新しい
生物型が発見され，エル
トール型とよばれるように
なった。

❷**コレラ患者への補液療法**
　経口補液ができる場合は，
スプーン1杯の食塩とス
プーン4杯の砂糖を水1L
にとかしたもの，静脈内注
射としては，食塩4g，塩
化カリウム1g，乳酸ナト
リウム5.4g，グルコース
（ブドウ糖）8gを1Lの水
にとかして滅菌したものが
推奨されている。

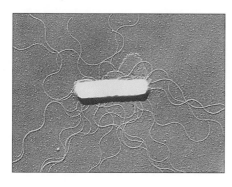

◯**図11-15 腸炎ビブリオ**
単鞭毛とそれよりやや細い多数の周鞭
毛をもつ。

## 2 腸炎ビブリオ *Vibrio parahaemolyticus*

　食中毒の原因菌である。生の魚介類を好む日本人において，食中毒の原因
として多い細菌の1つである。とくに夏の発生が多い。1950年に大阪でシラ
ス(カタクチイワシの干しもの)による食中毒事例の原因として，藤野恒三
郎によって発見された。

● **分布**　腸炎ビブリオは海水を好み，近海の貝の腸管などに生息している。

● **性質**　グラム陰性の桿菌で，単鞭毛とそれよりやや細い多数の周鞭毛を
有し，活発に運動する(◯図11-15)。O抗原と莢膜抗原(K抗原)がある。

● **培養**　増殖に食塩を必要とするので好塩菌とよばれ，海水と同じ食塩濃
度3%の培地で増殖が速い。ヒトまたはウサギの血液を加えた培地上では，
溶血性を示す。

● **溶血毒**　易熱性のものと耐熱性のものとがあり，**易熱性溶血毒** thermola-
ble hemolysin(TLH)はほとんどの腸炎ビブリオが産生する。一方，**耐熱性溶
血毒** thermostable direct hemolysin(TDH)は患者由来の菌株に多くみられ，こ
れが下痢のおもな原因と考えられている。培地に適量の糖を加えると，易熱
性溶血毒の産生が抑えられ，耐熱性溶血毒のみが産生されて溶血環が観察さ
れる。これを**神奈川現象❶**とよぶ。

● **病原性**　海産の魚介類の生食を原因とする食中毒をおこす。例年，サル
モネラ属菌・大腸菌などと並んで多数の患者を発生させている。腹痛・下
痢・嘔吐を症状として発病する。

　耐熱性溶血毒は心臓毒でもあり，腸炎ビブリオ食中毒で死者が出るのは，
このためである。

## 3 ビブリオ-バルニフィカス *Vibrio vulnificus*

　本菌も海に生息する。ヒトへの感染経路には経皮と経口の2つがある。前
者は釣り針などを刺した傷口から侵入して，化膿や蜂巣炎(蜂窩織炎)をおこ
す。経口感染は汚染した海産物を食したときにおこり，とくに肝硬変やヘモ
ジデリン沈着症で肝機能が障害されている場合に，腸管から侵入する。

　本菌は薄い莢膜をもっており，血中に入っても補体による殺菌や食細胞に
よる貪食に抵抗して，末梢血管内で増殖する。強力なプロテアーゼ(タンパ
ク質分解酵素)を産生する。

**NOTE**
**❶神奈川現象**
　発見した神奈川県衛生研
究所にちなんで名づけられ
た。我妻培地という特殊な
血液寒天培地が使われる。

# 3　エロモナス *Aeromonas* 属

　淡水に生息する水中細菌である。淡水魚の病原菌としてエロモナス-サルモニシダ *Aeromonas salmonicida* がある。エロモナス-ヒドロフィラ *A. hydrophila*，エロモナス-ソブリア *A. sobria* は傷口から感染してガス壊疽様の蜂巣炎をおこし，また経口感染して下痢症をおこす食中毒原因菌である。

# 4　ヘモフィラス *Haemophilus* 属

　'*Haemophilus*' は血液を好むという意味をもつ。通性菌で，発育因子として，X 因子（ヘミン），V 因子（NAD または NADP）の少なくとも一方を要求する。病原菌にはインフルエンザ菌・軟性下疳菌などが属する（○表 11-4）。

## 1　インフルエンザ菌 *Haemophilus influenzae*

　1890 年のインフルエンザ大流行の際に多くの患者から分離されたので，当時その原因菌と考えられて，このような学名がつけられた。現在，インフルエンザはインフルエンザウイルスが原因であることが明らかとなっている。
- **分布**　健康人の鼻咽頭に，少数ながら生息している常在細菌である。
- **性質**　0.5～2.0×0.2～0.3 μm のグラム陰性菌で，鞭毛はないが莢膜をもつものがある。培養には血液寒天培地などの，ヘモグロビン（血色素）が入った培地が用いられる。溶血性はない。X 因子と V 因子の両方を必要とする。
- **型別**　莢膜の抗原性によって a～f に型別される。そのうち，b 型に属する菌（Hib）が乳幼児（生後 6 か月～2 年）の髄膜炎をおこす。莢膜をもたないものは，無莢膜型 nontypable とよばれる。
- **病原性**　Hib が病原性が最も強く，髄膜炎・菌血症・急性喉頭蓋炎など

○**表 11-4　ヘモフィラス属菌と百日咳菌（ボルデテラ属）との鑑別点**

| | X 因子要求性 | V 因子要求性 | 溶血性 |
|---|---|---|---|
| インフルエンザ菌 | + | + | − |
| 軟性下疳菌 | + | − | + |
| パラインフルエンザ菌 | − | + | − |
| 百日咳菌 | − | − | + |

---

**plus**　**ヘモフィラス-エジプティウス**

　コッホ-ウィークス菌 Koch-Weeks bacillus ともよばれ，結膜炎からよく分離される。遺伝学的にはインフルエンザ菌の一菌型である。もともとアフリカで小児の化膿性結膜炎の原因菌として知られていたが，ブラジルで出血性の紫斑病 Brazilian purpuric fever をおこすことがあり，注目されている。

の原因となる。一方，肺炎・中耳炎・副鼻腔炎は，無莢膜型が原因であることが多い。

● **治療**　β-ラクタマーゼ阻害薬配合ペニシリン系薬が有効であるが，PBP変異によるアンピシリン耐性菌（BLNAR❶）が増加しており，その場合にはセフォタキシムやセフトリアキソン，ニューキノロン系薬が用いられる。

● **予防**　Hibワクチンが定期接種に加えられた。その結果，Hibによる感染症は激減したが，b型以外の莢膜型や無莢膜型による感染症は増加傾向である。

### 2　軟性下疳菌 *Haemophilus ducreyi*

● **形態**　1.1〜0.5 × 0.5〜0.6 μm のグラム陰性桿菌で，ときに連鎖状に配列する。

● **培養**　X因子を必要とするので血液寒天培地で発育するが，病巣からの分離は非常にむずかしい。

● **抵抗性**　抵抗性の弱い菌で，乾燥によって容易に死滅し，熱にも弱く55℃・1時間で死滅する。

● **病原性**　接触感染によって伝播する性感染症の原因菌である。この感染症を**軟性下疳❷**といい，感染後24〜28時間で外陰部・亀頭包皮に腫脹・発赤・膿疱・潰瘍が発生し，その炎症部は梅毒の硬性下疳と比べるとやわらかく，強い痛みを伴う点が異なる。患部の膿疱内には菌が存在する。

● **検査**　病巣部の分泌物の塗抹標本を染色し，鏡検する。

死菌ワクチンを患者の皮内に注射すると，ツベルクリンの場合と同じような遅延型アレルギー反応がおこる。この反応を**伊東〔皮内〕反応**という。

● **治療**　エリスロマイシン，アジスロマイシン，セフトリアキソン，ニューキノロン系薬剤が有効である。

## E　カンピロバクター属，ヘリコバクター属

桿菌のなかには菌体が2〜3回ねじれたものがあり，**らせん菌** spirillum と総称される。カンピロバクター属とヘリコバクター属が含まれる。ビブリオ属よりは菌体が長くて，ねじれが多いが，スピロヘータ属の細菌より短く，ねじれが少ない。束鞭毛をもち，ねじれた菌体がコルクの栓抜き様の運動をして泳ぎ，消化管の粘液など粘度の高い環境に適応している。

## 1　カンピロバクター *Campylobacter* 属

### カンピロバクター - ジェジュニ *Campylobacter jejuni*

● **形態**　微好気性，グラム陰性で，らせん状の桿菌である（◯図11-16）。
● **感染性・病原性**　もともと家畜（ブタやウシなど）や家禽（ニワトリなど）

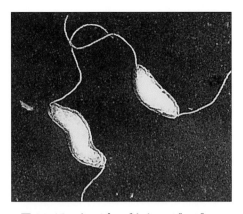

▶図 11-16　カンピロバクター-ジェジュニの電子顕微鏡像

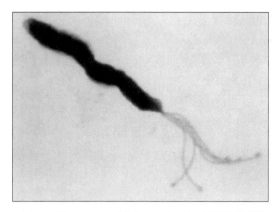

▶図 11-17　ヘリコバクター-ピロリの電子顕微鏡像
菌端に数本(8本まで)の有鞘性鞭毛を有する。
(写真提供：平井義一博士)

▶表 11-5　カンピロバクター属の分類

|  | *C. fetus* | *C. jejuni* | *C. coli* | *C. laridis* | *C. sputorum* |
|---|---|---|---|---|---|
| カタラーゼ | + | + | + | + | − |
| 発育　25℃ | + | − | − | + | − |
| 　　　42℃ | − | + | + | + | ± |
| 馬尿酸分解性 | − | + | − | − | − |
| 硫化水素産生性 | − | + | + | + | + |
| ナリジクス酸感受性 | R | S | S | R | R |
| 病原性 | ヒト髄膜炎 | ヒト腸炎 | ヒト腸炎 | ヒト下痢症 | ブタ腸炎 |

＋：あり　−：なし　R：抵抗性　S：感受性

の腸管・生殖器に生息しており，ヒトには**カンピロバクター腸炎**を引きおこす。最も頻度の高い食中毒原因菌の1つである。カンピロバクター腸炎をおこす細菌にはカンピロバクター-コリ *C. coli* もあるが，頻度は低い(▶表 11-5)。

　感染源は調理の不十分な鶏肉・豚肉や，動物の糞便に汚染された飲料水である。潜伏期は2〜5日で，症状としては下痢・腹痛・発熱があり，便は腐敗臭があり水様便で，しばしば血液がまじる。まれにギラン-バレー症候群(末梢神経麻痺)を合併する。

● **治療**　治療にはマクロライド系薬剤(エリスロマイシン，クラリスロマイシン)やニューキノロン系薬剤を内服する。

# 2　ヘリコバクター *Helicobacter* 属

　1983年にオーストラリアの病理学者ウォレン Warren, J. R. と細菌学者マーシャル Marshall, B. J. が，慢性活動性胃炎の患者の胃粘膜から，らせん状のグラム陰性菌が高頻度に分離されることを報告した。ほかの動物の胃や腸からも同様の細菌が発見され，1989年にヘリコバクター *Helicobacter* 属が新設された。

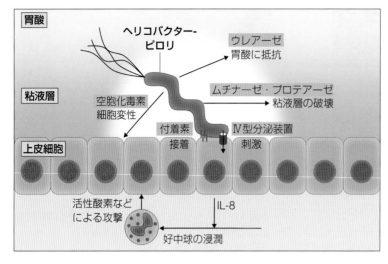

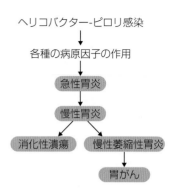

○図11-18 ヘリコバクター-ピロリが引きおこす胃粘膜障害の機序と経過

## ヘリコバクター – ピロリ *Helicobacter pylori*

5%の酸素，5〜10%の二酸化炭素の微好気的環境で培養する。37℃で発育し，42℃では発育しない。4〜8本の束鞭毛をもつ（○図11-17）。ヒトの胃の粘膜に生息している。尿素を分解するウレアーゼ❶を産生し，その結果，アンモニアと二酸化炭素を生ずるため，このアンモニアで周囲の胃酸を中和し，生存しやすい環境にしている。感染率は開発途上国で高く，成人の70〜80%に達する。

● **病原性** ヘリコバクター-ピロリの感染によって急性胃炎・慢性活動性胃炎が発症し，放置すると**胃潰瘍・十二指腸潰瘍**をおこす。さらに，胃がんの原因になると考えられている（○図11-18）。

● **検査** 内視鏡による生検組織を必要とする検査法（迅速ウレアーゼ試験，検鏡法，培養法）と，必要としない検査法（尿素呼気試験❷，血清抗体価測定，便中抗原検査）とがある。

● **治療** 除菌にはアモキシシリン，クラリスロマイシン（もしくはメトロニダゾール）に加えて，胃酸分泌を抑えるプロトンポンプ阻害薬の3剤を7日間投与する3剤併用療法を行う。除菌によって，胃炎や胃潰瘍が予防され，さらには治癒することが証明されている。

☐ NOTE

❶**ウレアーゼ** urease
尿素の分解反応$(H_2N)_2CO$
→ $2NH_3 + CO_2$ を触媒する。

❷**尿素呼気試験**
原子量が13の炭素（$^{13}C$；大気中の炭素はほとんどが$^{12}C$）を含む尿素試薬を飲ませると，ヘリコバクター-ピロリが存在する場合に，この尿素が分解されて$^{13}C$を含む二酸化炭素が呼気中から検出される。

# F グラム陽性桿菌

グラム陽性桿菌には，好気性または通性で芽胞を形成するバシラス属，通性のリステリア属，乳酸桿菌（ラクトバシラス）属のほか，アクチノバクテリア *Actinobacteria* 綱の細菌が含まれる。アクチノバクテリア綱には，コリネバクテリウム属（ジフテリア菌など），抗酸菌，放線菌などのヒトに対する病原菌や，有用細菌であるビフィズス菌，皮膚に常在するミクロコッカス属やプ

ロピオニバクテリウム属がある。

　このうち抗酸菌と放線菌については，次項で別に述べる。また，嫌気性グラム陽性桿菌のクロストリジウム属については，「嫌気性菌」で述べる。

# 1　バシラス *Bacillus* 属

　グラム陽性の桿菌で，長い連鎖をつくることがある。約 300 の菌種がある。いずれも芽胞（がほう）を形成し，多くは土壌中に生息する。また多くは周毛性鞭毛を有する。ヒトに対する病原菌として，炭疽菌とセレウス菌がある。バシラス属には有用な細菌も多く，納豆（なっとう）をつくるものや抗生物質をつくるものがある。

## 1　炭疽菌 *Bacillus anthracis*

● **形態**　1〜3×5〜10 µm の大きな桿菌で，鞭毛はない。生体内では長い連鎖をつくり，竹の節（ふし）を切ったように見え，芽胞をつくる（●図 11-19）。病巣からの新鮮分離菌は莢膜をつくる。

● **培養**　好気性で，普通寒天培地によく発育する。集落は灰白色，R 型❶で，周辺は縮れ毛状である。

● **抵抗性**　栄養型は 60℃・30 分間で死滅するが，芽胞は乾燥状態では数年以上生存できる。芽胞は乾熱で 140℃・3 時間，湿熱で 121℃・5〜10 分間で死滅する。

● **病原性**　炭疽（たんそ）❷anthrax をおこす。炭疽は元来，家畜の病気で，二次的にヒトに感染する。本菌に汚染された草や飼料を食べたウマ・ヒツジ・ヤギなどの腸内で芽胞が栄養型にかわって，血液中に入る。ふつう 1〜5 日の潜伏期のあと，亜急性に症状が始まり，発熱・腸疾患がおこり，1 週間以内に敗血症で死亡する。

　ヒトが感染するのは主として手や足の創傷部からで，感染後 12〜24 時間

□**NOTE**

❶**R 型**
　R は rough の頭文字で，コロニー表面辺縁がザラザラした感じのものをさす。これに対し，S 型の S は smooth の頭文字で，正円形でなめらかなコロニーをさす。

❷**炭疽の名称の由来**
　皮膚の感染部位に炭のような黒いかさぶたを生じることに由来する。

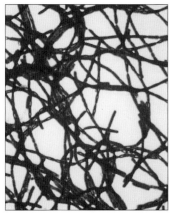

**a. グラム染色像**

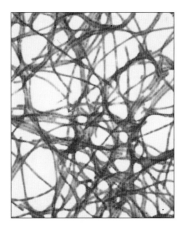

**b. 芽胞染色像**

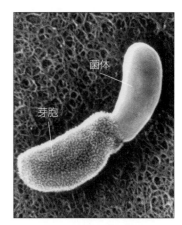
菌体
芽胞

**c. 発芽した芽胞（電子顕微鏡像）**

●**図 11-19　炭疽菌**
炭疽菌は長い連鎖をつくる（a, b）。芽胞は a では染色がわるく色が抜けて見え，b ではマラカイトグリーンによって青緑色に染まって見える。c は芽胞から発芽した菌体である。

以内に局所に難治性膿疱ができ（**皮膚炭疽**），やがて敗血症へと移行する。羊毛などの獣毛を取り扱う人が，ほこりとともに芽胞を吸い込み，**肺炭疽**になることもある。これは症状が急激で，すみやかに死の転帰をとる。まれに芽胞を食物とともに摂取して**腸炭疽**になることもある。

　病原因子として莢膜があり，これによって食細胞の貪食作用に抵抗する。毒素として感染防御抗原・浮腫因子・致死因子の3種類が知られている。

● **治療**　ペニシリン，テトラサイクリン，エリスロマイシン，ニューキノロン系薬剤が有効である。

● **予防**　ヒトの予防にはワクチンを用いないが，動物・家畜の予防にはワクチンが応用されている。

### 2 セレウス菌 *Bacillus cereus*

● **形態・分布**　両端が直角で，連鎖をつくる大型の桿菌である。周鞭毛をもち，芽胞をつくる。自然界に分布し，ときに食中毒をおこす。

● **病原性**　セレウス菌は下痢毒素と嘔吐毒素の2種類の毒素を産生し，食中毒は下痢型と嘔吐型の両方の型を示す。下痢毒素は分子量が約5万のタンパク質で，嘔吐毒素は分子量が約5,000のペプチドである。わが国では嘔吐型がおもで，米飯による中毒でよくみられる。

## 2　リステリア *Listeria* 属

　グラム陽性の桿菌で20菌種以上が属するが，ヒトに感染症（**リステリア症** listeriosis）をおこす原因菌はおもにリステリア-モノサイトゲネス *Listeria monocytogenes* である。自然界に広く分布し，動物の糞便や乳から検出される。本属に共通する特徴として，低温（5℃）でも増殖することと，食塩耐性があげられる。

### リステリア-モノサイトゲネス *Listeria monocytogenes*

● **分布**　ウシやヒツジなど家畜の腸管に生息し，その糞便や乳から検出される。

● **形態**　短い桿菌で，鞭毛をもつ。32℃以下の培養では4本の周鞭毛をつくるが，37℃ではつくらない（●図11-20-a）。

● **性質**　低温（5℃）でも増殖するので，食材の冷蔵庫保存もこの菌に対しては安全ではない。また食塩耐性がある。

● **感染源・病原性**　人獣共通感染症をおこし，ヒトには食中毒の原因となる。感染源は感染動物由来の肉製品や，乳・チーズなどの乳製品のほか，家畜の糞便で汚染された野菜などである。欧米やオーストラリアでは乳製品（チーズなど）や野菜（白菜の漬物など）による集団感染がみられ，わが国でも集団発生・散発例がみられており，今後，増加する可能性がある。

　経口的に摂取された菌は，腸管から侵入して肝臓で増殖する。本菌の増殖様式は特殊で，マクロファージやその他の細胞内に侵入して，その中で増殖

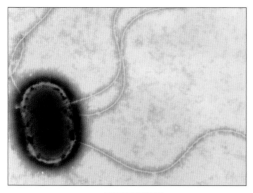

**a．電子顕微鏡像**

リステリア-モノサイトゲネスは短い桿菌で，32℃
以下で培養すると4本の周鞭毛が形成される。
（写真提供：光山正雄博士）

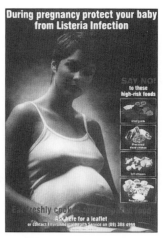

**b．周産期リステリア症予防ポス
ター**

◉図11-20　リステリア‐モノサイトゲネス

する（**細胞内寄生性細菌**）。食細胞（◉101ページ）に貪食されたあと食胞に入
るが，リステリオリジン❶で食胞膜を破り，細胞質の中で増殖し，アクチン
のコメットテール❷をつくりながら動いて，隣の細胞に感染していく。

　本菌に対する感染防御免疫は細胞性免疫であり，抗体は防御効果がない。

　リステリア症は胃腸炎症状は少なくインフルエンザ様症状で発症するが，
肝臓で菌が増殖するに伴って，菌血症・髄膜炎・肝障害へと重症化する。と
くに妊婦が感染すると，経胎盤感染をおこして流産・死産や，**新生児リステ
リア症**（新生児の髄膜炎・敗血症）を引きおこす。これらを**周産期リステリア
症**と総称する。とくに妊婦は感染の可能性の高い食品には注意する（◉図11-
20-b）。

● **治療**　髄膜への移行性が高いアンピシリンとアミノグリコシド系の併用
を行う。アンピシリンが無効の場合は，カルバペネム系薬を選択する。

● **予防**　家畜の管理と，妊婦は殺菌が不十分な乳製品を食べないことが重
要である。

## 3　乳酸桿菌（ラクトバシラス）*Lactobacillus* 属

● **形態・性状**　0.5〜0.7×2.0〜8.0 µm のグラム陽性桿菌で，芽胞をつくら
ず，多くの菌は鞭毛をもたない。通性菌または嫌気性菌で，普通寒天培地に
は発育しない。

　糖を**発酵**によって分解して酸を形成する。この菌自体は酸によく耐えられ
るので，乳酸菌の分離にこの性質を利用する。一般に非病原性で，自然界に
広く分布し，ヒトの常在細菌叢中にも存在する。

□**NOTE**

❶**リステリオリジン** listeri-
olysin

　リステリア-モノサイト
ゲネスのもつ溶血毒素。

❷**コメットテール** comet tail

　赤痢菌やリステリアは菌
体の一端で宿主細胞内にあ
るアクチンを重合させ，そ
のとき生じる力で細胞内を
動きまわり，また隣の細胞
にも移ることができる。菌
体と，重合したアクチンを
染めて蛍光顕微鏡で見ると，
菌体が夜空の彗星，アクチ
ンが彗星の尾（コメット
テール）のように見える（◉
194ページ）。

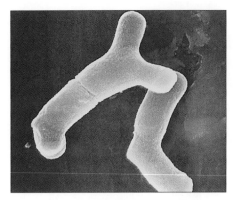

◉図11-21　ビフィズス菌の電子顕微鏡像

## 4　ビフィズス菌 *Bifidobacterium bifidum*

　嫌気性のグラム陽性桿菌で，Y字形の分枝形成をする(◉図11-21)。母乳栄養児では糞便中の細菌の90%以上を占め，産生する乳酸や酢酸によって腸管内の酸性度を高め，外界からの腸内病原細菌の侵入を防ぎ，病原細菌の発育・増殖を妨害し，乳児の健康をまもると考えられている。母乳中には，この菌の発育を促進させるビフィズス因子(*N*-アセチルグルコサミンを主成分とするアミノ糖)がある。

## 5　コリネバクテリウム *Corynebacterium* 属

　自然界に広く分布し，ヒトの咽頭や皮膚にも生息している。細胞壁にミコール酸やアラビノースをもち，結核菌の細胞壁の組成と似ている。病原菌としてジフテリア菌がある。

### ジフテリア菌 *Corynebacterium diphtheriae*

● **分布**　動物ではヒトが唯一の宿主であり，ヒトの咽頭に生息する。

| plus | **デーデルライン** Döderlein **桿菌** |
|---|---|

　健康な成人女性の腟内に発育し，腟内上皮のグリコーゲンを分解して乳酸を産生し，腟内の酸性度を高めて，外界から病原細菌の侵入を防ぐ自浄作用を担っている細菌群をデーデルライン桿菌という。デーデルライン桿菌は，*L. fermentum*，*L. acidophilus*，*L. salivarius* などの数種類の乳酸菌から構成されている。
　加齢や，妊娠によって腟上皮へのグリコーゲンの貯蔵が低下したり中断されたりすると，この菌は発育が

とまり，腟の酸性度が下がって中性になり，他の細菌の異常な増殖をゆるしてしまう。この状態を**細菌性腟症** bacterial vaginosis とよぶ。剥離した腟上皮細胞の表面に多数の細菌が付着したもの(clue cell)をみつけることが診断の手がかりになる。薄く均一で灰白色の，魚のにおい(アミン臭)がする帯下(pH5.0以上)が特徴である。約半数は無症状だが，妊婦では早産のリスクとなる。

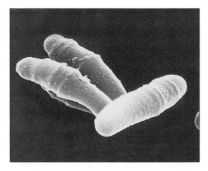

▶図 11-22　ジフテリア菌の電子顕微鏡像

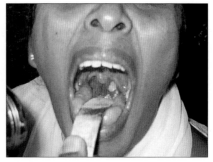

▶図 11-23　咽頭ジフテリア患者
咽頭に白い偽膜がみられる。

●**形態**　グラム陽性の桿菌で，鞭毛・芽胞はない。一般にジフテリア患者の偽膜からの直接塗抹標本ではやや短めであるが，レフレル Loffler 培地で培養されたものは細長い桿菌が多く，一端・両端または中央部がふくれた菌体がしばしばみられる（▶図 11-22）。菌は V，W，Y 字状に配列するのが特徴である。**異染小体❶**をもつ。

●**培養**　ジフテリア菌は好気性菌で，血清・血液・組織液を加えた培地によく発育し，レフレル培地が最もよく用いられる。

●**病原性**　おもに患者の飛沫によって感染し，**ジフテリア** diphtheria を引きおこす。潜伏期は 2～5 日で，咽頭痛・発熱・頭痛・倦怠感・嚥下痛などの症状がある。

　ジフテリア菌は粘膜で急速に増殖して，灰白色の特有な**偽膜**をつくる（▶図 11-23）。偽膜はフィブリンや白血球で構成され，菌はその中にとどまって増殖する。偽膜ができる部位によって，咽頭ジフテリア，喉頭ジフテリア，鼻ジフテリア，皮膚ジフテリアがある。二類感染症である。

　偽膜の中にいる本菌によって産生された**ジフテリア毒素**は血中に入り，細胞のペプチド延長因子（EF2）を ADP リボシル化することによって，タンパク質合成を障害し，細胞を殺す。毒素親和性は神経細胞や心筋が強く，ジフテリア後麻痺を引きおこす。バクテリオファージ（β ファージ）が溶原化（▶46 ページ）して毒素遺伝子が伝達され，菌が毒素産生能を獲得する。

　なお，近年，かつて無毒であったコリネバクテリウム-ウルセランス *C. ulcerans* がジフテリア毒素産生能を獲得して，ジフテリアを引きおこすことが報告されている。人獣共通感染症で，イヌやネコからの感染が多い。

●**治療**　診断がついたら，ただちに化学療法と抗血清療法を始める。化学療法薬としてはマクロライド系（エリスロマイシン，クリンダマイシン）やペニシリン系の抗菌薬が有効である。

　抗血清療法で用いる**抗毒素血清**は，ジフテリア毒素をウマに免疫して毒素に対する抗体をつくらせ，この血清を集めたものである。抗毒素血清療法を行うにあたっては，血清病（▶116 ページ）に注意しなければならない。

●**予防**　ワクチンにより予防する。ジフテリアはジフテリア毒素の作用によって発症するため，ジフテリア毒素に対する抗毒素抗体ができれば発症の

▭ NOTE

❶**異染小体** metachromatic body
　ジフテリア菌に特徴的で，異染小体染色（ナイセル Neisser 染色など）によって特異的に染め出される，細胞内の顆粒（ポリリン酸）。

予防が可能である。毒素にホルマリンを加えることによって，安全で効果的なトキソイドワクチンがつくられている。生後3か月以上の乳幼児には四種混合ワクチン(DPT-IPV)として定期接種されている。

現在，わが国では患者は発生していない。ジフテリアワクチンは発症を予防するが，菌を殺すものではないので，ジフテリア菌は依然として存在しつづけ，ワクチン接種をしないとジフテリア患者は再び増加する可能性がある。1990～1995年に旧ソビエト連邦(現在のロシア)で，患者数15万人，死者4千人を数える大流行がおこったのも，このためであった。

# G 抗酸菌と放線菌

菌体がいったんフクシン系の赤い色素に染められると，酸で脱色されにくくなる性質を，**抗酸性**という(◯図11-24)。**抗酸菌** acid-fast bacterium とは，抗酸性をもつ細菌群のことである。マイコバクテリウム属が代表的で，単に抗酸菌という場合はマイコバクテリウム属のみのことをさすこともある。

**放線菌**は，菌体が分枝するなど真菌に似た特徴をもつ細菌の総称である。菌糸の幅は約1μmと，真菌に比べて細い。グラム陽性のアクチノバクテリア綱❶に属するアクチノマイセス属やノカルジア属，ストレプトマイセス属が代表的である。先述のマイコバクテリウム属もアクチノバクテリア綱に属しているが，菌糸は形成しない。抗酸性を有する放線菌もある。

**NOTE**
**❶アクチノバクテリア綱の名称の由来**
アクチノバクテリア綱やアクチノバクテリア属の「アクチノ」は，放射状 actino- の増殖をすることに由来する。

# 1 マイコバクテリウム *Mycobacterium* 属

マイコバクテリウム属の細菌はミコール酸を主成分とする脂質に富んだ細胞壁をもち，グラム陽性，抗酸性で，好気性の細長い桿菌である。非運動性

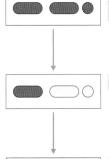

チール液(石炭酸フクシン液)で加温染色
赤色に染まる。染色されにくい抗酸菌も，加温することによりよく染まる。

水洗後3%塩酸アルコールで脱色
酸+エタノールにより抗酸菌以外の菌は強力に脱色される。抗酸菌はいったん染色されると酸によって脱色されにくい(抗酸性)。

メチレンブルー液で染色
抗酸菌は赤色のままであるが，それ以外の菌は青色に染色される。

抗酸菌　抗酸菌以外の菌

**a. 抗酸染色の手順**

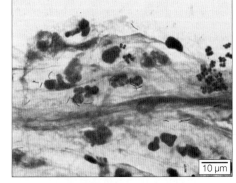

**b. 結核患者の喀痰の抗酸染色像**
赤染されているのが結核菌。抗酸菌以外の球菌や白血球などのヒト細胞は青く染まっている。
(写真提供：小川みどり博士)

◯**図11-24　抗酸染色(チール-ニールゼン** Ziehl-Neelsen **法)**

●**表11-6　マイコバクテリウム *Mycobacterium* 属の分類**

| 分類 | | | ヒトに病原性がある菌種 |
|---|---|---|---|
| 結核菌群 | | | *M. tuberculosis*（ヒト型結核菌）, *M. bovis*（ウシ型菌）, *M. microti*（ネズミ型菌）, *M. africanum*（アフリカ型菌） |
| 非結核性抗酸菌 ラニヨンの分類：Ⅰ～Ⅳ | 遅発育菌群 | Ⅰ 光発色菌群 | *M. kansasii*, *M. marinum*, *M. simiae*, *M. asiaticum*, *M. intermedium* など |
| | | Ⅱ 暗発色菌群 | *M. scrofulaceum*, *M. szulgai*, *M. gordonae*, *M. interjectum*, *M. lentiflavum* など |
| | | Ⅲ 非発色菌群 | *M. avium*, *M. intracellulare*, *M. xenopi*, *M. malmoense*, *M. haemophilum*, *M. ulcerans* など |
| | Ⅳ 迅速発育菌群 | | *M. fortuitum*, *M. abscessus*, *M. chelonae*, *M. smegmatis* など |
| 培養不能菌 | | | *M. leprae*（らい菌） |

発育速度の違いから，コロニーを形成するのに1週間以上を要する**遅発育菌群**（Ⅳ群）と，培養2～3日以内にコロニーを形成する**迅速発育菌群**に分けられ，さらに前者は，光エネルギーを利用した色素産生能の有無によってⅠ～Ⅲ群に分類されている。Ⅰ群は光をあてるとはじめてコロニーが黄色ないしオレンジに着色するもの，Ⅱ群は光をあてなくてもコロニーが発色しているもの，Ⅲ群は色素産生能がないものである。

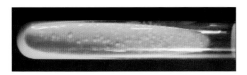

●**図11-25　小川培地に発育した結核菌の集落**
抗酸菌以外の発育を抑えるためにマラカイトグリーンという色素が入っているので，培地は緑色をしている。
（写真提供：小川みどり博士）

で，芽胞や莢膜をつくらない。

●**分類**　抗酸菌は，**結核菌群**とそれ以外の**非結核性抗酸菌**，および培養不能の**らい菌**に大別される。ヒト型結核菌を代表とする結核菌群は，ヒトや動物に対する病原性などで異なる性質を示すウシ型菌・ネズミ型菌・アフリカ型菌を含むが，DNA相同性からは区別がつかないので結核菌群としてまとめられている。

非結核性抗酸菌は，ラニヨン Runyon, E. H. によってⅠ～Ⅳ群に分類されている。ハンセン病をおこすらい菌は，まだ人工培養に成功していない（●表11-6）。

## 1 結核菌 *Mycobacterium tuberculosis*

ふつう結核菌といえば，ヒト型結核菌 *Mycobacterium tuberculosis* をさす。

●**形態**　0.2～0.5×1.0～4.0 μmの細長い桿菌である。グラム陽性，抗酸性で，運動性はない。また鞭毛・莢膜および芽胞もない。

●**培養**　結核菌は，血清・卵・バレイショなどを培地成分に加えないと発育せず，また加えた場合でも発育速度は遅く，37℃でコロニー形成までに4週間くらいかかる。炭素源としてはグリセリンがよく用いられる。常用される培地としては小川培地などがある（●図11-25）。

固形培地上の集落は，ヒト型結核菌，ウシ型結核菌 *M. bovis* は典型的なR型で，白色を呈し，培養の時間がたったものは黄白色の乾燥した凝塊状の中等大のコロニーで，触れるともろい。

● **抵抗性**　脂質に富んだ細胞壁をもつため，消毒薬や乾燥に対して抵抗性が強い。手指の消毒に使う 75〜80％エタノールは有効である（◖131 ページ）。

● **病原性**　結核菌は，主としてヒトの**結核** tuberculosis の原因となる。ウシ型結核菌はウシに結核をおこすが，牛乳によってヒトに感染することがある。わが国では，ウシ型結核菌による感染はまれである。

　結核菌には毒素などのように，とくに強力な病原因子は見つかっていない。感染した菌はマクロファージ内で増殖し，菌体成分に対する強い細胞性免疫が誘導される。この免疫は生きた菌の感染でのみ成立し，死菌ではできない。感染症の病像は，感染した結核菌とそれに対する生体側の免疫反応によってつくられた病巣に特徴がある。

　ヒトの結核の場合で最も多いのは**肺結核** pulmonary tuberculosis である。感染源は患者であり，喀痰・咳などによって菌を排出する。大気中の結核菌は抵抗力が強いので，長期間生存しつづけ，飛沫・飛沫核またはほこりにまじった結核菌によって経気道的に感染し，肺に初感染巣をつくる。乳幼児など抵抗力の弱い宿主には全身に急性**粟粒結核**をおこし，死の転帰をとることがある。

　肺における結核病巣が気管支とつながると病巣内容は喀出され，病巣部は空洞になる。しかし，結核菌はなおもこの空洞内に存在し，多数増殖する。このような病巣は咳・痰とともに菌を外界に散布するので，これを**開放性結核**という。開放性肺結核患者は最大の感染源である。

　リンパ節から胸膜に菌が移行すると結核性胸膜炎に，骨髄に移行すると**脊椎カリエス**になり，関節に移行すると関節結核になる。そのほか，結核性髄膜炎，腎炎，膀胱炎，卵巣炎，精巣上体（副睾丸）炎などをおこすことがある。

　このような**活動性結核**に対して，結核菌に感染している（IGRA 陽性〔◖148 ページ〕である）が，明らかな症候をみとめない状態を，**潜在性結核感染症** latent tuberculosis infection（LTBI）とよぶ。

● **治療**　結核菌に有効な薬剤は**抗結核薬**とよばれる。そのうちイソニコチン酸ヒドラジド（イソニアジド；INH），リファンピシン（RFP），エタンブトール（EB），ストレプトマイシン（SM），ピラジナミド（PZA）の5剤は，一次選択薬として使われる。結核の治療には長期を要するため，副作用と耐性菌の出現を避ける目的で**多剤併用療法**が行われる。肺結核が発症した場合の標準的な初回治療法を◖図 11-26 に示した。

　潜在性結核感染症には INH と RFP の長期投与が行われる。また，INHと RFP の2剤に耐性となった**多剤耐性結核菌**（MDR-TB）に対しては，デラマニド，ベダキリンが用いられる。

　患者が計画どおり薬物を服用しているかどうかを観察・指導することも必要で，そのための方式を直接監視下短期化学療法 Directly Observed Therapy, Short Course（**DOTS**）とよぶ。

● **診断**　結核菌感染の有無を検査するには，菌体に対する細胞性免疫の強さを調べる。これには，**ツベルクリン反応** tuberculin reaction と**インターフェロン-γ（IFN-γ）遊離試験** interferon-gamma release assay（IGRA）がある。

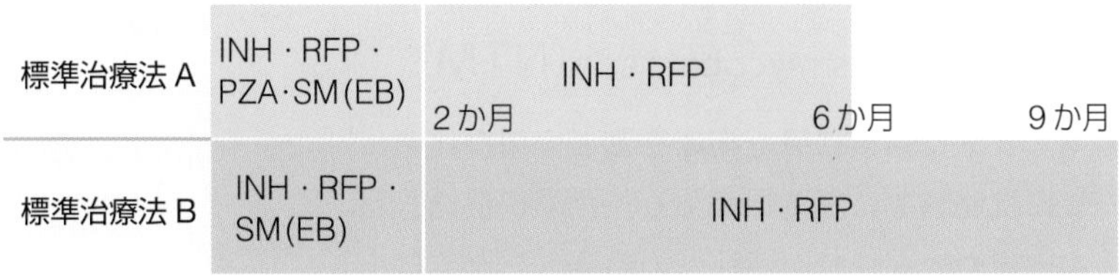

| | | | |
|---|---|---|---|
| 標準治療法 A | INH・RFP・PZA・SM(EB)<br>2か月 | INH・RFP<br>6か月 | 9か月 |
| 標準治療法 B | INH・RFP・SM(EB) | INH・RFP | |

標準治療法 A：初期 2 か月間は INH，RFP，PZA，SM（または EB）の 4 剤併用，
　　　　　　その後は INH，RFP の 2 剤併用を 4 か月間，合計 6 か月間。
標準治療法 B：PZA が使えない場合。
適応基準：喀痰塗抹陽性例，気管支内視鏡下塗抹陽性例。

◎**図 11-26　肺結核に対する初回標準治療法**

　また，患者の喀痰中の結核菌を顕微鏡下で測定し，菌数によってその症状
の軽重を知る指標とするガフキー Gaffky 表がある。ガフキー号数として 1
号から 10 号まできざまれ，号数で菌数が示される。定量性には欠けるもの
の，臨床的にはある程度の目安になるので用いられてきたが，最近では，別
の簡便な記載法（±，1 ＋，2 ＋，3 ＋）が推奨されている。

　**1 ツベルクリン反応**　結核感染で誘導される結核菌に対する細胞性免疫
を検知するもので，代表的な遅延型アレルギー反応である。ツベルクリン反
応には，結核菌を液体培地で 8〜10 週間培養した培養濾液（ろえき）から精製したタン
パク質分画 purified protein derivative（PPD）を，**精製ツベルクリン**として使用
する。このツベルクリン液を前腕前面に皮内注射し，48 時間後の発赤の大
きさ（長径）を計測する。10 mm 以上が陽性（＋）で，硬結を伴うと中等度陽
性（＋＋），さらに水疱や二重発赤を伴うと強陽性（＋＋＋）と判定する。
BCG（後述）接種者は，ツベルクリン反応が陽性となるため，感染の有無を
判断することは困難である。

　**2 IFN-γ遊離試験**　結核菌に特異的なタンパク質を抗原として血液に添
加し，T 細胞（T リンパ球）を刺激して，T 細胞が産生する IFN-γを定量す
る方法である（◎148 ページ）。クォンティフェロン®試験や，T-スポット®法
がある。ツベルクリン反応よりも感度・特異性ともにすぐれている。

　●**予防**　感染を予防するワクチンとしては，生菌ワクチンである**BCG❶**が
ある。結核の感染防御免疫は生菌の感染によってのみ得られるので，死菌免
疫あるいは菌体成分による免疫は無効で，生菌ワクチンの BCG が唯一の有
効なワクチンである。

　現在，BCG 接種は，生後 1 年未満の小児に対して管針法で行われる。こ
れは，小児の結核性髄膜炎などの全身性感染症の予防に効果がみとめられる
からである。それに対して，成人の肺結核の予防効果は 75% 程度にとどま
る。結核未感染者に BCG を接種すると，約 3〜5 週間後に局所反応を生ず
るが，結核既感染者では数日以内に強い局所反応がみられる。これを**コッホ
現象**という。小児に BCG を接種したのちコッホ現象がみられた場合には，
結核の検査や治療が必要となることがある。

　NOTE
　❶ BCG
　Bacille de Calmette
et Guérin の略である。
フランスのカルメット
Calmette, A. L. C. と ゲラン
Guérin, C. が，1908 年にウ
シから分離したウシ型結核
菌を用いて，ウシ胆汁に浸
したバレイショ培地上に
13 年間，230 代（1908〜
1921 年）にわたって継代
培養してつくったもので，
ほとんど毒力を失っている
が，免疫原性はもっている
生菌である。

## 2 非結核性抗酸菌 non-tuberculous mycobacteria（NTM）

近年, 結核菌以外の抗酸菌で, ヒトに結核に似た病変をおこす菌が問題になっている。これらの菌は一般に抗結核薬に抵抗性が強く, 化学療法はきわめて困難である。肺のみならず皮膚や表在性リンパ節への感染も, とくに小児では多くみられる。湖沼・河川水や土壌など, 自然界に広く分布していて, 病原性は弱いが日和見感染症をおこし, 近年増加傾向である。

病気をおこしうる菌は30種ほどあるが, とくに問題になっているのは, ラニヨンの分類の第Ⅰ群で *M. kansasii*, *M. marinum*（プール肉芽腫の原因）, 第Ⅱ群で *M. scrofulaceum*, 第Ⅲ群で *M. avium*, *M. intracellulare*, 第Ⅳ群で *M. fortuitum*, *M. chelonae* などである。

非結核性抗酸菌のうち, 75～80％は *M. avium*, *M. intracellulare* によるものである。これら2菌種は性状がきわめて類似していて, 区別がむずかしいため, まとめて MAC（*M. avium* complex）とよばれる。近年, エイズに合併する MAC 症が増加している。

● **非病原性抗酸菌**　一方, 非病原性の抗酸菌も自然界には広く分布し, またヒトの生体内にも存在するので, 病原結核菌との鑑別を要する。たとえば, **恥垢（スメグマ）菌** *M. smegmatis* は外陰部恥垢に存在する抗酸菌で, 集落は灰白色ないしオレンジ色に着色している。発育は速く, 2～5日間でコロニー形成が行われる。

## 3 らい菌 *Mycobacterium leprae*

● **形態**　結核菌と同様の抗酸性染色性を示す桿菌である。病巣から直接塗抹された材料では, 病巣組織中に密集して凝塊をつくり, **らい球** lepra globi といわれる菌塊が多く観察される（◐図11-27）。

● **培養**　現在までのところ, らい菌は人工培養に成功していない。研究には, 先天的に胸腺を欠くヌードマウスの足の裏に感染させ, 増殖したらい菌を使用する。

● **病原性**　ヒトに**ハンセン** Hansen **病**をおこすが, ココノオビアルマジロと一部のサルを除いてヒト以外の動物には感染しない。多くの患者の鼻粘膜に

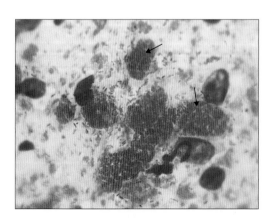

● **図11-27　らい菌**
赤染し, 凝塊をつくっているのがらい菌で,「らい球」(→)とよばれる。ヌードマウスの組織中で増殖したもの。

初期病変があり，多数の菌が証明できる。感染力は強くないが，密接な接触のある者，とくに親から乳幼児への感染が最も多いと推定される。

　皮膚・神経・粘膜に増殖性炎症をおこし病変部に菌が少数しかみられない**類結核型**と，菌が多数みられる**らい腫型**，およびそれらの**境界群**に分けられる。結節型はらい菌に対する細胞性免疫が成立し，病変は限局される。一方，らい腫型は抗体の産生はみられるものの，細胞性免疫が低下するため，らい菌は体内で増殖して，らい腫を形成する（◉60ページ）。

● **治療**　リファンピシン，ジアミノジフェニルスルホン（DDS；別名ジアフェニルスルホン），クロファジミンの3剤併用療法が推奨されている。

# 2　放線菌類

## 1　アクチノマイセス *Actinomyces* 属

　**放線菌症** actinomycosis の病原体である。非抗酸性で，分枝を出し**菌糸** hypha をつくる嫌気性菌である。このなかには主として，ヒトに病気をおこすアクチノマイセス-イスラエリイ *Actinomyces israelii*，ウシに感染症をおこすアクチノマイセス-ボビス *A. bovis* がある。

　頭部・胸腹部などに非常にかたい浸潤巣をつくり，慢性に経過すると，しだいに全身をおかしていく。膿の中に，小さな黄色の顆粒状の**菌塊**（ド**ルーゼ** Druse）がみられるのが特徴である。これを鏡検すれば，中心部には菌糸がつまり，周囲に多数の菌糸が放射状に配列している様子がわかる。

　診断には，この菌塊の検出が最も重要である。膿や菌塊からブレイン-ハートインフュージョン寒天培地などによって培養が可能である。

## 2　ノカルジア *Nocardia* 属

　抗酸菌によく似ており，抗酸性のものが多い。好気性である。分枝状の特徴のある発育（菌糸体）を示すので鑑別できる。

　① ノカルジア-アステロイデス *Nocardia asteroides*　皮下組織・肺・脳などをおかし，放線菌症に似た症状をあらわすことがある。膿汁・髄液などの材料から鏡検によって小菌塊をみつけるか，サブロー寒天培地で培養することによって診断する。

　② ノカルジア-ブラジリエンシス *N. brasiliensis*　中南米に感染例が多くみられ，皮下に膿瘍をつくる。

## 3　ストレプトマイセス *Streptomyces* 属

　ストレプトマイシンなどの抗生物質を産生することでよく知られているが，病原性をもつものはない。好気性である。

# H　嫌気性菌

　嫌気性菌は，酸素がない**嫌気的条件**でのみ増殖することができる細菌である。酸素が存在すると増殖することができず，なかには酸素に触れただけで死ぬという，厳密な嫌気性菌もいる。地球上の嫌気的環境としては，地中の深いところや湖底がある。また動物やヒトの腸管も嫌気的状態であり，ここに嫌気性の常在細菌が分布している。また肺以外の深部臓器や腹腔内も嫌気的状態である。

　嫌気性菌にはグラム陽性菌もグラム陰性菌も含まれている（●図 11-28）。芽胞を形成できるグラム陽性のクロストリジウム *Clostridium* 属菌は，酸素の存在下でも芽胞の状態で生きのびることができる。この特性を利用して，クロストリジウム属菌は土壌や植物の表面に生息している。

●**検体の取り扱い**　嫌気性菌を培養するには，酸素を除去した空間で培養する必要がある。そのための培養装置として嫌気ボックスや嫌気ジャーがある。嫌気ボックスは内部の空気を二酸化炭素 10%，水素 5%，窒素 85%の混合ガスに置換して使用される。

　嫌気性菌の感染が疑われる場合には，検体の採取・輸送も嫌気的に行わな

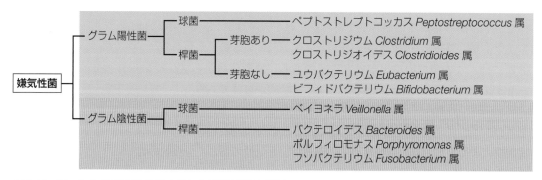

●図 11-28　ヒトに病原性を示すおもな嫌気性菌の分類

---

| plus | 嫌気性菌が「嫌気性」である理由 |
| --- | --- |

　嫌気性菌が酸素感受性である理由は，酸素の毒性を消去する能力がないか弱いことによる。酸素はさまざまな物質を酸化させる作用があり，この作用は生物にとっては傷害作用となりうる。これを酸素毒性という。生物は進化の過程で，酸素毒性の消去機構を発達させるとともに，エネルギー産生に酸素を利用する呼吸の能力を獲得した。

　嫌気性菌は，こうした進化がおきなかった生物と考えられる。カタラーゼ（過酸化水素 $H_2O_2$ を分解する酵素），スーパーオキシドジスムターゼ（SOD；スーパーオキシド $O_2^-$ を消去する酵素），ペルオキシダーゼ（過酸化物を還元する酵素）などを保有しないか，弱い活性しかないので，これらの活性酸素によって，生存に重要な DNA，タンパク質や脂質が酸化され不活性化されて，その結果死んでしまう。

　嫌気性菌は酸素を利用することもできないので，酸素の存在下で機能する電子伝達系（●25 ページ）を保有しないか，不完全で，呼吸能力もないものが多い。

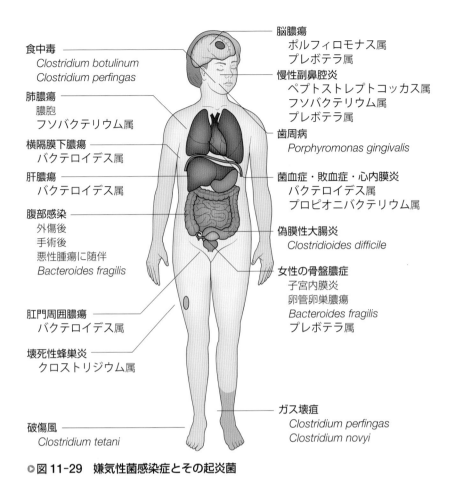

食中毒
　Clostridium botulinum
　Clostridium perfingas

肺膿瘍
　膿胞
　フソバクテリウム属

横隔膜下膿瘍
　バクテロイデス属

肝膿瘍
　バクテロイデス属

腹部感染
　外傷後
　手術後
　悪性腫瘍に随伴
　Bacteroides fragilis

肛門周囲膿瘍
　バクテロイデス属

壊死性蜂巣炎
　クロストリジウム属

破傷風
　Clostridium tetani

脳膿瘍
　ポルフィロモナス属
　プレボテラ属

慢性副鼻腔炎
　ペプトストレプトコッカス属
　フソバクテリウム属
　プレボテラ属

歯周病
　Porphyromonas gingivalis

菌血症・敗血症・心内膜炎
　バクテロイデス属
　プロピオニバクテリウム属

偽膜性大腸炎
　Clostridioides difficile

女性の骨盤膿症
　子宮内膜炎
　卵管卵巣膿瘍
　Bacteroides fragilis
　プレボテラ属

ガス壊疽
　Clostridium perfingas
　Clostridium novyi

**◉図 11-29　嫌気性菌感染症とその起炎菌**

ければならない。輸送には専用の輸送装置である嫌気ポーターが使われる。
　● **感染部位**　比較的多くみられる嫌気性菌感染症を◉図 11-29 に示した。
嫌気性菌単独の感染よりも，通性菌との混合感染が多い。通性菌の増殖に
よって酸化還元電位が下がり，嫌気性菌の増殖に都合がよくなるからである。
　ヒト大腸内の常在細菌叢を構成する最優勢菌種として，バクテロイデス
*Bacteroides* 属，ユウバクテリウム *Eubacterium* 属，ビフィドバクテリウム
*Bifidobacterium* 属，ペプトストレプトコッカス *Peptostreptococcus* 属などがある。
これらは，内因性感染・嫌気性感染の重要な原因菌でもある。

# 1　クロストリジウム *Clostridium* 属，クロストリジオイデス *Clostridioids* 属

　嫌気性で芽胞を形成するグラム陽性桿菌に，クロストリジウム属・クロス
トリジオイデス属がある。このうちヒトに病原性のあるのは，破傷風菌・
ボツリヌス菌・ガス壊疽菌群・クロストリジオイデス-ディフィシレである。

## 1 破傷風菌 *Clostridium tetani*

● **形態**　0.4～1.2×3～8 μm のグラム陽性桿菌で，周鞭毛をもち，活発に運動する。芽胞は菌体の一端に位置し，菌体の幅より大きく，太鼓のばちのような形をしている（◑図 11-30）。

● **培養**　ツァイスラー Zeissler 血液寒天培地で嫌気的に培養する。コロニーは灰白色で，培地表面に扁平に広がり，不規則なフィルムをつくる。周辺部には溶血がみられる。液体培地では肝片加肝臓（肝肝）ブイヨンやチオグリコレート培地が用いられる。

● **抵抗性**　栄養型の菌は一般細菌の栄養型と同様な抵抗性を示すが，芽胞は抵抗性が強く，100℃・1 時間の加熱でも完全には死滅しない。消毒薬に対しても抵抗性が強い。

● **病原性**　破傷風菌は土壌中に広く分布し，市街地のごみや動物の糞便中からも検出される。破傷風菌の芽胞が体内に入るのは創傷を通してであるが，これによって必ずしも**破傷風** tetanus を発病するとは限らない。しかし，創傷部位の虚血・壊死・酸素欠乏などによって嫌気的条件が整うと，芽胞が発芽して栄養型になり，毒素が産生される。このようになってはじめて発病する。

　菌は，侵入部位にとどまり，血行その他の経路によって広がることはない。産生された**破傷風毒素**（テタノスパスミン tetanospasmin）は運動神経末梢から吸収されて脊髄に達し，抑制性シナプスの神経伝達を阻害する。このため，神経からの刺激がとまらず，筋肉の収縮が持続的におこって痙性麻痺となる。症状としては咀嚼筋の硬直によって口が開かなくなり（**牙関緊急**または**咬痙**という），しだいに下行して項部・背部・下半身の骨格筋の痙攣がおこる。頸部を強く背屈させ，全身がそり返る状態を**後弓反張**という。

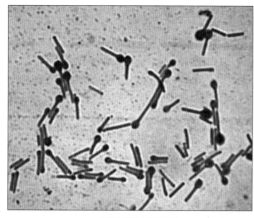

**a. 破傷風菌の染色像**

ドルナー Dorner の芽胞染色。濃緑色の部分が芽胞である。

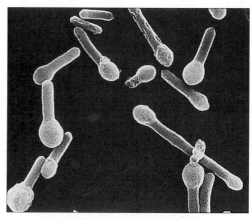

**b. 破傷風菌の走査電子顕微鏡像**

◑**図 11-30　破傷風菌**

いずれも菌端の芽胞が顕著である。

潜伏期と予後とは密接な関連があり，潜伏期の短いものほど致命率が高い。

● **治療**　すでに症状を発した者には，抗毒素血清の注射による受動免疫（血清療法）を行う。かつてはウマを免疫して得た血清が用いられたが，最近はヒトから作製した抗毒素血清として**破傷風ヒト免疫グロブリン**が用いられている。ペニシリン系抗菌薬も菌の増殖を抑制し，他の細菌による肺炎の併発を防ぐことができる。対症療法として，気道確保，筋弛緩薬の投与，人工呼吸器の使用が中心となる。

● **予防**　予防には**破傷風トキソイド**の接種を行う。単独トキソイドワクチンのほか，ジフテリア・百日咳（ぜき）・ポリオとの四種混合ワクチンがある。また，外傷後に予防的に単独トキソイドワクチンを接種し，リスクが高い場合にはさらに破傷風ヒト免疫グロブリンを投与することがある。土壌などで汚染された深い外傷の治療では，破傷風の発症の可能性を考えて傷を開放性にすることが必要である。

## 2 ボツリヌス菌 *Clostridium botulinum*

● **形態**　0.9〜1.2×4〜6 μm のグラム陽性桿菌で，周鞭毛をもつ。芽胞は菌体中央部に，または偏在性に存在する（◐図 11-31）。

● **培養**　ツァイスラー血液寒天培地上では不定型でアメーバ状の扁平な集落をつくり，灰白色である。周囲に溶血環が形成される。

● **抵抗性**　この細菌の芽胞は他のクロストリジウム属よりも抵抗性が強く，死滅させるには煮沸で3〜5時間もかかる。しかし，121℃では5〜20分で死滅する。乾熱の場合は180℃・5〜15分間で不活化される。

● **病原性**　この菌によっておこる疾患には，ボツリヌス中毒・乳児ボツリヌス症・創傷ボツリヌス症・成人腸管定着ボツリヌス症の4つの型がある。

　1 **ボツリヌス中毒**　典型的な毒素型食中毒である。この菌はもともと土壌細菌で，自然界に広く分布している。菌に汚染された食材がソーセージや缶づめ，レトルト食品，いずし（東北地方の伝統的な押しずし）などに使用された場合に芽胞が残り，嫌気状態であるために発芽・増殖してボツリヌス毒

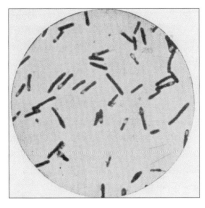

◐図 11-31　ボツリヌス菌
端の白っぽい部分は芽胞である。

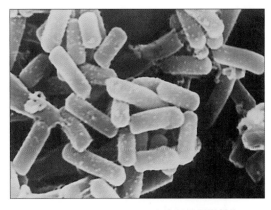

◐図 11-32　ウェルシュ菌の走査電子顕微鏡像

素を多量に排出する。このような食品を摂取すると，毒素は消化管から吸収されて神経細胞内に取り込まれ，神経筋接合部においてアセチルコリンの放出を抑制する。その結果，筋肉への刺激が伝わらなくなって弛緩性麻痺をおこし，複視・嚥下困難や呼吸麻痺をきたす。毒素は熱に比較的弱く，80℃・30分間で失活する。

　食品(毒素)摂取から発病までの時間(潜伏期)は比較的短く10〜20時間で，潜伏期が短いほど死亡率は高い。

　②乳児ボツリヌス症　この菌の芽胞を成人が摂取しても通常は腸管内で菌が定着することはないが，腸内細菌叢（さいきんそう）が未発達の乳児が摂取すると腸管内で発芽・増殖し，産生された毒素によって弛緩性麻痺をおこす。吸乳力低下や泣き声の減弱で気づかれる。ほとんどが芽胞が混入したはちみつが原因食品であるため，1歳未満児にははちみつを摂取させてはいけない。

　③創傷ボツリヌス症　創傷にこの菌の芽胞が入り，嫌気性の状態で発芽・増殖して毒素を産生した場合におこるが，まれである。また，この菌の芽胞は少量では組織内で発芽せず，かなり多量の菌が入った場合にのみおこるとされている。

　④成人腸管定着ボツリヌス症　本菌に汚染された食品を摂取した1歳以上のヒトの腸管に数か月間菌が定着して毒素を産生し，乳児ボツリヌス症と類似の症状が長期にわたり持続する。

● 治療　抗毒素血清の注射が行われるが，その効果は疑問視されている。少なくとも発症後に用いたのでは効果は少ない。毒素が解毒されて自発呼吸が回復するまで，人工呼吸を続けることが必要である。

● 予防　毒素自体は熱に弱いので，食品の十分な加熱によって予防することができる。

## 3　ガス壊疽菌群とウェルシュ菌 *Clostridium perfringens*

　創傷感染に引きつづいて筋肉内・皮下組織内で増殖し，**ガス壊疽**（えそ）gas gangrene をおこすクロストリジウム属には，次のような菌種がある。ガス壊疽における病原菌出現率を( )に示す。ウェルシュ菌 *C. perfringens*(72%；○図11-32)，クロストリジウム-ノビイ *C. novyi*(37%)，クロストリジウム-セプチカム *C. septicum*(18%)，クロストリジウム-ヒストリチカム *C. histolyticum*(6%)，クロストリジウム-ソルデリイ *C. sordellii*(10%)。

● 形態　ウェルシュ菌は0.6〜2.4×1.3〜19 μm のグラム陽性桿菌で，芽胞を形成する。ウェルシュ菌は鞭毛をもたないが，ほかは周鞭毛があり，活発に運動する。

● 病原性　ガス壊疽をおこす菌は多種類の菌体外毒素を産生するが，その大部分はタンパク質分解酵素，DNA分解酵素，RNA分解酵素，ヒアルロニダーゼなどの酵素や，ウェルシュ菌が産生するα毒素(本体は細胞を破壊するレシチナーゼCという酵素)である。このような菌群は，すべての土壌中に分布しているので，不潔な創傷感染を受け，嫌気的条件になると，これらの菌群のうちの1〜数種がともに増殖を始めると同時に，各種の毒素に

よって筋肉組織に広い壊死とガス発生を引きおこす。この場合の組織の壊死は短時間に急激に進行するので，早期に壊死巣（そう）を広く切除し，その進行をとめなければならない。

また，ウェルシュ菌のうち，A型菌には腸管毒（エンテロトキシン）を産生する株があり，下痢を主症状とする感染型の食中毒をおこす。多量（$10^6$/g以上）にこの菌が増殖した食品（深なべで調理後，常温放置したスープ・シチューなど）を摂取すると，これらの菌が腸管内でさらに増殖したのち，芽胞が形成される際に栄養型菌体がこわれ，菌体内でつくられた毒素が放出される。

● **治療**　外科的な壊死組織の除去（デブリドマン débridement）が絶対的に必要である。クリンダマイシン，ペニシリン系・セファロスポリン系薬剤による化学療法もあわせて行う。また，できれば高圧酸素療法を行う。

● **予防**　感染のおそれのある創傷のときは多価血清・化学療法を早期に行う。

## 4 クロストリジオイデス-ディフィシレ Clostridioides difficile

　クロストリジオイデス-ディフィシレ[1]は，腸管毒活性のあるA毒素と，培養細胞に対して細胞変性をおこさせるB毒素を産生する。クリンダマイシンやリンコマイシンの長期内服後に続発する，**偽膜性大腸炎**の原因となる菌である。これらの抗生物質によって腸内細菌叢の構成に変化をきたして，少数生息しているこの菌の増殖を促すという，菌交代症の1つである。菌が産生する毒素（CDトキシン）により，大腸粘膜潰瘍とそれをおおう偽膜の形成がおきる。その結果，発熱・水様性下痢（血便を伴うこともある）をきたし，死亡することもある。

● **検査**　便の嫌気培養，GDH抗原検査[2]，CDトキシン検査を行う。

● **治療**　まず菌交代症をおこした原因薬剤を中止する。クロストリジオイデス-ディフィシレ感染症 C. difficile infection（CDI）の治療には，バンコマイシン，メトロニダゾール，フィダキソマイシンが用いられ，再発例には抗菌薬と併用してB毒素に対するヒトモノクローナル抗体であるベゾロトクスマブ bezlotoxumab が点滴静脈内注射される。

● **感染対策**　病院内での伝播がおこらないよう，標準予防策に加えて接触感染予防策を実施する。

# 2 グラム陰性嫌気性菌

## 1 バクテロイデス Bacteroides 属

　ヒトの大便中の菌の80％はバクテロイデス属である。そのうちバクテロイデス-フラジリス Bacteroides fragilis は莢膜をもち，病原性を示す。カタラーゼやスーパーオキシドジスムターゼ（SOD）をもち，酸素の毒性に比較

的抵抗性である。多くの薬剤にも耐性がある。

虫垂炎・腹膜炎・腸管膿瘍・毛巣嚢胞などの病巣部や，血液などから検出される。嫌気性菌による菌血症は本菌によるものが最も多く，致命率も高い。

● 治療　治療にはメトロニダゾール，クリンダマイシンを使用する。

### 2　ポルフィロモナス *Porphyromonas* 属など

ポルフィロモナス-ジンジバリス *Porphyromonas gingivalis* が歯周病（歯槽膿漏など）の原因菌となる。また，その他のグラム陰性，嫌気性のプレボテラ *Prevotella* 属，フソバクテリウム *Fusobacterium* 属などの細菌には病原性がある。

# I　スピロヘータ

スピロヘータ spirochaeta は細長いらせん状の細菌で，特有の回転運動によって運動する細菌を総称する。細胞壁はグラム陰性の構造であるが，グラム染色では染まりにくく，ギムザ染色・鍍銀染色で染色される。

生きた菌の観察は暗視野顕微鏡法❶で行う。運動は活発で，屈曲・回転運動や前後方向の切りかえを行う。この運動は鞭毛によるが，ふつうの細菌とは異なり，鞭毛が外部に出ておらず菌体の内部におさまっている。鞭毛の回転は菌体全体に伝わり，コルク栓抜きのような回転運動をする。したがって，ふつうの細菌では動けないような粘稠な液体や粘液などの中でも移動することができ，粘膜組織への感染にとって有利な性質となっている。

増殖は二分裂による。

トレポネーマ属，ボレリア属，ボレリエラ属❷，レプトスピラ属には，ヒトに病原性を示す細菌が属する（●図11-33）。

### 1　トレポネーマ *Treponema* 属

トレポネーマ-パリダム *Treponema pallidum* には3亜種があり，それぞれ似たような病気をおこす。そのうち性行為で感染し世界的に広がっていて重要なのが，**梅毒トレポネーマ** *T. pallidum* subsp. *pallidum* である。他の亜種である熱帯苺腫（フランベジア frambesia）トレポネーマ *T. pallidum* subsp. *pertenue* と非性病性梅毒トレポネーマ *T. pallidum* subsp. *endemicum* は，皮膚疾患をお

◻ NOTE

**❶暗視野顕微鏡法**
試料にあてる照明光のうち，対物レンズにまっすぐに入る光を完全にさえぎり，斜めからの光のみを対象にあてて観察する方法。黒い背景のなかに光を散乱した対象物が明るく輝いてくっきりと観察される。

**❷**以前のボレリア属細菌は，遺伝学的相違に基づき分類が見直された結果，ボレリエラ属と他1属が新たに分かれ，これら3属がボレリア科としてまとめられた。ボレリア科はスピロヘータ科から独立し，これら2科を合わせてスピロヘータ目となった。その結果，現在スピロヘータ全体（スピロヘータ綱）は，前述のスピロヘータ目 *Spirochaetales*，レプトスピラ目 *Leptospirales*，ブラキスピラ目 *Brachyspirales*，ブレビネーマ目 *Brevinematales* の4つの目に分けられている。なお，スピロヘータの分類は流動的であり，今後も変更される可能性がある。

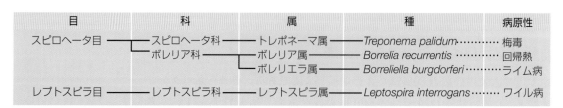

| 目 | 科 | 属 | 種 | 病原性 |
|---|---|---|---|---|
| スピロヘータ目 | スピロヘータ科 | トレポネーマ属 | *Treponema palidum* | 梅毒 |
| | ボレリア科 | ボレリア属 | *Borrelia recurrentis* | 回帰熱 |
| | | ボレリエラ属 | *Borreliella burgdorferi* | ライム病 |
| レプトスピラ目 | レプトスピラ科 | レプトスピラ属 | *Leptospira interrogans* | ワイル病 |

●**図11-33　ヒトに病原性を示すスピロヘータ**

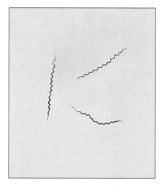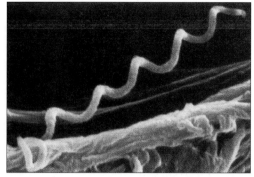

◑図 11-34　らせん状の梅毒トレポネーマ
（写真提供：吉井善作博士）

こす。いずれも人工培地での培養には成功していない。

## 1　梅毒トレポネーマ *Treponema pallidum* subsp. *pallidum*

● **形態**　0.2×8〜10 µm の大きさで，8〜14 個のらせんが急角度に屈曲しながら巻いていて，その振幅は約 1 µm である（◑図 11-34）。運動は菌体長軸に対して直角の**回転運動**を行って，激しく前後に運動する。

　染色にはギムザ染色・鍍銀染色が用いられる。

● **培養**　人工的に培養はできない。ウサギの精巣（睾丸）に接種することによって継代培養をする。

● **抵抗性**　抵抗性は弱く，乾燥によってすぐ死滅する。熱には弱く，42℃以上では急速に死滅し，40℃では 3 時間，41.5℃では 1 時間で死滅する。

● **病原性**　**梅毒** syphilis の病原体である。梅毒は 15 世紀のコロンブスのアメリカ大陸発見以来，全世界に伝播したといわれており，わが国には 16 世紀に伝わったものと考えられる。性交の際に小さな傷から菌が侵入し，感染する。

　10〜30 日間の潜伏期ののち，菌の侵入局所に丘疹，びらん，潰瘍（**硬性下疳**），および所属リンパ節に腫脹を示す時期を，**第 1 期**という。その後 2〜12 週間は無症状で経過するが，ついで血行性に諸臓器に散布され，皮膚の紅斑（バラ疹），口腔や咽頭の粘膜疹，骨・関節などの梅毒性変化をおこす。この時期を**第 2 期**という。次に後期潜伏期となり，感染後 4〜10 年で皮膚の潰瘍・ゴム腫などがあらわれる（**第 3 期**）。さらに進むと中枢神経がおかされ，脊髄癆や進行性麻痺となる。この時期を**変性梅毒** metasyphilis とよぶ。

　第 1 期・第 2 期ともに菌は下疳部・発疹部においてさかんに増殖しているので，この時期の患者が最も感染源となりやすい。第 3 期のゴム腫は一種のアレルギー反応の結果と考えられており，菌は発見されにくい。

　妊婦が梅毒に罹患すると，胎盤が完成する妊娠 4 か月以降に胎盤を通って菌が血行性に胎児に移行し，子宮内感染がおこる。そのため多くは死産となるが，そのまま出生すると**先天梅毒**となる。先天梅毒は第 2 期以後の経過をたどり，角膜炎・骨膜炎・鞍鼻❶，その他諸臓器の梅毒症状を伴っている。

● **検査**　本菌は人工培地で培養ができないので，患部からの菌の分離・同定は不可能であり，遺伝子診断も実用化されていない。診断には患者の血清を使った検査を行う。非トレポネーマ抗原（カルジオリピン‐レシチン抗原）を用いて非特異抗体の有無を検査する**梅毒血清反応（STS法）**と，トレポネーマの菌体成分（特異抗原）を用いて特異抗体を測定する**梅毒トレポネーマ抗体検査**とがある（◐plus）。

● **治療**　アモキシシリンの4週間内服が第一選択である❶。治療初期の発熱（ヤーリッシュ-ヘルクスハイマー Jarisch-Herxheimer 反応）と，投与8日目ごろからの薬疹に注意する。ペニシリンアレルギーがある場合は，ミノサイクリンやスピラマイシンが4週間投与されることもある。

◻NOTE
❶アモキシシリン内服のかわりに持続性ペニシリン製剤（ベンジルペニシリンベンザチン水和物）の1回筋注（後期梅毒では1週間ごとに3回筋注）を選択することも可能である。

## 2　その他のトレポネーマ

**1 ピンタトレポネーマ** *T. carateum*　中南米に流行する，接触感染性皮膚疾患ピンタ pinta の病原体である。梅毒の場合と同様に，ペニシリンが有効である。

**2 ワンサントレポネーマ** *T. vincenti*　ワンサンのアンギナ Vincent's angina（急性咽頭炎の一種）の場合にフソバクテリウム属の細菌とともに見いだされる。5〜10 μm の大きさで，回帰熱ボレリアによく似ている。正常の口腔内

---

| plus | **梅毒の検査法** |
|---|---|

**①非トレポネーマ抗原を用いる反応**

・**梅毒血清反応（STS[1]法）**：抗原には梅毒トレポネーマの菌体成分ではなくカルジオリピン‐レシチン抗原を用い，患者の血清・髄液について抗体の有無を検査する。感染後早期の6週間くらいから陽性になる。ガラス板法（VDRL法[2]），緒方法（ワッセルマン Wassermann 反応），カード法（RPR法[3]）などがある。梅毒の活動中は陽性となり，治療が奏効すると陰性になるので，治療をやめる指標となる（◐表）。感度は高いが特異度は低く，梅毒以外に鼠咬症，回帰熱，マラリア，らい，トリパノソーマ症，発疹チフス，猩紅熱の有熱期，結核，黄熱，妊娠5か月以上の時期などで陽性に出る場合がある。これを生物学的偽陽性 biological false positive という。

**②トレポネーマ抗原による反応**

・**梅毒トレポネーマ〔赤〕血球凝集（TPHA[4]）試験**：梅毒トレポネーマの菌体成分を感作させたヒツジ赤血球に患者血清を作用させ，抗体が存在すると赤血球が凝集することを利用した，間接血球凝集反応である。

・**梅毒トレポネーマ蛍光抗体吸収（FTA-ABS[5]）試験**：梅毒トレポネーマに患者血清を作用させ，抗原に結合した患者抗体を，蛍光抗体を用いて検出する方法である。この際，血清からあらかじめ非病原性トレポネーマに対する抗体を吸収させておく。

**◐表　血清を用いた梅毒検査の結果の解釈**

| 梅毒血清反応（RPR法など） | 梅毒トレポネーマ抗体検査（TPHA試験など） | 診断 |
|---|---|---|
| − | − | 梅毒ではない |
| + | − | 初期梅毒または生物学的偽陽性 |
| + | + | 梅毒 |
| − | + | 治癒した梅毒 |

1）STS：serological test for syphilis の略。
2）VDRL法：アメリカ性病研究検査所 Venereal Diseases Research Laboratory で開発された方法で，ガラス板法と同じ方法である。
3）RPR：rapid plasma reagin の略。
4）TPHA：Treponema pallidum hemagglutination の略。
5）FTA-ABS：fluorescent treponemal antibody absorption の略。

にも存在する。

# 2 ボレリア *Borrelia* 属，ボレリエラ *Borreliella* 属

## 1 回帰熱ボレリア *Borrelia recurrentis*

● **形態**　ゆるやかな5〜10個のらせんを形成し，8〜10×0.3 μm の大きさで，両端は尖鋭である（◯図11-35）。電子顕微鏡で見ると10〜20本の軸糸が菌体を取り巻き，その外側をエンベロープ（外膜）が包んでいる。

● **培養**　人工培地では継代培養には成功していない。

● **病原性**　元来，齧歯類やサルがリザーバー（保菌動物）で，世界中に分布しているが，ヨーロッパ・アジア系はシラミによって媒介され**回帰熱ボレリア**といわれている。アフリカ系ボレリアは軟ダニ❶によって媒介され，**ダットンボレリア** *B. duttonii* といわれる。そのほか，流行地によって十数種類のボレリアが知られていて，病原性・抗原性はそれぞれで異なっている。

　ヒトに感染すると，3〜10日間の潜伏期ののちに悪寒を伴って急激に発熱する。この有熱期には血液中にボレリアを多数見ることができる。3〜5日間の有熱期ののち，急激に下熱して患者は一見回復したように見え，血液中に菌も見いだされないが（無熱期），再び4〜10日後に有熱期を迎える。このような発作を3〜10回周期的に繰り返す。

　この現象はボレリアの抗原変換によるもので，抗体に反応しない抗原が分裂を繰り返すごとに一定の割合で出現し，それが増殖するためにおこる。

● **治療**　ドキシサイクリンやエリスロマイシン，ペニシリンGが有効である。

## 2 ライム病ボレリア *Borreliella burgdorferi*

　アメリカのコネチカット州ライム Lyme 地方で，子どもたちの関節炎が流行したため原因が究明され，発見された。

● **分布**　森に生息する小型のマダニ（わが国ではシュルツェマダニ *Ixodes*

> **NOTE**
> ❶軟ダニ
> 　ヒメダニなどの外皮のやわらかいダニのこと。これに対してマダニなどの外皮のかたいダニは硬ダニという。

◯図 11-35　回帰熱ボレリア

*persulcatus*, ◎333ページ)がベクターとなる。ダニはシカやリスなどの野生動物がもっており，これらの動物がリザーバー(保菌動物)である。

● **病原性** ライム病の症状は発熱，関節痛(関節リウマチと間違われやすい)，筋肉痛，遊走性紅斑❶，であり，ダニが咬着して約48時間後に発症する。1～4か月後に神経麻痺や髄膜炎，心筋炎をおこすこともある。

● **検査・診断** ダニの刺し口を見つけることが診断に重要である。紅斑部の皮膚生検検体から分離培養を行う。人工培地としてウサギ血清・牛血清アルブミンなどを添加したBSK Ⅲ培地が用いられ，30～33℃で培養する。血清学的診断が行われることもある。

● **治療** 治療にはドキシサイクリン，アモキシシリンを使用するが，髄膜炎・脳炎の場合はセフトリアキソンの静脈内注射をする。

● **予防** 予防は，流行地の森に入らないことである。入る際には長袖，長ズボン，手袋を着用して虫よけを行い，マダニに刺されない工夫が必要である。わが国ではシュルツェマダニの生息地である長野県以北に患者が発生している。

▭ NOTE
❶**遊走性紅斑**
まずダニ刺咬部に紅斑性丘疹が出現し，その後，中心部が退色しながら周囲に環状の紅斑が広がっていくもの。

# 3 レプトスピラ *Leptospira* 属

● **分布** 哺乳類・鳥類・両生類・爬虫類など，多種多様な動物から分離される。感染動物の腎臓に生息し，尿中に排泄される。排泄されたレプトスピラは，環境水や土壌を汚染する。高温多湿の熱帯・亜熱帯に多く，洪水の際にアウトブレイクが発生している。国内では毎年30～50例ほどの報告があり，その約半数は沖縄県である。

● **感染経路** 水たまりや湿った土などに生息する本菌は，皮膚の小さな傷口や粘膜から体内に侵入する。ヒトは終末宿主❷である。

● **性状** 菌体は細長いらせん状で，直径0.1 μm×長さ6～20 μmである。両端はフック状に彎曲している(◎図11-36)。炭素源・エネルギー源として長鎖脂肪酸のみを利用する。

● **培養** EMJH培地，またはウサギ血清を基本とするコルトフ Korthof 培地を用い，28～30℃で1～2週間培養を行う。

● **分類** 分子遺伝学的な分類法によって，遺伝種 genospecies という概念で

▭ NOTE
❷**終末宿主**
ほかの個体に感染を広げない宿主のこと。

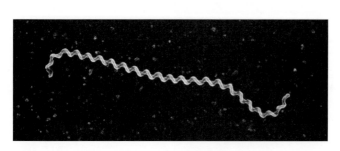

◎**図11-36 レプトスピラ-インテロガンス**
(写真提供：角坂照貴博士)

分類されている。現在，レプトスピラ-インテロガンス *Leptospira interrogans*，レプトスピラ-ボルグピターセニ *L. borgpetersenii* など64遺伝種がある（2020年現在）。それぞれの遺伝種には，多くの血清型 serovar（病原性種だけでも総計250以上）があり，抗原的に近緑の血清型は血清群 serogroup（総計30以上）にまとめられている。

●**病原性**　黄疸を伴うワイル病 Weil disease と黄疸を伴わない軽症の秋季レプトスピラ症の2つの病型がある。

　**①ワイル病（黄疸出血性レプトスピラ症）**　5〜14日間の潜伏期間ののち，突然の高熱・結膜充血・筋痛・頭痛・腹痛・嘔吐・咳嗽などの症状が出現する。約1週間後から黄疸・腎障害・肺出血・髄膜炎・心筋炎などをきたして重症化し，5〜30%が死亡する。

　**②秋季レプトスピラ症**　感冒様症状のみで黄疸は出現せず，死亡することはない。わが国で昔から秋疫（あきやみ），用水病，七日熱（なぬかやみ）などと地方によって異なる病名でよばれていたものは，いずれも秋季レプトスピラ症である。

●**診断**　患者血清と生菌との凝集反応をマイクロプレート上で行い，暗視野顕微鏡下で判定する顕微鏡下凝集試験法が行われる。このほか，血液・髄液・尿からの菌の分離や，PCR法による遺伝子検出も行われる。

●**治療**　軽〜中等症の場合，アモキシシリン，ドキシサイクリン，アジスロマイシンの内服を行う。重症例に対しては，ストレプトマイシン，ペニシリンGの筋肉内注射またはアンピシリンの静脈内注射が有効である。

# J　マイコプラズマ

　マイコプラズマ *Mycoplasma* 属とその類縁の細菌は細胞壁とその成分であるペプチドグリカンを欠く特殊な細菌で，細胞膜しかないため細胞の形が不定形であり，大きさも300 nm程度と小型である。自然界に広く分布し，すべて動物・植物・昆虫に寄生している。ヒトにも常在細菌として，粘膜のいたるところに生息している（◑図11-37）。

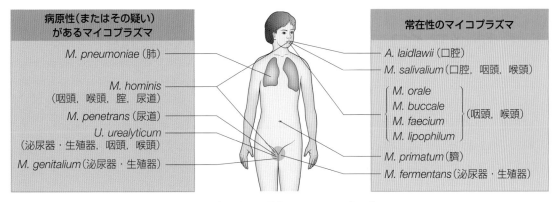

○**図11-37　ヒトに病原性のあるマイコプラズマと常在するマイコプラズマ**

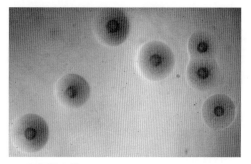

a. 目玉焼き状のコロニー

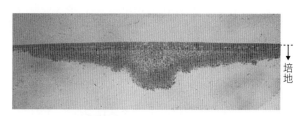

培地

b. コロニーの断面図
培地に食い込んで増殖している。

**◉図11-38 マイコプラズマのコロニー**

● **培養** マイコプラズマの培養には，一般にコレステロールが必要である。普通寒天培地には生育しないので，特殊な組成のマイコプラズマ用培地（PPLO培地）が用いられる。この培地にはウマの血清，酵母のエキス（滲出液），高濃度のペニシリンが含まれている。

　固形培地上ではもぐるようにしてコロニーを形成し，大きさも1mm程度にしかならないので，顕微鏡で観察する。多くの場合，コロニーが目玉焼き状に見えるのが特徴である（◉図11-38）。

● **分類** 栄養要求性，形態，宿主の種類によって分類されている。マイコプラズマ属のほかに，増殖に尿素を要求するウレアプラズマ *Ureaplasma* 属，栄養にコレステロールを要求しないアコレプラズマ *Acholeplasma* 属，らせん状をしたスピロプラズマ *Spiroplasma* 属，昆虫に寄生するエントモプラズマ *Entomoplasma* 属，嫌気性のアナエロプラズマ *Anaeroplasma* 属などの属がある。このうち，マイコプラズマ属は130菌種近くが報告されており，最も種類が多い。

● **病原性** ヒトに病気をおこすのは肺炎マイコプラズマ *Mycoplasma pneumoniae* と尿道炎の病原体であるマイコプラズマ-ジェニタリウム *M. genitalium* で，そのほかにエイズ患者から分離され，細胞内に侵入性のあるマイコプラズマ-ペネトランス *M. penetrans* や，尿道炎の起炎菌と考えられているウレアプラズマ-ウレアリティカム *Ureaplasma urealyticum* などがある（◉図11-37）。

## 肺炎マイコプラズマ *Mycoplasma pneumoniae*

　ヒトから分離されるマイコプラズマのなかで，病原性が明確で強いものは本菌のみである。

● **病原性** マイコプラズマ肺炎 mycoplasma pneumonia の病原菌である。好発年齢は6〜12歳で，飛沫により感染する。咳嗽と発熱が主症状で，中耳炎・胸膜炎・髄膜炎などを合併することもある。おもに下肺野に淡い陰影をみとめ（大葉性肺炎ではない），ペニシリンが有効でないので，**異型肺炎**とよばれていた。病原性となる毒素は明らかではなく，細胞に接着することによる細

胞傷害性に起因すると考えられている。

● **検査**　PPLO 培地を用いた分離培養のほか，咽頭ぬぐい液または喀痰の
マイコプラズマ核酸増幅法（LAMP 法など）や，IgM 抗体検出キットによる
診断などがある。

● **治療**　マクロライド系抗菌薬が第一選択である。マクロライド耐性株の
場合には，ニューキノロン系・テトラサイクリン系に変更する。ペニシリン
系，セファロスポリン系の薬剤は，マイコプラズマがその作用点であるペプ
チドグリカンを欠くために，無効である。

# K　リケッチア目

● **性状**　リケッチアはグラム陰性の小型の球桿菌であり，0.3〜0.6×0.8〜
2.0 μm の大きさで，多形性を示す。人工培養はできず，動物細胞の中でし
か増殖できない**偏性細胞内寄生性細菌**で，自然界では節足動物（ダニ・シラ
ミ）に共生または寄生して生息している。動物細胞内で二分裂によって増殖
する。細胞外ではきわめて不安定であるので，節足動物においては経卵的に
垂直伝播を行い，哺乳動物への感染も節足動物の媒介が必要となる。

　ヒトに病原性を示すリケッチア目には，粘膜上皮細胞や血管内皮細胞の細
胞質内で増殖するリケッチア *Rickettsiaceae* 科と，単球や顆粒球の食胞内で
増殖するアナプラズマ *Anaplasmataceae* 科の細菌が属する（◯図 11-39）。

● **病原性**　リケッチア症 rickettsiosis の原因となる。刺し口付近の血管内皮
細胞に侵入してその中で増殖し，炎症を引きおこすとともに，血管内皮細胞
を傷害して血流中に入り，全身性感染症をおこしやすい。

● **感染経路**　リケッチアは，節足動物（ダニ・シラミ・ノミ）を介してヒト
に感染する。

　つつが虫（恙虫）病オリエンチア *Orientia tsutsugamushi* をはじめとする大部
分のリケッチアは，節足動物と共生していて，節足動物の卵を介して次の世

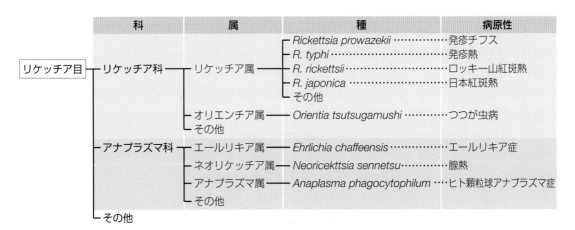

| 科 | 属 | 種 | 病原性 |
|---|---|---|---|
| リケッチア目─リケッチア科─ | リケッチア属 | *Rickettsia prowazekii* ………… | 発疹チフス |
| | | *R. typhi* ……………………… | 発疹熱 |
| | | *R. rickettsii* ………………… | ロッキー山紅斑熱 |
| | | *R. japonica* ………………… | 日本紅斑熱 |
| | | その他 | |
| | オリエンチア属─ | *Orientia tsutsugamushi* ……… | つつが虫病 |
| | その他 | | |
| アナプラズマ科─ | エールリキア属─ | *Ehrlichia chaffeensis* ………… | エールリキア症 |
| | ネオリケッチア属─ | *Neoricekttsia sennetsu* ……… | 腺熱 |
| | アナプラズマ属─ | *Anaplasma phagocytophilum* … | ヒト顆粒球アナプラズマ症 |
| | その他 | | |
| その他 | | | |

◯**図 11-39　リケッチアの分類とリケッチア症**

代の節足動物へ伝えられる。この場合には，節足動物がリケッチアのリザーバーである。リケッチアを保有する節足動物がヒトを刺すと，ヒトにリケッチアが伝播される。このようにして，節足動物（とくにマダニ）は多くの場合はリザーバーであると同時にベクターともなる。

　これに対して発疹チフスリケッチアの場合は，リケッチアが感染したシラミは約 2 週間後に死んでしまうので，シラミから次の世代のシラミへ伝えられることはないが，感染したヒトの体内に 50 年以上にもわたってリケッチアが潜伏し，シラミを介して感染しつづけることができる。この場合はヒトがリザーバーであり，シラミがベクターである。

● **検査**　一般に，感染後は免疫が成立する。リケッチアに対する抗体は免疫蛍光法（免疫ペルオキシダーゼ法），補体結合反応，ELISA によって測定することができる。

● **治療**　テトラサイクリン系薬剤が有効である。細胞内移行性がわるい $\beta$-ラクタム剤，アミノグリコシド系は無効である。

# 1 リケッチア *Rickettsia* 属

## 1 発疹チフスリケッチア *Rickettsia prowazekii*

　**発疹チフス** epidemic typhus の病原体である。感染後 10 日前後の潜伏期のあと悪寒・高熱をもって発病し，頭痛・腰痛を伴う。発熱後 1〜5 日目に発疹が全身にみられるが，顔面には少ない。チフスのような**バラ疹**であるが，のちに出血疹になる。意識障害・幻覚などの中枢神経症状や，血圧低下などの循環器症状をきたし，無治療だと致死率が高い。回復後も，リケッチアはリンパ節に潜伏感染し続ける。

● **感染経路**　コロモジラミによって媒介されることが多いが，アタマジラミ，ケジラミによっても媒介される。患者血液中のリケッチアはシラミに吸血されたのち，シラミの消化管内で 3〜5 日かけて増殖し，糞便の中に菌が排泄される。唾液腺の中では増殖しないので，刺すことによっては直接感染はしないが，シラミは吸血後，脱糞する習性があるので，皮膚が刺されたあとをかくと，刺し口から糞の中のリケッチアがすり込まれて感染する。患者を扱う医師や看護師の感染は，シラミの有菌糞を吸入しておこることもあるといわれている。

　シラミが発生しやすいヒトが密集する非衛生的な環境で流行する。シラミの糞の中のリケッチアは死ににくい。

● **検査**　患者の血液をモルモット，マウスの腹腔内に接種して，リケッチアを証明する。また，ワイル-フェリックス反応（●plus）により，プロテウス OX19 菌を用いて血清学的に診断する。そのほか，補体結合反応がある。

● **予防・治療**　ホルマリンで不活化したワクチンが外国では予防に用いられており，効果を発揮している。シラミによって媒介されるので，シラミの駆除が最も重要である。

治療にはテトラサイクリン，クロラムフェニコールが有効である。

## 2　発疹熱リケッチア *Rickettsia typhi*

**発疹熱**の症状は発疹チフスより軽症で，予後も良好である。リケッチアはネズミが保有しており，ネズミノミを介してヒトに感染する。地方病的に散発し，わが国では東京以西の地域に，主として夏季にまれに発生する。予防法としては，まず殺虫剤を散布してノミを駆除したあと，ネズミの駆除を行う。

## 3　紅斑熱群リケッチア

世界の各地には，**紅斑熱群リケッチア**と総称されるリケッチアの感染による疾患が存在する。これは，高熱と紅斑をおもな症状とし，ロッキー山紅斑熱・ボタン熱・リケッチア痘・日本紅斑熱などがその例である。マダニ(◉333ページ)がリザーバーとベクターを兼ね，ヒトや動物を一生の間に数回吸血する。

### ◆ ロッキー山紅斑熱リケッチア *Rickettsia rickettsii*

代表的な紅斑熱群リケッチア感染症の原因微生物である。ロッキー山紅斑熱は本来はアメリカのロッキー山脈地方の地方病であるが，近年はアメリカ東海岸地方で患者が多発している。マダニによって媒介される。最近，不活化ワクチンが開発された。

### ◆ 日本紅斑熱リケッチア *Rickettsia japonica* （リケッチア-ジャポニカ）

日本紅斑熱の原因となる。わが国には，以前は紅斑熱群リケッチアによる感染症は知られていなかったが，1984年に馬原文彦によってはじめて見いだされた。患者の発生は夏季(5〜10月)にみられ，四国・九州・山陰・房総地方に多い。マダニ(おもにチマダニ)が媒介する。

マダニに刺されたのち2〜8日を経て，発熱と全身の発疹(辺縁が不整形の米粒大〜小豆大の紅斑)をみとめる。発疹は手掌にも出現する。マダニの刺し口がみとめられ，診断に有用である。かつては診断にワイル-フェリック

---

| plus | **ワイル-フェリックス反応** |
|---|---|

リケッチアとプロテウス属菌のO抗原の間には共通抗原があり，特定のプロテウス属菌を用いる凝集反応によってリケッチアに対する抗体を検出する方法が診断に用いられてきた。これを**ワイル-フェリックス** Weil-Felix **反応**という。

発疹チフス・発疹熱の患者血清はプロテウスOX19菌を，ロッキー山紅斑熱や日本紅斑熱の患者血清はプロテウスOX19菌とプロテウスOX2菌を，つつが虫病の患者血清はプロテウスOXK菌をそれぞれ凝集させる。しかし，病原リケッチアそのものを用いる検査ではないので，診断的価値は必ずしも高くない。

ス反応が用いられていたが、現在は PCR 法で病原遺伝子を、蛍光抗体法で抗体を検出する。治療にはテトラサイクリン系抗菌薬が有効である。

# 2　オリエンチア *Orientia* 属

## つつが虫病オリエンチア *Orientia tsutsugamushi*

　つつが虫病オリエンチア（◉図 11-40）による**つつが虫（恙虫）病**は、日本・パキスタン・オーストラリアを結ぶ三角形の地域に広くみられる。**ツツガムシ**がそのリザーバーであり、同時にベクターである。ツツガムシに刺されたあと、約 10 日後に高熱・頭痛・関節痛などをもって発病し、腹部や会陰部などのようなやわらかい皮膚に刺し口（痂皮をもつ円形の潰瘍）がみられ、発疹（紅斑）、リンパ節腫脹をきたす。致死率が高い。

●**感染経路と分布**　古くから新潟県・秋田県・山形県などの河川の流域沿いに、夏季（7～9 月）に発生し、致命率が高い風土病として知られていた。このつつが虫病は**アカツツガムシ** *Leptotrombidium akamushi* によって媒介されるもので、昭和 40 年代には患者が激減し、**古典的つつが虫病**とよばれる。

　ところが、1976（昭和 51）年以降、太平洋側では秋から冬（10～12 月）、および日本海側では春から夏（4～6 月）にかけて発生するつつが虫病が、東北地方に限らず、北海道・沖縄を除く日本の各地でみられ、とくに鹿児島・宮崎・富山・群馬などの各県を中心に年々急増していった。このつつが虫病は、**フトゲツツガムシ** *L. pallidum*、**タテツツガムシ** *L. scutellare*（◉334 ページ）がベクターであるなど、古典的つつが虫病と異なるので、**新型つつが虫病**とよばれる。

　ツツガムシは代々リケッチアを保有しており、卵から孵化した直後に一度だけヒトやノネズミなどに吸着し、その際リケッチアを伝播する（ノネズミがリケッチアを保有して、ツツガムシがそれをヒトへ媒介するのではない）。

●**検査**　免疫蛍光法あるいは免疫ペルオキシダーゼ法で血清中の抗体を測

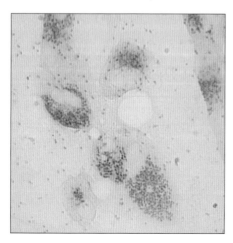

◉**図 11-40　つつが虫病オリエンチア**
免疫ペルオキシダーゼ染色による、細胞内で増殖したつつが虫病オリエンチア（濃い茶色の細粒状に見えるところ）。

定して，血清学的診断を行う。ワイル-フェリックス反応の結果だけでは，正確な診断はできない。近年，PCR 法による遺伝子診断が可能になった。

● **予防・治療**　ツツガムシの生息地（山林・草地）での作業や行楽に際して，ツツガムシの吸着に注意するほかに予防策はない。

　テトラサイクリン系の抗生物質が有効であるので，つつが虫病が疑われたら，ただちに投与を開始する。

# L　クラミジア科

　クラミジア科 *Chlamydiaceae* の細菌は**偏性細胞内寄生性細菌**で，生きた細胞の中でしか増殖できず，他の微生物とは区別される特異な細胞内増殖様式をもっている。しかし，リケッチアと異なり，媒介や生存にベクター（節足動物）を必要としない。また，宿主細胞内に**封入体❶**を形成する点でウイルスと似ているが，クラミジアは DNA と RNA の両核酸をもつこと，リボソーム・細胞壁を有すること，二分裂により増殖すること，抗菌薬に感受性があることなど，細菌としての性質を備えている。

● **分類と病原性**　▶図 11-41 に示すように，クラミジア科はクラミジア *Chlamydia* 属とクラミドフィラ *Chlamydophila* 属の 2 つの属に分類され，ヒトに病原性を示す 3 つの種が所属する。

　トラコーマクラミジア（クラミジア-トラコマティス *Chlamydia trachomatis*）は生物型によって分けられ，さらに 18 の血清型に分けられる。病原性は生物型と血清型によって異なっている。

● **形態と増殖環**　クラミジアの菌体は 2 つの形態をとる。1 つは**基本小体**で，直径約 0.3 μm，小型で球形の菌体をなし，細胞外での生存に適応している。もう 1 つは**網様体**で，宿主細胞内で二分裂によって増殖するのに適応した大型の菌体をなし，多形性を示し，直径 0.5〜2 μm である。

　▶図 11-42 に示すように，基本小体で細胞に感染し，食胞内へ入って網様体へ形をかえ，二分裂によって増殖したのち，再びもとの基本小体となって細胞外へ出て，新しい細胞へ感染する。

**NOTE**
❶**封入体** inclusion body
　宿主細胞の細胞質や核内にみとめられる，クラミジアやウイルスの集塊である。クラミジアは食胞内に集塊をつくり，その中を反応生成物などで満たす。

| 属 | 種 | 生物型 | 血清型 | 病原性 |
|---|---|---|---|---|
| クラミジア *Chlamydia* 属 | トラコーマクラミジア *C. trachomatis* | トラコーマ | A, B, Ba, C | トラコーマ |
| | | | D, Da, E, F, G, H, I, Ia, J, K | 封入体結膜炎，非淋菌性尿道炎 |
| | | LGV | L1, L2, L2a, L3 | 性病性リンパ肉芽腫症 |
| クラミドフィラ *Chlamydophila* 属 | 肺炎クラミドフィラ *C. pneumoniae* | 3 つの生物型 | | 肺炎 |
| | オウム病クラミドフィラ *C. psittaci* | | 7 つの血清型 | オウム病 |

▶**図 11-41　クラミジア科の分類と病原性**

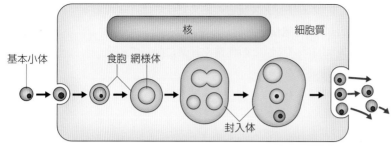

基本小体の食胞　基本小体から　網様体の二分　網様体の基本　基本小体
内への取り込み　網様体への変換　裂による増殖　小体への成熟　の放出

◉**図11-42　クラミジアの増殖様式**

● **治療**　原因菌，病型にかかわらず，第一選択薬としてテトラサイクリン系の内服が行われる。ほかに，マクロライド系やニューキノロン系薬剤が用いられる。ただし小児のトラコーマには，アジスロマイシン20 mg/kg体重の経口での1回投与が推奨されている。細胞内透過性のわるいペニシリン，セファロスポリンなどは無効である。

● **検査**　クラミジアは粘膜上皮の中に生存しているので，粘膜からの分泌液を用いて，酵素抗体法によるクラミジア抗原の検出や，PCR法による遺伝子診断，抗体価の測定が行われる。

# 1 トラコーマクラミジア *Chlamydia trachomatis*

　ヒトを宿主とし，おもに眼と泌尿器・生殖器の粘膜に感染し，以下の疾患を引きおこす。

　□1 **結膜炎**　トラコーマは感染性の慢性角結膜炎であり，パンヌス pannus とよばれる角膜への血管侵入を主徴とし，治療しないと失明する。患者の眼から手やタオルなどを介して感染する。一方，**封入体結膜炎**は主として生殖器からの感染によっておこるが，新生児の経産道感染もある。

　□2 **性病性リンパ肉芽腫症**　性交によって感染し，鼠径リンパ節の化膿や全身性感染症をおこす。現在ではまれな疾患となっている。

　□3 **尿道炎・頸管炎**　**性感染症** sexually transmitted infection（STI）で最も多いのが，トラコーマクラミジア感染症である。男性での尿道炎は淋菌性のものと異なり，痛みも軽く，分泌物も膿性ではなく，透明感のある分泌物が持続する。治療を怠ると精巣上体炎・前立腺炎となる。

　女性も症状が軽いので，気づかないうちに性交相手に感染させることになる。妊婦が感染すると，出産時に新生児に感染させ肺炎を引きおこす。治療しないと不妊や異所性妊娠の原因となるので，けっして軽視してはならない。

　性器クラミジア感染症は五類定点把握疾患である。日本人妊婦の2.4%（10代妊婦では15.3%）にみとめられている。また，オーラルセックスによるクラミジア性咽頭炎が増加している。

## 2 肺炎クラミドフィラ *Chlamydophila pneumoniae*

　ヒトに**クラミジア肺炎**（五類定点把握疾患）を引きおこす。集団発生もあり，抗体保有率は成人で 60〜70％にも達する。全肺炎の約 10％を占めると推定されている。心血管に動脈硬化を引きおこすことも証明されてきており，虚血性心疾患の原因の 1 つに位置づけられている。全ゲノムの塩基配列が決定され，約 100 万塩基対から構成され，約 1,000 の遺伝子を保有する。

## 3 オウム病クラミドフィラ *Chlamydophila psittaci*

　オウムやインコ，ハトなどの鳥類に広く感染してその肝臓・脾臓で増殖し，心膜炎・下痢をおこす。ヒトは感染鳥の排泄物を経気道的に吸入することによって肺炎（**オウム病** psittacosis，四類感染症）を引きおこす。重症化すると髄膜炎や多臓器不全，さらにはショック症状をきたし，死亡することもある。

---

### ✐ work　復習と課題

❶ 黄色ブドウ球菌が出す毒素とそれが引きおこす症状について述べなさい。

❷ レンサ球菌はどのような場所にいて，どのような感染症を引きおこすかを述べなさい。

❸ ナイセリア属菌にはどのような菌種があって，それらがどのような特徴をもっているかを述べなさい。

❹ グルコース非発酵菌にはどのような菌種があり，それらがどのような特徴をもっているか説明しなさい。

❺ レジオネラはどこに生息していて，どのような経路でヒトに感染し，どのような病気をおこすかを述べなさい。

❻ 病原大腸菌にはどのような種類があるかを述べなさい。

❼ 腸内細菌目の細菌にはどのような菌属，菌種があるかを述べなさい。

❽ 嫌気性菌にはどのような菌属，菌種があり，どのような病気をおこすかを述べなさい。

❾ 次の細菌の特徴について述べなさい。
　1）リケッチア　2）クラミジア　3）マイコプラズマ　4）抗酸菌　5）スピロヘータ

---

**推薦図書**

1. 村上陽一郎著：ペスト大流行——ヨーロッパ中世の崩壊（岩波新書），岩波書店，1983.

第 **12** 章

病原ウイルスと
ウイルス感染症

　本章では，ウイルスとそれによる感染症について学習する。ウイルスの再分類や名称変更は頻繁に行われており，本書では，臨床現場で混乱をきたさないと思われる範囲で極力新しい分類・名称を採用した。

　ウイルスはDNAもしくはRNAのいずれか一方をゲノムとしてもち，この特性をもとにDNAウイルスとRNAウイルスに分けられる。化学的・生物学的特性に基づいた分類のほかに，感染経路・標的臓器などをもとにした臨床的な分類も用いられている。後者は，「ウイルスの臨床的分類」としてまとめた。

　ウイルス感染症は，致命率の高いものから，感染に気がつかない不顕性感染に終わるもの，免疫不全者などの易感染性宿主でのみ問題となるものなど，実にさまざまである。

# A　DNA ウイルス

　ほとんどのウイルスでゲノムDNAは二本鎖の状態であるが，一本鎖（パルボウイルス科）のもの，部分的に二本鎖のもの（ヘパドナウイルス科）もある。大部分が核の中でゲノムの複製を行うという特徴がある。

　なお，ヘパドナウイルス科は肝炎ウイルスの項で取り扱う（●296ページ）。

## 1　ポックスウイルス科 *Poxviridae*

　ヒトに対して病原性をもつウイルスのなかでは最大のウイルスである。ウイルス粒子（ビリオン）の構造は複雑であり，ヌクレオカプシドは対称構造（●39ページ）をもたない。エンベロープをもつが，乾燥状態でも非常に安定なウイルスである。通常のDNAウイルスと異なり，ポックスウイルス科のウイルスは例外的に細胞質でゲノムを複製する。これは，DNA複製に必要な遺伝子を合成することができるためである。感染細胞の細胞質に特徴的な封入体が出現する。

　痘瘡ウイルス，ワクチニアウイルス，伝染性軟属腫ウイルス，サル痘ウイルスなどがこのグループに属する。

### 1　痘瘡（天然痘）ウイルス *Variola virus*（smallpox virus）

　かつて世界中で猛威をふるった，**痘瘡** smallpox（**天然痘**）の病原体である。根絶されたものの，痘瘡は感染症法の一類感染症に分類されている。

●**症状**　ウイルスは上気道から侵入し，ウイルス血症により全身の臓器に感染する。高熱や激しい頭痛，四肢の痛みなどに加えて，特徴的な発疹がおもな症状である（●図12-1）。発疹は紅斑から水疱，膿疱へと規則正しく移行し，痂皮部分に瘢痕を残して回復する。痂皮が完全に脱落するまでは感染の可能性がある。水疱内の感染細胞に，好酸性の細胞質内封入体である**グアルニエリ小体** Guarnieri body がみられる。

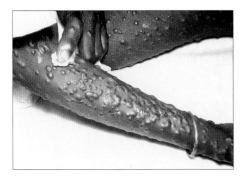

●図 12-1　痘瘡(天然痘)の発疹
(CDC: Public Health Image Library
による)

● **痘瘡の根絶**　世界保健機関(WHO)が実施してきた種痘(痘瘡ワクチンの接種)により，1977 年 10 月のソマリアでの患者が最後の発生となり，1980 年に痘瘡根絶が宣言された。わが国では 1976 年に定期種痘が中止されている。痘瘡ウイルスは，公式にはアメリカとロシアの 2 か所の研究所で保管されているが，旧ソ連崩壊時に数か国に持ち出された可能性が指摘されており，生物兵器としての使用が懸念されている。

## 2 ワクチニアウイルス *Vaccinia virus*

　種痘に用いられるウイルスである。ジェンナーは牛痘を接種することで痘瘡予防に成功したが(●10 ページ)，ワクチニアウイルスは牛痘ウイルスとは異なる。種痘による強い副反応により，かつては死亡することもあった。わが国ではワクチン効果も高く，副反応が少ないすぐれたワクチン株 LC16m8 がつくられている。

## 3 エムポックスウイルス *Monkeypox virus*

　エムポックスウイルス❶は野ネズミなどの齧歯類に感染しているが，多くの哺乳類に感染可能である。ヒトでは頸部・鼠径部のリンパ節腫脹，発熱，痘瘡様の発疹などの症状が出現する。致命率も 1〜10％程度と高く，四類感染症に指定されている。エムポックスも種痘で予防可能であったため，種痘中止後に中央・西部アフリカを中心に，アメリカでも散発的な感染がおこっている❷。

## 4 伝染性軟属腫ウイルス *Molluscum contagiosum virus*

　皮膚にみられる**伝染性軟属腫**(水いぼ)の原因である。いぼの組織には好酸性の細胞質封入体(**モルスクム小体** Molluscum body)がみられ，その中にはウイルス粒子が検出される(●図 12-2)。
● **感染経路**　スポーツや性行為などによる直接接触や，タオルの共用などによる間接接触によって伝播する。腋の下などのすれあう部分では自家接種により多発しやすい。また，多少のかゆみを伴うことから，手指による自家接種もおこりやすい。小児では多発することもあるが，多くは自然治癒する。

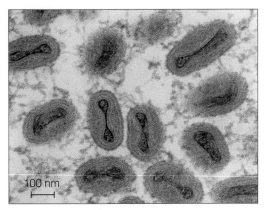

a. 伝染性軟属腫ウイルスの切片像
（写真提供：小田紘博士）

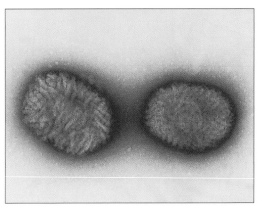

b. ウイルス粒子のネガティブ染色像

▶**図 12-2 伝染性軟属腫ウイルス**

# 2 ヘルペスウイルス科 *Herpesviridae*

● **分類**　自然界では，さまざまな生物種に 100 をこえるヘルペスウイルス❶が分布している。これらのうち，陸上脊椎動物に感染するヘルペスウイルスの集まりがヘルペスウイルス科である。ヘルペスウイルス科はさらに α，β，γ ヘルペスウイルス亜科に分類される。ヒトを自然宿主とするヘルペスウイルスは 9 種類ある。

ウイルス粒子は，ゲノム DNA を正二十面体のカプシドが包んでおり，さらにエンベロープでおおわれている。粒子上には多種類のウイルスタンパク質が突出している。カプシドとエンベロープの間にはテグメントとよばれる領域があり，ウイルスや宿主から奪い取ったタンパク質が含まれている。

ヘルペスウイルスは，感染細胞中にウイルスゲノムがあるにもかかわらずウイルス粒子が産生されない**潜伏感染**により免疫を回避し，感染が終生持続することが特徴である。ストレスなどの刺激によりウイルス粒子が産生される**再活性化**がおこることでウイルスが伝播する。免疫不全などの易感染性宿主で問題となることが多く，一部のウイルスは腫瘍をつくる。

## 1 単純ヘルペスウイルス 1 型，2 型 Herpes simplex virus1, 2（HSV-1, 2）

一般的に HSV-1❷は上半身に，HSV-2 は下半身に感染する。皮膚・粘膜から侵入したウイルスは，その領域に分布する感覚神経細胞をさかのぼり，神経節に潜伏感染する❸。HSV-1 はおもに三叉神経節を，HSV-2 は腰髄や仙髄の後根神経節を標的とする（▶表 12-1）。ストレス・日焼け・過労・月経などの刺激がきっかけとなり，再活性化によって産生されたウイルスは潜伏していた神経細胞を伝って広がり，神経が分布している皮膚や粘膜に水疱やびらんなどの病変をつくる。これを**回帰発症**という。新生児や免疫不全者では，

🗌 **NOTE**

❶**ヘルペスウイルスの名称の由来**

　"herpes" はヘビが「はう」ように病変が広がることを形容するギリシャ語に由来する。

🗌 **NOTE**

❷**HSV-1, 2 の学名**

　学名は *Human alpha-herpesvirus 1, 2* で，α ヘルペスウイルス亜科に属する。

❸ HSV-1 の遺伝子を 3 か所改変して，がん細胞のみで増殖するようにした人工的 3 重変異体 HSV-1（G47Δ，テセルパツレブ teserpaturev）がわが国で開発され，悪性神経膠腫（膠芽腫）の治療に用いられるようになった。

○表12-1　おもな HSV 感染症

| ウイルス | 初感染<br>(通常は不顕性感染) | 潜伏感染・再活性化部位 | 回帰発症 |
|---|---|---|---|
| HSV-1 | ヘルペス性歯肉口内炎<br>ヘルペス脳炎(新生児)<br>性器ヘルペス(日本) | 三叉神経節 | 口唇ヘルペス，角膜ヘルペス<br>ヘルペス脳炎(年長児・成人)<br>上半身のヘルペス |
| HSV-2 | 新生児ヘルペス<br>性器ヘルペス(欧米)<br>ヘルペス性咽頭炎 | 腰仙髄神経節 | 性器ヘルペス<br>下半身のヘルペス |

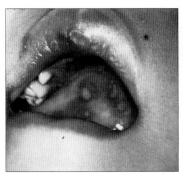 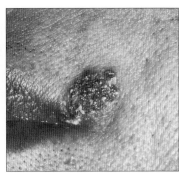 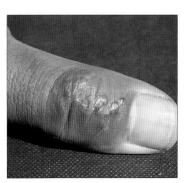

a. ヘルペス性口内炎
(HSV-1 の初感染)

b. 口唇ヘルペス
(HSV-1 の回帰発症)

c. ヘルペス性瘭疽
(HSV-1)

○図12-3　単純ヘルペスウイルス感染
(写真〔a〕〔b〕提供：田崎高伸博士)

通常は感染しない肝臓などもおかされ，重篤な病態を引きおこすことがある。
● 感染経路・症状　HSV による水疱やびらんには多量のウイルスが含まれる。また，再活性化すると唾液などの体液中にウイルスが排出される。これらに接触することによって感染する。

再活性化しても症状が出現しない無症候性排出がおこることもあり，感染源として重要である。HSV-2 は HSV-1 に比べて再活性化しやすいため，性器ヘルペスを繰り返すだけでなく，無症候性排出の頻度も高い。

また性器ヘルペス病変をもつ者は，ヒト免疫不全ウイルスへの感染性も高まるなど，性感染症の防止の面でも問題となる。

[1] 初感染　初感染の様式は大きく 2 つに分けられる。

1 つは，乳幼児期に唾液などを介して感染するもので，大部分は症状が出現しない不顕性感染に終わる。一部には**ヘルペス歯肉口内炎**(○図 12-3-a)など，感染部位に水疱やびらんが出現する。

もう 1 つは思春期以降の性行為により感染するものである。性文化の多様化から，HSV-1 と HSV-2 の住み分けが見られなくなりつつあり，HSV-1 による**性器ヘルペス**や HSV-2 による**ヘルペス性咽頭炎**もめずらしくない。性器ヘルペスでは外性器に水疱やびらんが出現し，激痛を伴うことが多い。性器ヘルペスは五類感染症の定点把握疾患である。

これら以外では，出産時に産道で感染したり，周囲のウイルス排出者から

感染したりすることによって致死性の**新生児ヘルペス**を発症する。出産直前に性器ヘルペスを発症した妊婦に対しては，感染予防のために帝王切開が行われる。

　2 回帰発症　再活性化したウイルスが神経線維を伝って神経支配領域の皮膚・粘膜細胞に感染することで発症するため，初感染と同じ部位に病変が出現する（◯図12-3-b）。

　再活性化により引きおこされる眼症状に，角膜ヘルペスがある。

　初感染か再活性化かにかかわらず，脳への感染により**ヘルペス脳炎**を発症し，発熱・頭痛・意識障害・痙攣などの急性脳炎の症状が出現する。原因を問わず，急性脳炎は五類感染症全数把握疾患に含まれる。

　また，医療従事者が注意しておくべき疾患に，指先・爪に病変が出現する**ヘルペス性瘭疽**があり，院内感染の原因となりうる。初感染・回帰発症いずれでもおこる（◯図12-3-c）。

● 検査　水疱やびらん部の細胞の塗抹標本に，HSV-1，HSV-2それぞれに対するモノクローナル抗体を用いた蛍光抗体法を行うことでウイルス抗原を検出する。また，PCR法でウイルスDNAを増幅・解析することでも診断と型別の判断が可能である。角膜ヘルペスでは迅速検査（イムノクロマト法）が保険適応となっている。また，培養細胞を用いて患者検体からウイルスを分離することも診断に用いられる。

● 治療　抗ヘルペス薬による化学療法が行われる。一般的にはアシクロビルやバラシクロビルの投与，ビダラビン軟膏の外用が用いられる。ヘルペス脳炎，新生児ヘルペス，免疫不全者のヘルペスではアシクロビルが点滴投与され，不応例にはビダラビンを考慮する。角膜ヘルペスにはアシクロビルの眼軟膏が用いられる。1年で6回以上の再発を繰り返す性器ヘルペスに対しては，1年間を上限にバラシクロビルの継続投与による再発抑制療法が保険適応となっている。

● 予防　有効なワクチンは存在しない。性器ヘルペスでは不特定多数との性的な関係を避け，コンドームの使用により感染の防止に努める。

## 2 水痘-帯状疱疹ウイルス Varicella-zoster virus（VZV）

　VZV❶は異なる2種類の疾患の原因となる。初感染では，おもに小児に**水痘** varicella をおこし（◯図12-4-a），神経節に潜伏感染する。神経細胞のほか，衛星細胞などの非神経細胞にも潜伏感染する点がHSVと異なる。成人期以降に免疫機能の低下などの原因で再活性化すると，**帯状疱疹** herpes zoster をおこす（◯図12-4-b）。

● 感染経路・症状　ウイルスは上気道から侵入し，ウイルス血症をおこして全身に感染を拡大する。全身の皮膚に水疱が出現し，内容物にもウイルスが存在するため接触によっても感染する。

　1 水痘　VZVの初感染（水痘）は発症率が高く，家族内感染では約90%が発症する。水痘は小児に好発し，大部分は軽症であるが，ときに脳炎や肺炎を合併する。成人の水痘は重症となりやすく，合併症の頻度も高くなる。出

NOTE
❶VZVの学名
　学名は，*Human alpha-herpesvirus 3* である。
　αヘルペスウイルス亜科に属する。

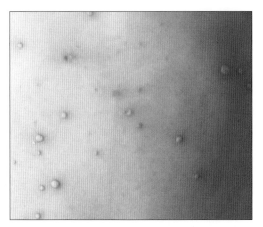

a. 水痘

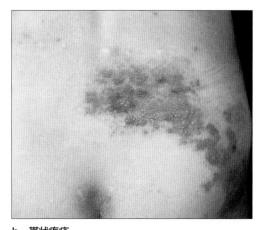

b. 帯状疱疹

（写真提供：緒方克己博士）

○図 12-4　水痘と帯状疱疹

産直前の妊婦への初感染によって，新生児が重症水痘を発症した場合の致命率は，30％にものぼる。

　水痘は感染症法の五類感染症である（小児科定点把握疾患，ただし入院例は全例）。また，学校保健安全法により，すべての水疱が痂皮化するまでは出席停止となる。

　② 帯状疱疹　回帰発症では帯状疱疹がおこり，患者の多くは 50 歳以上の中高年者である。ウイルスが再活性化した神経の支配領域に片側性に水疱をつくり激痛を伴う。治癒後もしばしば**帯状疱疹後神経痛** postherpetic neuralgia（PHN）が残り，疼痛の治療を必要とすることがある。片側性の顔面神経麻痺・難聴・耳介湿疹を症状とする**ラムゼイハント症候群❶**をおこすこともある。回帰発症は，通常一生に一度であり，反復する場合には免疫不全を疑う。

　免疫不全などの易感染性宿主に VZV が初感染すると致命的な重症水痘となり，回帰発症でも全身に症状が出現する**汎発性帯状疱疹（播種性帯状疱疹）**となることがある。

● **検査**　①VZV 特異的抗体を用いた染色法やイムノクロマト法（迅速診断キットあり）による水疱内容物の VZV 抗原の検出，②水疱内容物や血液単核球中のウイルス DNA の検出（PCR 法），③培養細胞を用いたウイルス分離，などの方法が用いられている。

● **治療・予防**　アシクロビル，バラシクロビル，ファムシクロビル，ビダラビン，アメナメビル（帯状疱疹に限定）が治療に用いられる。弱毒生ワクチンが定期接種されており，患者との接触後 72 時間以内の接種でも発症予防効果がある。免疫不全者の発症予防には免疫グロブリン製剤が用いられる。50 歳以上の帯状疱疹の予防に，弱毒生ワクチンもしくは gpE サブユニットワクチンが任意接種される。

□ NOTE

❶**ラムゼイハント** Ramsay Hunt **症候群**

　顔面神経管という頭蓋骨でできた管の内部にある膝神経節に潜伏していたウイルスが活性化することにより発症すると考えられている。顔面神経麻痺が永続する可能性が高いため，早急な治療が必要となる。

● 表12-2　EBウイルスの抗体検査

| 抗体 | 概要 |
|---|---|
| 抗EBV-VCA抗体 | カプシド抗原 virus capsid antigen に対する抗体。感染している証拠となる。IgM 抗体は，初感染のよい証拠である。IgA 抗体の出現は，EB ウイルス関連鼻咽頭がんに特徴的である。 |
| 抗EA抗体 | 早期抗原 early antigen に対する抗体。ウイルスの活性化とよく相関する。 |
| 抗EBNA抗体 | 核内抗原 nuclear antigen に対する抗体。EB ウイルス感染から回復したことを示す。初感染では，数か月ほど遅れて陽性化する。 |

## 3　EBウイルス Epstein-Barr virus（EBV）

　EBウイルス❶は日本人の90％以上が感染しているありふれたウイルスであるが，リンパ腫などの原因となるがんウイルスとして知られている。
● 感染経路・症状　唾液がおもな感染源であり，輸血・臓器移植によっても感染する。小児期の初感染はほとんどが無症候性である。思春期以降では，約半数に発熱・咽頭痛・頸部リンパ節腫脹・脾臓腫大などを症状とする伝染性単核〔球〕症をおこす。感染者のほとんどは生涯無症状で経過するが，バーキットリンパ腫❷などのリンパ腫，上咽頭がん❸，胃がんなどの悪性腫瘍の一部はEBウイルスが原因であることが知られている。また，慢性活動性EBV感染症，NK/Tリンパ腫，EBウイルス関連血球貪食症候群などの，まれではあるが予後不良疾患の原因としても知られている。
● 検査・治療　伝染性単核〔球〕症では，ウイルスに感染したB細胞の排除にかかわるキラーT細胞が異形リンパ球 atypical lymphocytes としてみとめられる。一般的にはEBウイルス感染に特徴的な抗体検査が行われる（●表12-2）。有効なウイルス治療薬はない。悪性腫瘍は，腫瘍の種類に応じて治療される。

## 4　サイトメガロウイルス Cytomegalovirus（CMV）

　感染細胞が核内封入体をもつ巨細胞（cyto ＝細胞，megalo ＝巨大）となることから名づけられた❹（●図12-5）。わが国では，成人の70〜90％が抗体を保有していたが，近年では若年者を中心に抗体保有率が低下している。
● 感染経路・症状　ウイルスは血液・唾液・尿・母乳・涙液など多くの体液・分泌液に排出されており，これらを介して感染する。通常はほとんどが不顕性感染であるが，免疫不全者では初感染・再活性化にかかわらず間質性肺炎・脳炎・肝炎・網膜炎などさまざまな臓器が障害される。
　妊婦の初感染では，20〜40％の例でウイルスが胎盤をこえて胎児に垂直感染する。そのうち，約10％に先天性サイトメガロウイルス（CMV）感染症がおこる。症状は無症状❺から，低出生体重・脳内石灰化・網脈絡膜炎・肝脾腫などを合併する重症なものまでさまざまである。なお，ウイルスの再活性化によって，CMV既感染妊婦からの出生児が先天性CMV感染症をおこすことはまれである。患児の尿中には多量のウイルスが排泄されるため，院内

NOTE

❶ EBウイルスの学名と慣用名の由来
　γヘルペスウイルス亜科に含まれ，学名は Human gammaherpesvirus 4 である。慣用名はウイルス発見者2人の名前（Epstein と Barr）に由来する。

❷バーキットリンパ腫
Burkitt lymphoma
　アフリカの赤道地域の小児の顎に好発する悪性リンパ腫。EBV感染にマラリア感染や，周囲に繁茂する植物が産生する発がん促進物質（ホルボールエステル）の作用などの補助因子が加わって発症すると考えられている。

❸上咽頭がん nasopharyngeal carcinoma（NPC）
　中国東南部出身の成人男子に多い後鼻腔のリンパ上皮腫。遺伝的背景（HLA）や食生活の特徴（塩蔵食品中のニトロソアミン）が発がんに関与するとされている。

❹CMVの学名
　βヘルペスウイルス亜科に含まれ，正式名称は Human betaherpesvirus 5 である。

NOTE

❺出生直後には異常がなくても，発達に伴い難聴が出現することがある。

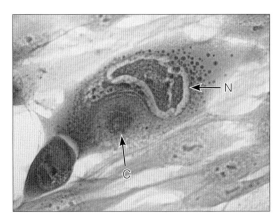

●**図12-5　サイトメガロウイルス感染細胞（ヘマトキシリン-エオジン染色）**
感染細胞は巨細胞となり，核内封入体(N)と細胞質内封入体(C)がみられる。

感染の防止に努める必要がある。

● **検査**　健常成人では抗体検査により感染の有無を知ることができる。先天性 CMV 感染症は，尿中の CMV の検出や臍帯血中の IgM 抗体の検出により診断する。CMV がほとんどの成人に感染していることから，免疫不全者にみられる症状が CMV 感染症によるものかどうかを判断することはむずかしい。多くの場合，血液中に抗原陽性の細胞やウイルス DNA・mRNA を検出することで，治療を要する CMV 感染症の指標とする。

● **治療・予防**　治療にはガンシクロビル・バルガンシクロビル・ホスカルネットが認可されており，欧米ではシドホビルやホミビルセンも用いられる。ワクチンは開発されていない。造血幹細胞移植患者では，CMV 感染症の予防のため，レテルモビルが投与される。

　保育園などの育児施設に通う子どもたちどうしでサイトメガロウイルスをうつし合い，その後の家族内感染につながっていると考えられている。したがって，子どもをもつ未感染妊婦は，石けんを用いた手洗いなど，手指衛生を心がける。

## 5　ヒトヘルペスウイルス 6A，6B，7 Human herpesvirus 6A, 6B, 7(HHV-6A, 6B, 7)

　HHV-6A，6B，7[1]はいずれもおもに唾液中に排出されており，濃厚接触により感染する。

　HHV-6B と HHV-7 は**突発性発疹** exanthema subitum の原因であり，乳幼児期に約 3 日間の発熱ののちに，解熱とともに全身性の発疹をおこす。したがって，突発性発疹の二度罹患もおこる。HHV-6A は明らかな病原性をもたない。

　また，HHV-6B は脳炎・脳症の原因の 1 つであり，わが国では造血幹細胞移植後の HHV-6 脳炎の治療薬としてホスカルネットが承認されている。

## 6　ヒトヘルペスウイルス 8 Human herpesvirus 8(HHV-8)

　HHV-8[2]は**カポジ肉腫** Kaposi sarcoma や原発性滲出液リンパ腫などの悪性腫瘍の原因となる。カポジ肉腫の原因となることからカポジ肉腫関連ヘルペ

---

**NOTE**

**[1]HHV-6A，6B，7 の学名**
　いずれも β ヘルペスウイルス亜科に含まれる。学名はそれぞれ，*Human betaherpesvirus 6A，6B，7* である。

**NOTE**

**[2]HHV-8 の学名**
　γ ヘルペスウイルス亜科に含まれ，学区名は *Human gammaherpesvirus 8* である。

スウイルス Kaposi sarcoma-associated herpesvirus(KSHV)とよばれることもある。わが国での感染者の割合は1％程度である。

　エイズ関連カポジ肉腫は男性のエイズ患者に好発する暗褐色性の皮膚病変であり，エイズ診断の指標疾患の1つでもある。発症初期には皮膚や粘膜に限局するが，進行とともに病変部の痛みや内臓浸潤がみられる。古典カポジ肉腫も HHV-8 が原因であるが，エイズとは無関係で，風土病として発症する地域が世界各地に散在する。ウイルスに対する治療薬はない。

## 7 Bウイルス B virus

　マカク属のサルが保有する α ヘルペスウイルス亜科のウイルス(*Macacine alphaherpesvirus 1*)で，ニホンザルにも感染している。サルには弱い病原性しか示さないが，咬傷などからヒトに感染すると致命的な **Bウイルス病**を発症する。咬傷周囲の水疱形成から始まり脳脊髄炎にいたる重篤な感染症で，致命率は70％を超える。通称名はウイルスが分離された患者に由来する。世界では約50例，国内では動物実験施設で2例の感染例があり，四類感染症に指定されている。

● **治療**　アシクロビル，バラシクロビルが有効であり，発症予防にも利用される。

# 3　アデノウイルス科 *Adenoviridae*

　アデノウイルスは正二十面体構造のエンベロープをもたないウイルスであり，これまでに57の型が知られている(◉図12-6)。おもに呼吸器・消化器・結膜に局所感染し，気道分泌物・糞便・眼球分泌物を介して伝播する。ウイルス粒子は不活化されにくく，医療従事者を介した院内感染に注意する必要がある。

● **検査・治療・予防**　迅速診断(イムノクロマト法，凝集法)が可能である。有効な治療薬は開発されていない。4・7型に対するワクチンがアメリカで使用されているが，国内では利用できない。

● **疾患**　呼吸器や消化器などさまざまな部位に感染して症状を引きおこす。血清型により，病変部からの検出頻度が異なる。

| plus | 熱性痙攣 |
| --- | --- |

　小児の場合，6歳ごろまでは発熱に伴い全身性の痙攣がおこることがある。発熱による大脳皮質の異常放電が原因と考えられており，家族歴があることが多い。痙攣発作の多くは数分程度でおさまり，意識消失・チアノーゼを伴う。多くは一生に1回限りであるが，30％程度に反復例がある。熱性痙攣により神経学的後遺症を残すことはない。痙攣消失後は意識を回復することがほとんどであるが，ぐったりとした乳幼児の場合には意識レベルの評価がむずかしいため，注意深く観察する必要がある。からだの一部だけや片側だけの痙攣，15分以上続く痙攣，24時間以内に繰り返す痙攣の場合には，小児神経専門医に相談する。

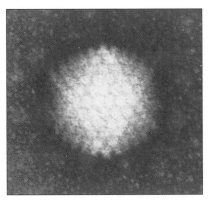

a. アデノウイルスのビリオン

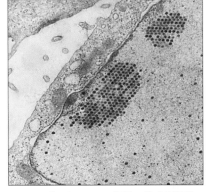

b. アデノウイルスの細胞の核内増殖像

○**図 12-6　アデノウイルスの電子顕微鏡像**

1 **急性咽頭炎**　おもに 1〜7 型による。冬季に小児を中心に咽頭発赤と頸部リンパ節腫脹を伴うかぜ症候群(○plus)をおこす。

2 **流行性角結膜炎**　おもに 8・19・37 型を原因とし，結膜充血・眼脂・異物感といった結膜炎をおこす。俗に「はやり目」ともよばれる。伝染性が強いため，院内感染に注意する。五類定点把握疾患(眼科)である。

3 **咽頭結膜熱**　おもに 3・7 型を原因とし，夏季に結膜炎をともなう咽頭炎として発症する。プールの水を介して学童・幼児に感染することから，「プール熱」ともよばれる。感染症法の五類定点把握疾患(小児科)である。主要症状が消退したあと 2 日を経過するまでは，学校への出席が停止となる。

4 **急性胃腸炎**　40・41 型がおもな原因となる。腹痛・下痢・嘔吐などの症状をみとめ，かぜ症候群を伴うことも多い。乳児に腸重積症を合併することがある。

---

**plus**　**インフルエンザ様症候群，かぜ症候群，下痢症をきたすウイルス**

インフルエンザ様症状とは，呼吸器を中心として全身の感染を疑わせる症状を称し，発熱・頭痛・全身倦怠感・筋肉痛・関節痛・下痢などがあげられる。一方，かぜ症状は，比較的軽度の発熱があるかなくても，咽頭痛・流涙・くしゃみ・咳・痰など，いわゆる上気道炎の症状を示すものの全身症状は軽いのが特徴である。下痢症は，下痢のみを主要な徴候とし，腹痛・発熱を伴う。

「かぜは万病のもと」と称されるように臨床徴候は類似していても原因は多彩であるので，可能な限り原因(とくに病原体)を特定することが重要で，適切な治療につながる。

以下にそれぞれの症状を呈する原因病原体を列挙する。

●**インフルエンザ様症候群**　インフルエンザウイルス，アデノウイルス，エンテロウイルス，ロタウイルスなどのほか，腸管出血性大腸菌などの細菌による全身感染症が類似した臨床徴候を示す。

●**かぜ症候群**　ライノウイルス，コロナウイルス，RS ウイルス，パラインフルエンザウイルス，インフルエンザウイルス，アデノウイルス，エンテロウイルス，メタニューモウイルスなどがおもな原因であるが，レンサ球菌，レジオネラ属菌などの細菌もその原因となりうる。

●**ウイルス性下痢症**　ノロウイルス，ロタウイルスなどがおもな原因である。

⑤**急性出血性膀胱炎** おもに男児に，血尿・頻尿・残尿感といった症状をおこし，10日ほどで自然軽快する。11・21型によることが多い。

⑥**肺炎** 3・7型がおもな原因である。乳児に重症肺炎をおこすことがある。

⑦**尿道炎・子宮頸管炎** 19・37型の性感染が原因となる。

## 4 パピローマウイルス科 *Papillomaviridae*，ポリオーマウイルス科 *Polyomaviridae*

かつてはパポーバウイルス科であったが，それぞれ独立した科となった。

### 1 ヒトパピローマウイルス Human papillomavirus（HPV）

ウイルスは正二十面体構造で，エンベロープをもたない。ゲノム配列の違いに基づいて100以上の遺伝子型に分けられる❶。皮膚や粘膜などの上皮細胞がおもな標的細胞である。皮膚に好んで感染する皮膚型，粘膜を好む粘膜型，両者に感染する皮膚粘膜型に分けられる。子宮頸がんなどのがんの原因となる13種類は**高リスク型HPV**とよばれ，すべて粘膜型である。

ウイルスタンパク質のE6，E7が，細胞増殖の制御にかかわるp53，Rbという宿主細胞のタンパク質の機能を抑制するため，細胞増殖が盛んになり**乳頭腫** papilloma（いわゆる「いぼ」）を形成する。高リスク型では細胞の染色体にウイルスゲノムが組み込まれることによってE6，E7が過剰に産生され，がんの原因となる。

● **感染様式** 皮膚や粘膜上皮細胞で増殖し，はがれ落ちた細胞とともに排出されるため，おもな感染経路は直接接触である。また，生殖器に感染したものは性感染症として伝播する。高リスク型HPV感染者の大部分で，2年以内にウイルスは陰性になるため，がんがおこるのはその一部である。

● **症状** 低リスク型の感染では外性器にみられる**尖圭コンジローマ**（6・11型），手足の**尋常性疣贅**（2・4型），顔面の**扁平疣贅**（3・10型）などの乳頭腫を形成する。6・11型は喉頭に感染し，**喉頭乳頭腫**の再発を繰り返すことがある。高リスク型HPV（16・18・33・52型など）は**子宮頸がん，陰茎がん，肛門がん**などの下半身のがんに加え，近年では**中咽頭がん**の原因としても注目されている❷。これは性文化の多様化によるものと考えられている。

● **診断** 生検組織や摘出臓器を用いてHPV-DNA検査（HPVゲノムの検出と遺伝子型別の判定）を行う。

● **治療・予防** 外性器・肛門周囲の尖圭コンジローマの治療にはイミキモドクリームが用いられる。がんの治療には，部位により外科切除・放射線治療・化学療法が施される。

2価ワクチン（HPV16・18）と4価ワクチン（HPV6・11・16・18），9価ワクチン（HPV6・11・16・18・31・33・45・52・58）が利用可能である。4価・9価ワクチンは肛門がんや尖圭コンジローマの予防にも効果がある。これらはウイルスゲノムを含まない，カプシドタンパク質の殻だけから構成さ

**NOTE**

❶**HPVの学名と一般的な名称**

たとえば，子宮頸がんに関与するHPV16の学名は *Alphapapillomavirus 9* である。このように，学名は「ギリシャ文字＋*papillomavirus*＋数字」であらわされるが，同じウイルスであっても数字の部分が学名と一般的な名称とで異なる。本書では混乱を避けるために，臨床現場で用いられることの多い一般的な名称で記載した。

**NOTE**

❷毎年，日本人女性（20〜40歳代）の約1.1万人が子宮頸がんに罹患しており，約3千人が死亡し，約1千人が子宮摘出術を受けている。

れるウイルス様粒子❶を用いた不活化ワクチンである。

　一時的に控えられていた予防接種の積極的な勧奨が，2022 年 4 月より再開された❷。12～16 歳となる年度の女性は，2 価・4 価（3 回）または 9 価（2 回または 3 回❸）ワクチンの定期接種が可能である。また，2 価・9 価ワクチンは 9 歳以上の女性に，4 価ワクチンは 9 歳以上の男女に任意接種が可能である（2023 年 10 月現在）。なお，積極的勧奨が控えられていたために接種機会を逃した接種対象者には，公費でキャッチアップ接種が行われている（2025 年 3 月まで）。

## 2　BK ウイルス BK virus，JC ウイルス JC virus

　両ウイルスともポリオーマウイルス科に含まれ❹，日本人のほとんどが無症候性に感染している。ウイルスは正二十面体構造で，エンベロープをもたない。

　おもに腎臓に潜伏感染しており，尿中に排出される。免疫状態の変化によりウイルスが再活性化し日和見感染症を引きおこす。BK ウイルスは腎炎や出血性膀胱炎を，JC ウイルスは致死性の**進行性多巣性白質脳症** progressive multifocal leukoencephalopathy（PML）をおこす。

## 3　メルケル細胞ポリオーマウイルス Merkel cell polyomavirus

　顔面など日光にさらされる部分に発症するまれな皮膚がんである，**メルケル細胞がん**の原因である❺。健常者の約 60％が感染していると考えられている。

# 5　パルボウイルス科 *Parvoviridae*

　正二十面体構造で，エンベロープをもたない。ウイルスゲノムは一本鎖の DNA である。ヒトに感染するウイルスのうち最小であることから名づけられた（parvo はラテン語で「小さい」を意味する）。ヒトパルボウイルス B19，ヒトボカウイルスとアデノ随伴ウイルス Adeno-associated virus（AAV）がヒトに感染する。このうち AAV はヒトへの病原性がみとめられない。

## 1　ヒトパルボウイルス B19 Human parvovirus B19

　ヒトパルボウイルス B19❻はおもに気道から侵入し，赤血球の前駆細胞である赤芽球に感染する。血液中にウイルスが出現するため，輸血による感染や胎児への経胎盤感染もおこる。有効な治療法やワクチンは存在しない。

　**1 伝染性紅斑** erythema infectiosum　リンゴ病とも俗称される。両頬の紅斑と四肢の発疹をおもな症状とする疾患で，小児に好発する。成人の感染では関節炎を伴うことがある。五類感染症の小児科定点把握疾患である。

　**2 関節炎**　成人女性の感染時に，四肢の関節におこり，関節リウマチとの鑑別がむずかしい場合がある。

　**3 重症貧血発作**　基礎疾患として溶血性貧血をもつ患者への感染で，重

篤な貧血(無形性発作・クリーゼ)をおこす。

　④ **胎児水腫・胎児死亡**　感染により胎児に高度の貧血がおこることにより発症し，重篤な場合には胎児が死亡する。

## 2　ヒトボカウイルス Human bocavirus(HBoV)

　boca の名称は，ウシ bovine とイヌ canine のウイルスに似ていることにちなんでいる。ヒトでは，HBoV1～4 の 4 血清型が知られている[❶]。呼吸器感染症(HBoV1)や胃腸炎(HBoV2～4)をおこすとされ，喀痰や便を介して伝播する。

🔲 **NOTE**

**❶ ヒトボカウイルスの学名**

　学名は *Primate bocaparvovirus 1, 2* である。前者に HBoV1 と 3 が，後者に HBoV2 と 4 が分類される。

## 6　ヘパドナウイルス科 *Hepadnaviridae*

　B 型肝炎ウイルスが属する(●297 ページ，「B 型肝炎ウイルス」)。

# B　RNA ウイルス

　RNA をゲノムにもつウイルスも非常に多様性に富み，ヒトを含むさまざまな動物に病気をおこす。動物からヒトに感染する動物由来感染症の原因となることも多い。また，RNA ウイルスは変異ウイルスが出現しやすく，同じウイルスで再感染するものや世界的な大流行をおこすものもある。

## 1　オルトミクソウイルス科 *Orthomyxoviridae*

　オルトミクソウイルス科には，分節したゲノムをもつという共通の特徴がある。インフルエンザウイルスのほか，トゴトウイルスなどが含まれるが，ここではインフルエンザウイルスを中心に説明する。

### A 型・B 型・C 型インフルエンザウイルス
### *Influenza A virus, Influenza B virus, Influenza C virus*

　インフルエンザウイルスは，ビリオン内部のタンパク質の抗原性によりA～C の 3 つに分けられる。A 型・B 型は，細胞への感染に重要な**ヘマグルチニン(HA)** とビリオンが細胞から遊離するのに必要な**ノイラミニダーゼ(NA)** の 2 種類のウイルスタンパク質がビリオン表面に突出している(●図12-7)。C 型は HA と NA の機能を合わせもつ HEF タンパク質 1 種類をもっている。このことから，ヌクレオカプシドの分節数は，A 型・B 型は 8本であるのに対し，C 型では 7 本である。近年，おもにウシやブタなどの家畜に感染する D 型インフルエンザも発見されている。

● **感染機構**　ビリオン上の HA と細胞表面上のシアル酸との結合から感染が始まる。ビリオンはエンドサイトーシス(●102 ページ)により細胞内に取り込まれ，HA のはたらきにより内部のヌクレオカプシドが細胞内に放出さ

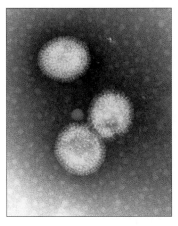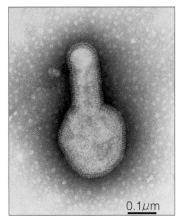

0.1μm

⦿図12-7 **インフルエンザウイルス**
ウイルス粒子の外側(表面)に突起(スパイク)がみられる。
(写真提供:小川みどり博士)

れることで感染が成立する。新しくつくられたビリオンは，NA がシアル酸
を切断することで細胞表面から遊離する。

　HA が正常に機能するためには，タンパク質切断酵素により適切な部位が
切断されている必要があるが，このような切断酵素はヒトの呼吸器や鳥類の
呼吸器・消化管に限定して存在することから，通常は局所の感染にとどま
る❶。

● **亜型**　A 型ウイルスは HA と NA の抗原性の組み合わせにより亜型が複
数存在する。HA には 18 種類(H1～18)，NA には 11 種類(NA1～11)がある。
A 型ウイルスの自然宿主はカモなどの水禽類であるが，ウマ・ブタ・ヒト
など多くの哺乳類にも感染する動物由来感染症(人獣共通感染症)である。カ
モからはほぼすべての亜型が見つかっているが，ヒトやほかの哺乳動物から
は限られた亜型しか見つかっていない。

　おもに冬季に流行するヒトの疾患を単に**インフルエンザ**，もしくは**季節性
インフルエンザ**とよび，これまでと抗原性が大きく異なる新しいウイルスに
よるものを**新型インフルエンザ**とよぶ。また，トリに感染するウイルスによ
るものを**鳥インフルエンザ**といい，ニワトリに対する病原性をもとに**低病原
性**と**高病原性**に大別される❷。

　B・C 型の自然宿主はヒトであり，亜型は存在しない。ただし，B 型には
山形系統とビクトリア系統という，抗原性がやや異なる 2 系統がある。

● **感染経路・症状**　おもに飛沫を介して上気道に感染する。A・B 型の感
染により，発熱・悪寒・頭痛・筋肉痛・関節痛・全身倦怠などの症状が出現
するインフルエンザがおこる。咽頭痛・咳・鼻水などの上気道炎症状に加え，
下痢・腹痛などの消化器症状を伴うこともある。乳幼児では痙攣・意識障
害・異常行動をともなうインフルエンザ脳炎・脳症を発症する場合がある。
C 型は，季節を問わず小さな流行をおこし，かぜ症候群をおこす。

　インフルエンザが流行した年は，流行しなかった年と比較して，死亡者が
著しく増加する。このような現象を**超過死亡**とよび，実際の死亡者数と統計

▭**NOTE**

❶ヒトとトリの A 型ウイ
ルスは受容体が異なり，前
者は気道粘膜のα2-6 結
合型シアル酸に，後者はト
リの腸管上皮や消化管のα
2-3 結合型シアル酸に結
合する。ブタの気道粘膜に
は両方のレセプターが存在
する。ヒトの肺胞上皮細胞
にはα2-3 型のシアル酸
があり，鳥インフルエンザ
に感染したトリとの濃厚接
触により感染することがあ
る。

❷低病原性と高病原性

　ヒトの季節性インフルエ
ンザウイルスやトリの低病
原性インフルエンザウイル
スは，HA の切断酵素が存
在するヒトの呼吸器やトリ
の腸管・呼吸器でしか増殖
できない。しかし，鳥イン
フルエンザウイルス
(H5・H7) の HA のなか
には，すべての細胞に存在
する酵素によって切断され
るものがあり，全身の臓器
で増殖することができるた
め高い病原性を示す。現在
のところ，高病原性ウイル
スは H5 亜型と H7 亜型に
限られている。両亜型のヒ
トへの感染が，世界各地で
散発的に報告されている。

的な予想死亡者数との差であらわされる。

● **検査**　鼻腔・咽頭ぬぐい液を試料とした迅速診断(イムノクロマト法)が一般的である。亜型の判定にはウイルスを分離し，HA・NA の血清型解析や遺伝子解析を行う必要がある。

● **治療**　A 型にはアマンタジンが有効であったが，最近のウイルスは，ほぼすべてが耐性である。A・B 型には NA 阻害薬のオセルタミビル(経口)，ザナミビル・ラニナミビル(吸入)，ペラミビル(点滴静注)，バロキサビルマルボキシル(経口)が用いられ，最初の 3 剤は予防投与にも用いられる。これらの治療薬が無効な新型・再興型インフルエンザの流行時❶には，国の判断に基づき RNA ポリメラーゼ阻害薬のファビピラビルの投与が可能である。

● **予防**　65 歳以上の高齢者および心臓・肺などに基礎疾患をもつ 60～65 歳の希望者を対象に定期予防接種の B 類疾病として接種されている。60 歳未満の接種は任意である❷。ワクチンは A 型 2 種類(H1，H3)と B 型 2 種類(山形系統，ビクトリア系統)の HA タンパク質を混合した 4 価の成分ワクチン

**NOTE**

❶一般的に RNA ゲノムをもつウイルスは突然変異をおこしやすいため，ノイラミニダーゼ阻害薬に抵抗性をもつウイルスが出現することがある。治療によって，このようなウイルスだけが生き残り，流行をおこすことが危惧されている。

❷鼻腔に噴霧する，インフルエンザの弱毒生ウイルスワクチン(フルミスト®)が，2～18 歳を対象に，わが国でも承認された(2023年 3 月)

---

**plus**　**A 型インフルエンザウイルスの抗原変異**

　A 型ウイルスの HA 抗原と NA 抗原は，変異をおこしやすい。中和抗体(● 112 ページ)は HA と NA に対して産生されるが，他の亜型に対しては無効である。したがって，抗原が変異した新しいウイルスが出現するたびに流行をおこす。

　抗原変異には次の 2 種類がある。

　1 つは，HA 遺伝子の点突然変異によっておこる連続変異 antigenic drift(小変異)で，同じ亜型のなかで，年々，少しずつ抗原性が変化するものである。このため，季節性インフルエンザは同じ亜型であっても毎年流行する。

　もう 1 つは，HA や NA が分節ごと入れかわる不連続変異 antigenic shift(大変異)である。ヒトのウイルスと動物(トリ・ブタ・ウマ)のウイルスが 1 つの細胞に同時に感染した場合に，両ウイルスの 8 個の RNA 分節がまざり合って(遺伝子再集合という)，新しい雑種ウイルスが出現することがある。ブタはヒト

とトリの両ウイルスが感染することができるため，新しいウイルスの発生源として注目されている。不連続変異は 10～40 年の周期でおこっており，世界的な大流行の原因となる(● 表)。

　2009 年に流行をおこしたウイルスは，ヒト・トリ・ブタのインフルエンザウイルスの合計 4 種に由来する分節ゲノムを含んでいる。分節ゲノムをもつウイルスは，異なる 2 種類のウイルスが 1 つの細胞に感染すると分節ゲノムがまじり合うため，できあがったウイルスにもまじり合った分節をもつものがある。このようなウイルスが新型インフルエンザとして流行をおこすと考えられている。

　分離されたインフルエンザウイルスは，型 / 宿主動物(ヒトは省略)/ 分離地 / 分離番号 / 分離年(HN 抗原型)の形式で記載される。例：A/Puerto Rico/8/34(H1N1)，A/chicken/Yamaguchi/8/2004(H5N1)。

●表　A 型インフルエンザの流行株の変遷

| 年度 | 流行株の抗原性 | 通称〔死者数〕 |
| --- | --- | --- |
| 1918～1930 | H1N1 | スペインインフルエンザ〔4000 万人〕 |
| 1930～1946 | H1N1 | プエルトリコインフルエンザ |
| 1946～1957 | H1N1 | イタリアインフルエンザ |
| 1957～1968 | H2N2 | アジアインフルエンザ〔200 万人〕 |
| 1968～1978 | H3N2 | 香港インフルエンザ〔100 万人〕 |
| 1978～ | H3N2 と H1N1 | 香港インフルエンザとソ連インフルエンザ |
| 2009～ | H1N1 | インフルエンザ(H1N1)2009 |

であり，感染予防に必要な分泌型 IgA の誘導はおこさないが，発症や重症化の予防が期待されている。免疫の持続が短く，ウイルスがたえず変化していることから，毎年ワクチンを接種する必要がある。

また，インフルエンザに罹患した学生・学童は，発症したのち 5 日を経過し，かつ，解熱したのち 2 日（幼稚園では 3 日）を経過するまで出席停止となる。

● **感染症法**　感染症法では，鳥インフルエンザ（H5N1 および H7N9）を二類感染症，鳥インフルエンザ（H5N1 および H7N9 を除く）を四類感染症，その他の A 型・B 型による季節性インフルエンザなどを五類感染症，新型インフルエンザ❶と再興型インフルエンザを新型インフルエンザ等感染症としている。

新型インフルエンザとは，動物（とくにトリとブタ）由来の A 型インフルエンザウイルスが，ヒトからヒトへ感染する性質を獲得し，世界的な大流行（パンデミック）をおこしたものである。2009 年に発生した H1N1 型インフルエンザウイルスは，その後もしばしば流行を繰り返し，2011 年以降は季節性インフルエンザとして扱われるようになった。

## 2 パラミクソウイルス科 *Paramyxoviridae*，ニューモウイルス科 *Pneumoviridae*

パラミクソウイルス科，ニューモウイルス科❷，ラブドウイルス科，フィロウイルス科，ボルナウイルス科のウイルスは**モノネガウイルス目** *Mononegavirales* という大きなウイルス集団に属している。これらのウイルスは 1 本の RNA ゲノムをもち，らせん対称のヌクレオカプシドをつくり，エンベロープをかぶっており，1〜3 種類のウイルスタンパク質が突出しているという共通の性質をもつ。

ここではこのうちパラミクソウイルス科（①〜④）とニューモウイルス科（⑤〜⑥）のウイルスを扱い，他の 3 科は次項で扱う。

### 1 ムンプス（流行性耳下腺炎）ウイルス *Mumps orthorubulavirus*

● **感染経路・症状**　春から夏にかけて流行する**ムンプス（流行性耳下腺炎**；俗称「おたふくかぜ」）の原因ウイルスで，飛沫を介して気道粘膜から侵入する。その後，ウイルス血症をおこし，唾液腺・膵臓・精巣・卵巣などの腺組織と神経組織に好んで感染する。軽度の発熱と唾液腺の腫脹・疼痛をおもな症状とする。耳下腺が最も頻度が高いが，顎下腺や舌下腺も同様におかされる❸（◯図 12-8）。

おもに小児の疾患であり，思春期以降の感染では精巣炎や卵巣炎の合併も見られるが，不妊の原因となることはほとんどない。無菌性髄膜炎や，まれであるが膵炎や永続性の難聴が合併することがある。

● **検査**　典型例では臨床症状から診断可能であるが，血清中の IgM 抗体を

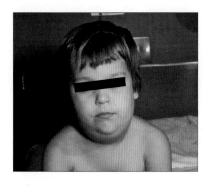

**◉図12-8　ムンプスによる耳下腺の腫脹**
(CDC: Public Health Image Library による)

検出することが一般的である。このほか，ELISA，補体結合反応，赤血球凝集抑制反応(HI)によっても診断可能である。唾液・髄液・尿などからのウイルス分離が最も確実であるが，時間がかかる。

● **予防**　ムンプス弱毒生ワクチンが任意接種として利用可能である。ムンプスは五類感染症の小児科定点把握疾患であり，学校保健法の第二種感染症でもある。耳下腺，顎下腺または舌下腺の腫脹が始まったのち5日を経過し，かつ，全身状態が良好となるまでは出席停止となる。

## 2　麻疹ウイルス *Measles morbillivirus*

　麻疹(俗称「はしか」)は発熱・上気道炎・結膜炎・発疹などを特徴とする。麻疹ウイルスの遺伝子型には8群24型があるが，血清型は1つであり，症状に差はない。遺伝子型はウイルスの地域分布の特定や患者発生時の伝播経路の特定に用いられている。

　麻疹はワクチンにより根絶可能な感染症であることから，WHOをはじめ多くの国際機関や各国の保健衛生組織が連携してワクチン接種を推進している。

● **感染経路・症状**　国内の麻疹のほぼ全例が海外からの輸入症例である。咳やくしゃみなどで放出されたウイルスが，呼吸器を介して感染する。伝染性が非常に強く，初感染者のほぼ100%が発症する。かつては乳幼児の病気であったが，最近では成人の感染も多く，成人麻疹は一般的に重症になりやすい。痰がらみの咳などの上気道炎症状から始まり，結膜炎・高熱・発疹が出現する。口腔粘膜の奥歯周辺にみられる粟 粒 様の白斑(**コプリック斑**Koplik spot)は麻疹に特徴的であるため，診断の大きな手がかりとなる。

　麻疹は一時的な免疫不全をおこすため，細菌性の肺炎・中耳炎の合併頻度が高い。また，麻疹ウイルスによる巨細胞性肺炎をおこすこともある。開発途上国では合併症により，死亡することもある。

　麻疹1,000例に1例ほどの割合で脳炎が合併し，麻疹から回復して1〜2週間後に発症することが多く，先進国でも死亡の原因となる。脳炎から回復しても後遺症を残す例が多い。**亜急性硬化性全脳炎** subacute sclerosing panencephalitis(SSPE)は麻疹からの回復後，数年の無症状期を経て発症するまれな脳炎である。学力低下・注意力散漫・物忘れなどの症状で発症し，ゆっくりと進行して数年の経過を経て死にいたる重篤な合併症である。がん

治療などで細胞性免疫の低下した患者では麻疹が重症化しやすく，合併症の頻度が高くなる。

● **診断・検査**　典型例では臨床症状から診断可能であり，コプリック斑は診断的価値が高い❶。血清中の IgM 抗体の検出や，咽頭ぬぐい液・血液・尿中からのウイルス RNA の検出・ウイルス検出などが行われる。亜急性硬化性全脳炎では血清・髄液中のウイルス抗体価が異常高値となり，とくに髄液中の抗体価は診断に有用である。

● **治療・予防**　ウイルスに対する治療薬はなく，合併症に対する対症療法が中心となる。開発途上国などの低栄養状態にある者に対して，重症化予防のためにビタミン A の投与が推奨されている。麻疹患者との接触後 3 日以内のワクチン接種や 6 日以内のガンマグロブリン投与により発症や重症化を阻止することができる。

　麻疹は予防接種法の A 類疾患としてワクチンの定期接種が行われており，通常，麻疹ウイルスと風疹ウイルスの混合弱毒生ワクチン（MR ワクチン）として 1 歳時（第 1 期）と小学校就学前（第 2 期）の 2 回接種が行われている❷。わが国は 2015 年 3 月に麻疹の排除国として認定されたが，海外の遺伝子型をもつ麻疹ウイルスの輸入症例は散発的に続いており，流行予防のためにはワクチン接種を徹底しつづける必要がある。

　麻疹は感染症法の五類感染症であり届け出が必要である。また，学校保健安全法により，解熱したのち 3 日を経過するまでは出席停止となる。

## 3 パラインフルエンザウイルス Human parainfluenza virus 1〜4

　乳幼児に上気道炎を中心とした急性呼吸器感染症をおこすウイルスで，1〜4 型に分類されている❸。1・2 型は小児における急性喉頭気管支炎（クループ）の，3 型は細気管支炎や肺炎の原因となることがある。

## 4 ヘンドラウイルス Hendra henipavirus，ニパウイルス Nipah henipavirus

　両ウイルスはオオコウモリを自然宿主とする。コウモリの尿や唾液で汚染された果物の摂食や，感染した家畜（ブタ，ウマなど）からヒトに感染する。ヘンドラウイルスのヒトへの感染では出血性肺炎や急性脳炎が，ニパウイルスでは急性脳炎がおこる。両ウイルスによる感染症は四類感染症である。

## 5 RS ウイルス Human respiratory syncytial virus（RSV）

　RS ウイルス❹とヒトメタニューモウイルスはニューモウイルス科に新しく分類された。RS ウイルスは，新生児から幼児期にかけての細気管支炎や肺炎の原因として重要なウイルスである。おもに冬季に流行し，幼若児，心肺系の基礎疾患がある場合，免疫不全者の感染では重症になりやすい。また，心肺系の基礎疾患がある高齢者の感染も入院・死亡の原因となる。

● **感染経路・症状**　おもに飛沫により感染し，臨床症状は軽度の咳・鼻水

**NOTE**

❶麻疹の発生が少なくなったため，臨床症状から正確な診断を下すことができる医療従事者が減少しているとされており，検査を用いた診断が推奨されている。

**NOTE**

❷通常はワクチン接種により，麻疹ウイルスの感染が予防されるが，十分な免疫が得られないことがある。このような場合や，母親からの移行抗体が残存した状態，免疫グロブリン製剤の投与後などにウイルスに感染した場合に，典型的な症状を伴わない軽症麻疹（**修飾麻疹**）を発症することがある。軽症であっても，周囲に感染を広げる可能性があることに注意する。

❸**パラインフルエンザウイルスの学名**

　パラインフルエンザウイルス 1 型・3 型はヒトレスピロウイルス 1 型・3 型 *Human respirovirus 1, 3* へ，2 型・4 型はヒトオルソルブラウイルス 2 型・4 型 *Human orthorubulavirus 2, 4* へと名称変更された。

**NOTE**

❹再分類された際に RS ウイルスの学名は *Human orthopneumovirus* へと変更された。

といった上気道炎症状のみの場合から，重度の細気管支炎・肺炎にいたる場合までさまざまである。母体からの移行抗体は感染防御作用をもたず，新生児も罹患する。また，ウイルスに対する免疫反応が弱いため再感染がたびたびみられるが，感染のたびに症状は軽くなる。

● **診断・検査**　臨床症状だけでの診断は困難である。迅速診断（イムノクロマト法）が可能である。鼻汁などからのウイルス分離や，ウイルス RNA の検出も行われる。血清学的検査も利用可能だが，幼若児では抗体価が上昇しないことがある。

● **治療・予防**　ウイルスに対する治療薬はなく，輸液・呼吸管理などの対症療法が中心となる。2023 年にワクチンが利用可能になった❶。早期産児や基礎疾患をもつ小児に対して，感染予防の為に RSV の F タンパク質に対するモノクローナル抗体であるパリビズマブが投与される。

　RS ウイルス感染症は五類感染症（小児科定点把握疾患）である。

### 6 ヒトメタニューモウイルス *Human metapneumovirus* (hMPV)

　ウイルスの性状も引きおこす疾患も RS ウイルスとよく似ている。小児に呼吸器感染症をおこし，春から初夏にかけて流行する。大部分は上気道炎であるが，幼若児などの免疫機能が弱い者には細気管支炎や肺炎をおこす。再感染もおこりやすい。鼻腔のぬぐい液を検体として，イムノクロマト法による抗原検出や，PCR 法による核酸検出によって診断を行う。

## 3 ラブドウイルス科 *Rhabdoviridae*，フィロウイルス科 *Filoviridae*，ボルナウイルス科 *Bornaviridae*

　弾丸の形をした狂犬病ウイルス（ラブドウイルス科），ひも状のマールブルグウイルスとエボラウイルス（フィロウイルス科），球状のボルナ病ウイルス（ボルナウイルス科）が各科の代表的なウイルスである。

### 1 狂犬病ウイルス *Rabies lyssavirus*

● **分布**　狂犬病 Rabies は，飼い犬の登録，ワクチン接種，野犬の取り締まりなどの対策の結果，わが国には存在していない。しかし，世界の多くの国々に分布し，年間 5 万人以上が狂犬病により死亡しており，わが国でも輸入症例がおこっている。四類感染症に指定されている。

● **感染経路・症状**　ウイルスは唾液に排出され，患獣（イヌ，キツネ，ネコ，コウモリ，リス，スカンク，アライグマなど）にかまれることにより体内に侵入する。侵入部位周辺の末梢神経に感染し，中枢神経へと上行し脳炎をおこす。脳で増殖したウイルスは神経を伝ってさまざまな臓器に感染を拡大する。唾液腺でも増殖し唾液中にウイルスが放出される。

　潜伏期はさまざまであるが，多くは 1〜2 か月である。

　発熱・頭痛・全身倦怠感などの前駆症状から始まり，不安・興奮・幻覚・

**NOTE**

❶組換え RS ウイルスワクチン（アレックスビー®）が 60 歳以上の成人を対象に承認された（2023 年 9 月 25 日）。さらに，母子免疫を目的とした組換え RS ウイルスワクチン（アブリスボ®）も，厚生労働省の専門家部会で使用を了承された（2023 年 11 月 28 日）。後者は，妊婦（24〜36 週）に接種して能動免疫（中和抗体）を誘導し，移行抗体により新生児・乳児の RS ウイルス感染症を予防するものである。

攻撃性・恐水発作❶などの狂躁症状が出現する。一部は神経麻痺を中心とした麻痺型となるが，最終的には狂躁型・麻痺型ともにほぼ例外なく死亡する。

● **検査**　動物による咬傷歴の問診が有用である。唾液からのウイルスの検出，唾液・髄液などからのウイルス RNA の検出，組織や塗抹標本からのウイルス抗原の検出などにより診断する。病理診断として，脳組織に特徴的な封入体（ネグリ Negri 小体）の検出が有用である。

● **予防・治療**　発症後の致命率がほぼ 100％であり，有効な治療法がないため予防が大切である。海外への旅行時には野犬を含む野生動物に近づきすぎないように注意する必要がある。予防には不活化ワクチンが用いられる。飼い犬への接種のほか，海外旅行者・獣医・研究者などへの接種が推奨されている。狂犬病は，感染してからのワクチン接種により発症の阻止が可能である。その際には，できる限り早期に接種することが必要である。海外では抗狂犬病ガンマグロブリンの投与もなされるが，わが国では使用できない。

## 2 マールブルグウイルス *Marburgvirus*，エボラウイルス *Ebolavirus*

　両者ともフィロウイルス科に含まれ❷，**マールブルグ病** Marburg virus disease や**エボラ出血熱**❸をおこす。病原性が非常に高いため一類感染症に指定されており，患者への接触・検体の取り扱いには特別な注意を必要とする。アフリカ〜東南アジアに広く分布しているが，患者の大部分はアフリカに発生している。

● **感染経路・症状**　両ウイルスともオオコウモリが自然宿主であると考えられているが，動物からヒトへの感染経路は不明である。ヒト-ヒト感染はおもに血液を含む体液への接触によりおこる。潜伏期は 4〜21 日とされ，突然の発熱・頭痛・筋痛などにより発症し，下痢・腹痛・嘔吐・結膜充血・低血圧などの全身症状が出現する。しだいに点状出血・粘膜出血などの出血傾向が見られるようになるが，合併頻度はそれほど高くない。致命率は 25〜90％である。

● **検査**　流行地への渡航歴を問診する。血液からのウイルス分離，ウイルス RNA や抗原の検出により診断する。検査は一般の検査機関では行うこと

NOTE

❶恐水発作
　嚥下筋の痙攣により飲水時に患者が苦しむ様子からつけられた。

NOTE

❷マールブルグウイルス，エボラウイルスの分類
　マールブルグウイルス *Marburgvirus* 属には *Marburg marburgvirus* のみが含まれる。
　エボラウイルス *Ebolavirus* 属は 6 種のウイルスにより構成されており，3 種類がエボラ出血熱と関連している。そのなかで最も感染頻度が高いのが，*Zaire ebolavirus* である。
❸WHO は，エボラ出血熱の従来の英語表記である Ebola hemorrhagic fever から出血を意味する "haemorrhagic" を削除し，Ebola virus disease と呼称するようになった。これに合わせて日本語でもエボラウイルス病と表記する場合もあるが，本書では感染症法などにならい，原則としてエボラ出血熱と表記する。

| plus | 狂犬病ウイルスとヒト |
|---|---|

　1958 年以来，わが国では狂犬病は発生していないが，帰国後に発病，死亡した輸入例はおこっている。

　狂犬病ウイルスはほとんどすべての陸生の肉食動物を宿主とする。媒介動物は，開発途上国では主としてイヌであり，都市への人口の集中とともに，イヌも都市へ集まり，野犬を増加させ，狂犬病対策を困難なものにしている。

　これに対して欧米の先進諸国では，キツネ・アライグマ・コウモリなどのさまざまな野生動物が狂犬病ウイルスを保有しており，それらの動物の間で感染がおこりつづけている。いったん国内に侵入し，野生動物の間で感染が始まると対策が困難であるため，動物の輸出入の際には検疫が行われている。

ができず，保健所を介して国立感染症研究所に試料を送付する。

● **治療・予防**　国内で承認された治療薬・ワクチンはない❶。流行地への渡航を控え，実験動物や野生動物の取り扱いに気をつける。医療従事者の場合，防護具を着用して血液・便・尿への直接接触を避ける。感染から回復した患者の精液や眼球内にウイルスが数か月間残る可能性が指摘されており，家族歴や既往歴の問診も大切である。流行地への渡航者から発熱の相談を受けた場合には，自宅にとどまるよう伝え，最寄りの保健所へ届け出る。感染予防の観点から，来院を促してはならない。

### 3 ボルナ病ウイルス Borna disease virus

　ボルナウイルス科に含まれる❷。本来はウマやヒツジが自然宿主であり，患獣では大部分は不顕性感染であるが，一部に神経症状を中心とした病気を引きおこす。ヒトでは統合失調症などの精神疾患との関連が指摘されているが，確証はない。

## 4　ピコルナウイルス科 *Picornaviridae*

　ピコルナウイルス❸は一本の RNA ウイルスゲノムと正二十面体のカプシドをもつが，エンベロープはもたない。ヒトに感染するピコルナウイルスには次のようなものがある。

(1) エンテロウイルス属❹*Enterovirus*
　　①ポリオウイルス，②コクサッキーウイルス，③エコーウイルス，④エンテロウイルス，⑥ライノウイルス
(2) ヘパトウイルス属 *Hepatovirus*
(3) パレコウイルス属 *Parechovirus*
(4) コブウイルス属 *Kobuvirus*
(5) カルジオウイルス属 *Cardiovirus*

　また，家畜の重要な病原体である**口蹄疫ウイルス** *Foot-and-mouth disease virus* もピコルナウイルス科アフトウイルス属 *Aphthovirus* に含まれる。

● **検査・治療**　咽頭ぬぐい液・便・髄液などからウイルスを分離するほか，

---

**NOTE**

❶アメリカでは，2020年に *Zaire ebolavirus* に対するワクチンおよび治療用抗体製剤が認可され，利用可能となっている。
　なお，2022年現在，ウガンダでこのワクチンの対象ではないスーダンエボラウイルス *Sudan ebolavirus* の流行がおこっている。

**NOTE**

❷ボルナ病ウイルスの学名
　学名は *Mammalian 1 orthobornavirus* である。

**NOTE**

❸ピコルナウイルスの名称の由来
　小さい (pico) RNA ウイルスという意味である。
❹エンテロウイルス属の分類
　ここに記載されているのは，エンテロウイルス属の古典的な分類である。大がかりな再分類により，現在は *Enterovirus A〜J*，*Rhinovirus A〜C* に分類される。しかし，本書では臨床現場で使用されることが多い古典的な分類にそって解説する。

---

**plus**　**西アフリカでのエボラウイルスの流行**

　ギニア・シエラレオネ・リベリアの西アフリカ3国を中心に，2014年3月ごろからおこったエボラ出血熱の流行は，疑い例を含む28,616人の患者と11,310人の死亡者（2016年5月11日時点）を出して，2016年6月9日に終息宣言が出された。
　治療薬・ワクチンが存在しないなか，かつてない規模の流行が終息したのは，防護具による感染予防のほか，接触者追跡調査 contact tracing により患者と接触があった者を21日間（エボラウイルスの潜伏期間）監視下におくことで感染の拡大をくいとめられたことが大きい。遺体に接触しないように地域住民への指導を徹底したことも有効であったと考えられている。この流行をきっかけに，治療薬やワクチンの開発が試みられるようになっている。

血清型の同定，遺伝子配列の決定を行う。ウイルスに対する有効な治療法はなく，ワクチンはポリオウイルスに対してのみ利用可能である。

## 1 ポリオウイルス Poliovirus

　脊髄前角の運動神経細胞を破壊して麻痺が生じる**急性灰白髄炎（ポリオ）** poliomyelitis の原因ウイルスである❶。かつては世界中に分布し，わが国では 1960 年に 5,606 人の患者と 300 人の死者を出した。ワクチンの普及とともに患者数は激減し，1981 年以降は野生型ウイルスによる患者の発生はない。

　WHO によるポリオ根絶計画により，ポリオウイルス 2 型は 2015 年 9 月に，3 型は 2019 年 10 月に根絶が宣言された。現在の流行は 1 型ウイルスによるものであり，患者の発生はアフガニスタン，パキスタンに限られている。

　ポリオは二類感染症に指定されている。

● **感染経路・症状**　ウイルスが口から侵入することにより感染する。咽頭や小腸の上皮細胞で増殖したウイルスは，糞便中に排泄されるとともに血液中にも侵入し，脳・脊髄などの中枢神経に到達する。脊髄前角の運動神経に感染すると神経細胞を破壊するため，支配する筋肉に弛緩性の麻痺がおこる（▶図 12-9）。感染者の大部分は不顕性感染であり，約 5％に急性胃腸炎や上気道炎が，約 1％に無菌性髄膜炎がおこる。血清型により頻度が異なるが，典型的な弛緩性麻痺がおこるのは 0.1％程度である。

● **治療・予防**　予防には 3 種類の血清型に対応した 3 価ワクチンが用いられる。ポリオワクチンには経口生ワクチンと不活化ワクチンがある。経口生ワクチンは投与が簡単であり，ポリオの予防に多大な役割を果たしてきた。しかし，野生型ウイルスによるポリオの減少により，ワクチン関連麻痺❷が問題となり，2012 年から不活化ワクチンに変更された。ポリオワクチンの単独，もしくは四種混合ワクチン（DPT-IPV：ジフテリア・百日咳・破傷風-不活化ポリオウイルス）として接種されている。

　発症した麻痺に対しては有効な治療はない。

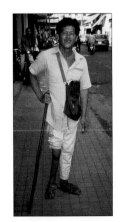

▶**図 12-9　ポリオにより右足が麻痺・萎縮した男性**
（CDC: Public Health Image Library による）

## 2 コクサッキーウイルス Coxsackie virus，エコーウイルス Echovirus，エンテロウイルス Enterovirus

● **感染経路・症状**　これらのウイルスは酸に抵抗性であるため，胃を通過して腸管の上皮に感染する。その後，ウイルス血症をおこし，全身に感染を拡大するが，多くは不顕性感染である。顕性感染の場合，おもに上気道炎を中心とした下記疾患の原因となる。また，発疹を伴うこともある。異なるウイルスがよく似た症状を引きおこしたり，同じウイルスが1人ひとりに異なる症状を引きおこしたりと，臨床症状は非常に多様である。

[1] **ヘルパンギーナ**　1〜4歳の小児に多い。発熱・咳などのかぜ様の全身症状に伴い，軟口蓋を中心に小水疱・潰瘍が出現する。

[2] **手足口病**　かぜ症状に伴い，口のなかに小水疱・潰瘍が出現する。また，手のひら・足の裏にかゆみを伴わない発疹が出現する。手・足・口の3症状がそろわないことも多い。

[3] **無菌性髄膜炎**　頭痛・発熱に加え，項部硬直などの髄膜刺激症状が伴う。髄液中に細菌が検出されないことから「無菌性」とよばれる。一般に予後はよいが，まれに脳炎・麻痺をおこすことがある。

[4] **流行性筋痛症**　発熱・咽頭痛などに突然の前胸部痛・上腹部痛が出現する。痛みのために呼吸困難をおこすこともある。コクサッキーウイルスB群によることが多い。

[5] **急性出血性結膜炎**　アポロ病❶とよばれることもある。眼の異物感・痛みなどで発症し，結膜充血・出血をみとめる。かぜ症状を伴うこともある。エンテロウイルス70，コクサッキーウイルスA24型による。

[6] **その他**　上記以外にも，まれではあるが心筋炎・脳炎・急性弛緩性麻痺などをおこすことがあり，なかでもエンテロウイルス68型は致死性の呼吸器感染症・弛緩性麻痺の，71型は重症髄膜炎の原因となる。また，近年，コクサッキーB群ウイルスがウイルス性糖尿病の主要な原因である可能性が示唆されている。

## 3 ライノウイルス Rhinovirus

　ライノウイルスは胃酸で不活化するため，多くの病変は上気道にとどまる。かぜ症候群の原因ウイルスのなかで最も頻度が高く，咽頭・鼻汁から分離される（rhino＝鼻）。鼻汁・くしゃみ・鼻づまりといった，いわゆる「鼻かぜ」症状が特徴であり，発熱しないことも多い。100以上の血清型があるため，反復して鼻かぜを繰り返すことになる。

## 4 パレコウイルス Parechovirus，コブウイルス Kobuvirus，カルジオウイルス Cardiovirus

　パレコウイルスには6つの血清型があり，おもに上気道炎や胃腸炎などをおこす。パレコウイルス3型は，新生児・早期乳児に中枢神経感染などの重症感染症を引きおこすことがある。

コブウイルス属のアイチウイルス *Aichivirus* は胃腸炎の原因となる。

カルジオウイルス属のサフォード Saffold ウイルス❶は上気道炎・胃腸炎を
おこす。

# 5 レオウイルス科 *Reoviridae*

ゲノムは分節した二本鎖 RNA であり，ウイルス粒子はエンベロープをも
たず，コア・内殻・外殻の 3 層構造からなる正二十面体である。

## ロタウイルス *Rotavirus*

ロタウイルス❷は 11 本の分節したゲノムをもつ。内殻タンパク質（VP6）
の抗原性から A〜G 群に分類され，そのうち A 群を中心に B・C・H 群がヒ
トに感染する。また，カプシド外殻タンパク質（VP7）および粒子表面のスパ
イクタンパク質（VP4）の遺伝子に基づきさらに細かく分類されている❸。

ウイルスタンパク質の 1 つである NSP4 は，エンテロトキシンとして腸管
上皮細胞に対して毒性を示す。ウイルス下痢症の代表的な病原体である。

● **感染経路・症状**　口から侵入したウイルスは小腸の上皮細胞に感染し増
殖する。腸管内で感染を拡大し，大量のウイルスが便中に排出される。ウイ
ルスの増殖とエンテロトキシンの作用により上皮細胞が広範に障害され，水
分の吸収不良がおこることから下痢となる。毎年冬季に流行し，乳幼児がお
かされることが多いことと，便性が酸臭のある白色便であることから冬季乳
幼児白色下痢症ともよばれる。

多くは発熱を伴う胃腸炎症状で終わるが，乳児などの幼少児・重症例では
脱水をおこし死にいたることもある。また，痙攣などの中枢神経系の合併症
もしばしばおこる。複数の遺伝子型が存在するため反復感染もおこるが，交
差免疫❹がおこるので反復のたびに症状は軽くなる。

● **検査**　便を用いて迅速診断（イムノクロマト法，凝集法）するほか，便中
からの遺伝子検出などが用いられる。

● **治療・予防**　ウイルス特異的な治療法はなく，下痢・脱水に対する対症
療法が中心となる。下痢便中には大量のウイルスが含まれており，ウイルス
は不活化されにくいため院内感染に注意する。感染予防のため，乳児を対象
に経口弱毒生ワクチン❺が利用可能である。

# 6 トガウイルス科 *Togaviridae*

ウイルス粒子はエンベロープに包まれており，RNA ウイルスゲノムと正
二十面体のヌクレオカプシドをもつ。トガウイルス科にはアルファウイルス
属 *Alphavirus* が含まれ，その大部分が節足動物を介してヒト-ヒト，動物-ヒ
トの感染環をつくっている。

**NOTE**

❶**サフォードウイルス**
　学名は *Cardiovirus D* である。

**NOTE**

❷**ロタウイルスの名称の由来**
　電子顕微鏡でウイルス粒子が車輪（rota）状であることから名づけられた。

❸カプシド外殻タンパク質（VP7）の違いは G（glycoprotein）遺伝子型として 27 種類，粒子表面のスパイクタンパク質（VP4）の違いは P（protease-sennsitive protein）遺伝子型もしくは血清型として 35 種類がある。このうち，ヒトに感染するのは G 型 5 種類と，P 型遺伝子型 3 種類の組み合わせが大部分である。

❹**交差免疫**
　ある異物（病原体）に対する免疫反応が，類似する異物（病原体）に対しても反応すること。

❺**ロタウイルス感染症のワクチン**
　1 つは，A 群ヒトロタウイルスを継代培養して弱毒化した単価ワクチン（ロタリックス®）である。もう 1 つは，A 群ウシロタウイルスがもつ分節ゲノムのうち，*VP7* 遺伝子と *VP4* 遺伝子を A 群ヒトロタウイルスのものにおきかえたウシ-ヒトロタウイルス遺伝子再集合体で，5 価ワクチン（ロタテック®）である。2020 年 10 月から定期接種となった。

## 1 チクングニアウイルス *Chikungunya virus*

チクングニアウイルス❶は熱帯・亜熱帯地域に広範に分布し，ヤブカ属の
ネッタイシマカやヒトスジシマカによって媒介される。国内では，本ウイル
スによる**チクングニア熱**(四類感染症)の流行はみられないが，ヒトスジシマ
カは広く生息しているので，検疫とともにカへの対策が必要である。

● **症状・検査**　突然の高熱と強い関節痛が主症状であり，約半数に発疹が
出現する。致命率は低い。デング熱と症状がよく似ているため，血液からの
ウイルス分離・ウイルス核酸の検出や抗体検査などにより診断する。

## 2 脳炎をおこすトガウイルス

東部ウマ脳炎ウイルス *Eastern equine encephalitis virus*，西部ウマ脳炎ウイル
ス *Western equine encephalitis virus*，ベネズエラウマ脳炎ウイルス *Venezuelan
equine encephalitis virus* は，齧歯類やトリとカの間で感染環をつくっており，
カにかまれることでヒトに感染する。これらのウイルスによる東部ウマ脳炎，
西部ウマ脳炎，ベネズエラウマ脳炎は四類感染症である。

# 7 マトナウイルス科 *Matonaviridae*

2018年にトガウイルス科から再分類された。ルビウイルス属 *Rubivirus*
の風疹ウイルスが含まれる。ウイルス粒子の特徴は，トガウイルスとほぼ同
様である。

## 風疹ウイルス *Rubella virus*

血清型は1つのみであり，ヒトに感染し，**風疹** Rubella をおこす。

● **感染経路・症状**　飛沫を介して上気道に感染する。気道上皮で増殖した
あとウイルス血症をおこし，全身に感染を拡大させ，鼻汁や呼吸分泌物とと
もに体外へと排出される。感染の約半数は不顕性感染である。おもな症状は
発熱・発疹・リンパ節腫脹であり，ほとんどが軽症に終わる。

妊婦への初感染では胎盤を介して胎児へも感染がおこり，流産・死産・**先
天性風疹症候群**の原因となる。胎児への感染は母体が不顕性感染であっても
おこりうる。先天性風疹症候群では白内障，感音難聴，心奇形，精神運動発
達遅滞などがみられる。妊娠初期(8週未満)での感染では重症となりやすい。
患児は1年以上ウイルスを排出しつづけることがあるので，他児や医療従事
者への感染に注意する。

● **検査**　症状だけからでも診断可能であるが，気道分泌物・血液からのウ
イルス分離やウイルス RNA の検出，抗体検査などで診断が行われる。また，
先天性風疹症候群が疑われるときは，出生前診断として羊水や臍帯血中のウ
イルス RNA を，出生後には臍帯血や新生児血中の IgM 抗体を検出する。

● **予防**　定期接種として1歳児と小学校就学前の小児を対象に麻疹・風疹
混合生ワクチンが2回接種されている。風疹ワクチン単独の任意接種も可能

**NOTE**

❶**チクングニアウイルスの
名称の由来**
　1953年にタンザニアの
患者から分離されたウイル
スで，激しい関節痛のため
にからだをゆがめることか
ら，現地のコマンデ族の
「からだをゆがめる」とい
う意味の言葉にちなんで名
づけられた。

であるが，生ワクチンであるため，妊婦への接種を行ってはならない。また，風疹患者の増加を受け，抗体保有率がほかの世代に比べて低いことを理由に，1962～1978 年度生まれの男性も 2019 年 4 月から 3 年間，定期接種の対象者に追加された。

　風疹は感染症法の五類感染症であり，ただちに届け出が必要である。また，学校保健安全法により発疹が消失するまで出席停止である。

# 8　フラビウイルス科 *Flaviviridae*

　ウイルス粒子はエンベロープに包まれており，内部の正二十面体のカプシド中に RNA のウイルスゲノムが含まれている。本科に含まれるウイルスのうちヒトに病原性があるものは，C 型肝炎ウイルスを含むヘパシウイルス属 *Hepacivirus* と，節足動物により媒介されるウイルスを含むフラビウイルス❶属 *Flavivirus* に分類される。

　フラビウイルス属には約 70 種のウイルスが含まれ，そのうち 40 種あまりがヒトに病原性を示す。そのなかでも，デング熱・黄熱・日本脳炎・ウエストナイル熱・ジカウイルス感染症はカによって媒介され，とくに熱帯・亜熱帯地域では重要なウイルス性疾患である。フラビウイルス属の感染は一般的に不顕性感染に終わることが多いが，発症すると重篤な疾患を引きおこすことがある。

## 1　黄熱ウイルス *Yellow fever virus*

　**黄熱**(四類感染症)の原因ウイルスであり，アフリカや中南米に分布している。アジア地域にも媒介生物であるネッタイシマカは生息しているが，黄熱発生の報告はない。森林地域ではサルとカの間で，都市部ではヒトとカの間で感染環がつくられ，ウイルスが存続している。

　● **症状**　軽症例では頭痛・発熱などのインフルエンザ様症状をみるだけであるが，突然の高熱に加えて出血・黄疸・タンパク尿が出現し，重症例では死亡する。

　● **予防**　黄熱流行地への渡航の場合に弱毒生ワクチンの接種が推奨されている。

## 2　デングウイルス *Dengue virus*

　**デング熱**(四類感染症)の原因ウイルスであり，アジア・アフリカ・中南米の熱帯・亜熱帯地域に広く分布している。ヒトとカの間で感染環がつくられ，ウイルスが存続している。4 つの血清型が知られている。2014 年の夏から秋にかけて首都圏を中心に 162 名のデングウイルスの国内感染者が発生した。実用的な治療薬・ワクチン❷は開発されておらず，カへの対策が唯一の予防策である。

　● **症状**　デング熱では発熱・発疹・関節や筋肉の痛みなどの症状がみられるが，多くは予後良好である。重症型である**デング出血熱・デングショック**

**症候群** dengue hemorrhagic fever / dengue shock syndrome（DHF/DSS）では持続する高熱・出血・循環不全がみられ，致命率も高い。

　DHF/DSS の発症メカニズムはいまだ明らかでない。1 つの血清型の感染から回復すると，その血清型のウイルスに対しては中和抗体が産生され終生免疫が成立するが，この抗体は別の血清型に対して中和活性をもたず，むしろ感染を増強させ，重症化の原因となっていると考えられている。

●**検査**　ELISA またはイムノクロマト法で血中の非構造タンパク質抗原（NS1）を検査する。ヒトスジシマカの培養細胞でウイルス分離，PCR 法でウイルス RNA の検出と型同定，ELISA で IgM 抗体の検出を行い，確定診断する。

## 3　ジカウイルス *Zika virus*

●**分布**　ジカウイルス感染症（四類感染症）をおこす病原体であり，熱帯・亜熱帯地域に広く分布している。1947 年にアフリカで発見されたのち，徐々にアジア・ポリネシア・中南米へと感染域を拡大してきた。

●**感染経路・症状**　おもにカによって媒介されるが，性交による感染もしばしば報告されている。感染者の約 20％が発症し，症状はデング熱に似るが軽症であるとされていた。2013 年ごろから南太平洋の仏領ポリネシア・カリブ海沿岸諸国・ブラジルで流行をおこし，一部の患者に脱力・しびれ・運動障害などがみられる末梢神経障害であるギラン-バレー症候群 Guillain-Barré syndrome をおこしたり，胎盤を介して胎児に感染し，脳の発達を阻害することで小頭症をおこしたりすることが明らかとなった。

●**治療・予防**　有効な治療法・利用可能なワクチンはない。

## 4　日本脳炎ウイルス *Japanese encephalitis virus*

　日本脳炎（四類感染症）は 1924 年にわが国で大流行し，夏季脳炎として知られるようになった。その後，研究の進展に日本人研究者が大きな貢献を行ってきた。

●**分布・感染経路**　日本周辺の東アジア～東南アジア～南アジア（インド・スリランカ）といったアジア地域に分布している❶。ウイルスはブタや一部の水鳥とカとの間で感染環をつくっており，ブタ・水鳥はウイルスの増幅動物である。増幅動物の血液には増えたウイルスが多量に含まれるため，これらの増幅動物を吸血したカがウイルスを媒介する。ヒトでは血液中にウイルスがほとんど含まれないため，ヒトからヒトへの感染はまれである。厚生労働省は都道府県を通じてブタの抗体保有状況を監視し，対策を立てている。

　わが国で 1970 年代以降，患者が激減しているのと対照的に，東南アジアではしばしば大流行がおこっている。

●**症状**　日本脳炎の発症はウイルス感染者の 100～1,000 人に 1 人と低頻度である。突然の高熱・頭痛などから始まり，項部硬直などの髄膜刺激症状や意識障害・痙攣などが出現する。致命率は約 30％であり，回復しても半数に麻痺・精神障害などの神経後遺症が残る。

**NOTE**

❶**日本脳炎ウイルスとウエストナイルウイルスの分布**

　両ウイルスは近縁であり，ウイルスに対する免疫も交差反応を示す。このためかどうかは不明であるが，両者の分布はきれいに分かれており，両ウイルスが流行する地域はアフガニスタン・パキスタンなどに限られている。しかし，いずれのウイルスもイエカに分類されるカによって媒介されることから，感染の拡大が懸念されている。

● **検査**　血清診断は赤血球凝集抑制反応(HI)や補体結合反応(CF)による。

● **予防**　患者血液にはウイルスがほとんど存在せず，血液・髄液からのウイルスの分離は困難である。接種後の重篤な副反応によりワクチン接種は任意とされていたが，2012年以降は新しい不活化ワクチンが定期接種されている❶。

## 5 ウエストナイルウイルス *West Nile virus*

　ウエストナイル熱・ウエストナイル脳炎(四類感染症)をおこす。従来はアフリカ大陸周辺に分布していたが，1999年にアメリカのニューヨーク州で患者が発生して以降，アメリカ大陸にも定着し散発的な流行を繰り返している。鳥類を増幅動物としてカとの間で感染環をつくっている❷。ヒト血液中には少量のウイルスしか含まれないため，ヒトからヒトへの感染頻度は低い。

● **症状**　ウイルス感染者の約20%に症状が出現する。高熱・頭痛・関節痛・筋肉痛などの症状がみられるウエストナイル熱で終わることが大部分である。しかし，高齢者を中心に感染者の約1%に髄膜炎・脳炎症状が出現する(ウエストナイル脳炎)。

● **治療・予防**　有効な治療薬・ワクチンは開発されていない。

## 6 ダニ媒介性フラビウイルス

　ダニ媒介脳炎，オムスク出血熱，キャサヌル森林病(いずれも四類感染症)の病原ウイルスが含まれる❸。これらのウイルスは，ネズミなどの齧歯類とマダニとの間で感染環を形成しているため，マダニによって媒介される。ダニ媒介脳炎は，ロシアから東ヨーロッパにかけて流行している❹。不活化ワクチンがあるが，国内では未承認である。

# 9 コロナウイルス科 *Coronaviridae*

　ヒトコロナウイルス❺の大部分は，飛沫を介して気道に感染する。

　従来知られていたコロナウイルス(229E，OC43)は，上気道に感染してかぜ症候群を引きおこす。免疫がつきにくいために2~4年おきに流行を繰り返す。

　2003年以降，重症急性呼吸器症候群 severe acute respiratory syndrome(SARS)，中東呼吸器症候群 Middle east respiratory syndrome(MERS)の原因として，SARSコロナウイルス1とMERSコロナウイルスがそれぞれ発見された❻。両疾患は二類感染症に指定されている。SARSコロナウイルス2を原因とする新型コロナウイルス感染症 Coronavirus disease(COVID-19)は，五類感染症に指定されている❼。これらの疾患は，基本的には呼吸器感染症であり，不顕性感染に終わることも多い。

　いずれもコウモリに由来し，いったん別の動物に感染できるようになったあと，ヒトに感染するようになったと考えられている。ウイルスは気道分泌物と一緒に排出されるため，疑い例では気道分泌物からのウイルス分離，核

---

**NOTE**

❶かつてはマウス脳を用いてワクチンが製造され，接種後の免疫性脳炎(ADEM)が問題となった。これをうけて，培養細胞を用いた製造方法に変更された。

**NOTE**

❷アメリカで流行の原因となっているウエストナイルウイルスは，従来のウイルスと異なり，増幅動物である野鳥に対しても病原性が強く，鳥類も脳炎で死んでいる。

❸それぞれ，ダニ媒介脳炎ウイルス *Tick-borne encephalitis virus*，オムスク出血熱ウイルス *Omsk hemorrhagic fever virus*，キャサヌル森林病ウイルス *Kyasanur Forest disease virus* が原因である。

❹わが国の急性脳炎で，日本脳炎ウイルスに対するIgG抗体が陽性であってIgM抗体が陰性の場合には，ダニ媒介性のロシア春夏脳炎を疑う。国内では北海道で発生した数例のみであるが，ウイルスに感染したマダニの発見はしばしば報告されている。

**NOTE**

❺コロナウイルスの名称の由来

　ウイルスタンパク質(スパイク)が太陽のコロナ Corona 様に突出していることから名づけられた。

**NOTE**

❻SARSコロナウイルス，MERSコロナウイルス以外にも，呼吸器症状がある患者からHKU1，NL63などの新しいコロナウイルスが分離されている。

❼以前は新型インフルエンザ等感染症(いわゆる2類相当)であったが，2023年5月から五類へと変更となった。

酸・抗原検出が診断の決め手となる❶。

## 1 SARS 関連コロナウイルス *Severe acute respiratory syndrome-related coronavirus*

### ◆ SARS コロナウイルス 1 SARS coronavirus 1（SARS-CoV-1）

　重症急性呼吸器症候群（SARS）は，2002 年に中国で発生し，香港・台湾・シンガポール・カナダなどに感染を拡大し，最終的に 8,098 人の患者と 774 人の死者を出した。それ以降の発生はみとめられていない。

● **症状**　発熱・頭痛・筋肉痛などで始まり，一部の患者に乾性咳・息切れ・呼吸困難がみられ，低酸素血症をおこすこともある。65 歳以上の高齢者や糖尿病などの基礎疾患をもつ者では重症化しやすい。

### ◆ SARS コロナウイルス 2 SARS coronavirus 2（SARS-CoV-2）

　2019 年末に発見され，パンデミックをおこした新型コロナウイルス感染症（COVID-19）の原因である。

● **症状**　発熱・咳・咽頭痛などで始まり，一部の患者に重症肺炎を引きおこす。味覚・嗅覚障害で気づかれることも多い。65 歳以上の高齢者や高血圧・糖尿病・肥満などの基礎疾患をもつ者では重症化しやすい。重症例では，血液凝固による肺塞栓・脳梗塞などの血栓症が合併していることが多い。

● **治療**　RNA 合成阻害薬（レムデシビル，モルヌピラビル），タンパク質切断酵素阻害薬（ニルマトレルビル／リトナビル），中和抗体薬（ソトロビマブ，カシリビマブ／イムデビマブ，チキサゲビマブ／シルガビマブ）が用いられる。また，副腎皮質ステロイド薬（デキサメサゾン）やヤヌスキナーゼ阻害薬（バリシチニブ），抗 IL6 受容体抗体（トシリズマブ）による過剰な免疫反応の抑制や，ヘパリンによる抗凝固療法も行われる。

● **予防**　2021 年から，1 価の mRNA ワクチン（2 種類），ウイルスベクターワクチン（2022 年 9 月まで），組み換えタンパク質ワクチンが接種されている。また，2022 年 9 月以降，従来株に加えてオミクロン株❷にも対応した 2 価 mRNA ワクチンが追加接種されることとなった。

## 2 MERS コロナウイルス *Middle east respiratory syndrome-related coronavirus*（MERS-CoV）

　中東呼吸器症候群（MERS）は 2012 年にアラビア半島諸国で発生し，ヨーロッパへと広がった。ラクダからヒトに感染したと考えられている。発生以降，アラビア半島諸国を中心に散発的に患者が発生している。伝染性は高くないが，患者から介護者・医療従事者への感染がおこりうるため注意を要する。韓国では 1 例の輸入症例からあわせて 186 例の患者が発生している。

● **症状**　症状は重症急性呼吸器症候群に似るが，重症例では腎炎の合併が報告されている。

**NOTE**
❶COVID-19 では唾液を用いた検査も診断に用いられている。

**NOTE**
❷変異株であるオミクロン株は，免疫逃避によりワクチン接種者や既感染者でも感染しやすいことが報告されている。一方で，オミクロン株の性質かワクチンの普及によるものかは明らかではないが，デルタ株以前の流行時期に比べて感染者の重症化率は低下している。

# 10 カリシウイルス科 *Caliciviridae*，アストロウイルス科 *Astroviridae*

カリシウイルス科，アストロウイルス科❶のウイルスは，正二十面体のカプシド内に RNA ゲノムを 1 本もつ。エンベロープをもたないため，酸や熱，アルコール性の消毒薬で不活化されにくく，急性ウイルス性胃腸炎の原因として重要なウイルスが含まれる。

## 1 ノロウイルス *Norovirus*，サポウイルス *Sapovirus*

カリシウイルス科ノロウイルス属の**ノーウォークウイルス** *Norwalk virus* とサポウイルス属の**サッポロウイルス** *Sapporo virus* が急性胃腸炎をおこす❷。食中毒の原因とされる「ノロウイルス」「サポウイルス」は，属名の誤用が定着したものである。

ノーウォークウイルスによる胃腸炎は冬季に好発し，年齢を問わず集団発生する。サッポロウイルスによるものは一年を通して乳幼児を中心に散発するが，食中毒として集団発生する例も増えてきている。

両ウイルスとも抗原性の異なる多くの遺伝子型があること，ウイルスに対する免疫が持続しないことなどから，反復して感染する。

● **感染経路・症状**　患者の便・嘔吐物には大量のウイルスが含まれており，不衛生な手指や汚染された食品を介して経口感染する。また，嘔吐物処理後に残存したウイルスが塵埃（じんあい）として舞い上がり，経口感染する例も報告されている。伝染性が高く，ごく少量のウイルスでも感染し発症する。小腸上皮細胞がおもな増殖細胞である。

おもな症状は腹痛・嘔吐・下痢・発熱であるが，高齢者などでは脱水に注意する必要がある。通常，2〜4 日で自然軽快するが，便中へのウイルスの排出は 4 週間ほど持続する。

● **検査**　ノーウォークウイルスでは迅速診断（イムノクロマト法）が利用可能である。そのほか，便中のウイルス RNA の検出と遺伝子型の同定を行う。これらのウイルスは培養細胞で増えにくいため，ウイルスの分離は困難であ

---

**plus　急性胃腸炎と消毒**

急性胃腸炎の原因となるウイルス（ロタウイルス，アデノウイルス，ノーウォークウイルス，サッポロウイルスなど）は熱，酸やアルコール系消毒薬に対して抵抗性であることが多い（アルコールは必ずしも無効ではない，後述）。したがって，汚染された器具の消毒には，熱湯（80〜90℃，90 秒以上）消毒や次亜塩素酸系もしくはグルタルアルデヒド系の消毒薬を用いる。

吐物処理を行う際には必ず手袋を着用し，防護メガネやマスクも身につけて行うことが望ましい。手指の汚染時には石けんを用い，流水下でウイルスを洗い流す。ただちに手洗いができない場合は，アルコールで手指を消毒する。pH を酸性に調整した特殊なアルコール消毒薬が有効とされ，数種類が市販されている。

る。

●**予防**　手指の清潔と患者の便・嘔吐物の処理および消毒に気を配る。とくにノーウォークウイルスは 10 個程度でも発症するとされており，便・嘔吐物の処理中に舞い上がったウイルスでも感染しうるため，慎重に処理・消毒を行う。

### 2 アストロウイルス *Astrovirus*

糞口感染により急性胃腸炎をおこす。小児の散発的な胃腸炎の原因の 1 つであったが，食中毒の例も増加している。

## 11 ヘペウイルス科 *Hepeviridae*

E 型肝炎ウイルスが含まれる（●301 ページ）。

## 12 ハンタウイルス科 *Hantaviridae*，フェニュイウイルス科 *Phenuiviridae*，ナイロウイルス科 *Nairoviridae*

これらのウイルスはブニヤウイルス科として扱われていたが，2016 年に分類方法が変更され，**ブニヤウイルス目** *Bunyavirales* の新設に伴い，これらの 3 つを含むウイルス科が設置された。

これらのウイルスのゲノムは RNA であり，3 本に分節している。らせん状のヌクレオカプシドをもち，エンベロープをかぶっている。

ハンタウイルス科の多くは齧歯類の糞尿や唾液を介して感染する。フェニュイウイルス科とナイロウイルス科には，家畜や野生動物を自然宿主とし，カやダニといった節足動物を介して感染するアルボウイルスが含まれる。

### 1 ハンターンウイルスなど

ハンターンウイルス *Hantaan orthohantavirus*，ソウルウイルス *Seoul orthohantavirus*，プーマラウイルス *Puumala orthohantavirus*，ドブラバ – ベルグレドウ

---

| plus | **二枚貝と食中毒** |
| --- | --- |

カキ・ハマグリ・アオヤギなどの二枚貝は，水中を漂うノーウォークウイルス・サッポロウイルス・A 型肝炎ウイルス・アイチウイルスなどを体内に濃縮・蓄積する（二枚貝の中でウイルスが増殖するわけではない）。したがって，これらの病原体で汚染された水域でとれた二枚貝を調理が不十分なまま摂取すると感染してしまい，食中毒の原因になる。

予防のために，生食を避ける，十分に加熱する（中心温度 85℃以上で 90 秒以上），使用後の調理器具の洗浄・消毒を徹底する，調理前後の手洗いなどの対策を行う。

急性胃腸炎をおこすウイルスは一般的に洗剤や熱に対して抵抗性であるために，汚染された調理器具を介した感染もおこるので，入念な対策が求められる。また，下水の漏出により井戸水などの飲料水が汚染されて急性胃腸炎が集団発生した例も報告されている。

イルス *Dobrava-Belgrade orthohantavirus*，シンノンブレウイルス *Sin Nombre orthohantavirus* などのハンタウイルス科のウイルスは，地域によって種類が異なるが，世界中に分布している。多くは齧歯類に持続感染しており，糞尿や唾液中に排泄されるため，舞い上がったウイルスの吸入や，齧歯類による咬傷により感染する。

ハンタウイルス科がおこす疾患として重要なのは四類感染症に指定されている次の2つである。

　①**腎症候性出血熱** hemorrhagic fever with renal syndrome（HFRS）　わが国では1984年以降の発生はないが，世界中で年間10万人程度が入院している。発熱・頭痛・筋肉痛などの症状で発症し，タンパク尿や血尿がみられる。重症例では低血圧・ショック・腎不全をおこし，しばしば出血傾向を伴う。重症例の致命率は約15%である。

　②**ハンタウイルス肺症候群** Hantavirus pulmonary syndrome（HPS）　これまでに南北アメリカ大陸以外での発症はみとめられていない。発熱・筋肉痛・頭痛などで発症し，重症例では息切れ・頻呼吸などの呼吸困難が出現する。胸部X線画像で肺水腫所見をみとめ，胸水の貯留を合併することもある。HFRSと異なり，腎障害や出血傾向を伴うことは少ない。

## 2 重症熱性血小板減少症候群（SFTS）ウイルス SFTS virus

SFTSウイルス❶は2011年に発見されたフェニュイウイルス科バンダウイルス属 *Bandavirus* のウイルスであり，マダニを介して感染する。重症熱性血小板減少症候群（四類感染症）は西日本を中心に発生しているが，ウイルスに感染したマダニは国内に広く分布している。イヌ・ネコからの感染例もある人獣共通感染症である。患者の多くは60歳以上である。

発熱と腹痛・嘔吐・下痢などの消化器症状で発症し，頭痛・リンパ節腫脹・出血傾向などを伴うこともある。白血球減少，血小板減少，AST・ALT・LDH上昇などの異常をみとめる。

また，2012年には，アメリカのミズーリ州でSFTS類似の症状を示す患者2名から，SFTSVに近縁のハートランドウイルス Heartland virus が分離されている。

## 3 リフトバレー熱ウイルス Rift Valley fever phlebovirus

アフリカ大陸に分布するフェニュイウイルス科フレボウイルス属 *phlebovirus* のウイルスで，自然宿主であるウシ・ヒツジなどからおもにカの媒介により感染する。リフトバレー熱（四類感染症）は発熱・頭痛・筋肉痛などにより発症し，重症例では網膜炎・脳炎・出血傾向を伴う。

## 4 クリミア-コンゴ出血熱ウイルス Crimean-Congo hemorrhagic fever orthonairovirus

一類感染症であるクリミア-コンゴ出血熱（CCHF）をおこすナイロウイルス科のウイルスである。南北アメリカ大陸を除き，中央アジア・中東・アフ

📖 **NOTE**
❶**SFTSウイルスの分類と学名**
　本ウイルスは頻繁に再分類されている。当初は *Phlebovirus* 属 *SFTS phlebovirus* であったが，*Banyangvirus* 属 *Huaiyangshan banyangvirus* を経て，*Bandavirus* 属 *Dabie bandavirus* が2021年現在の学名である。

リカ・東欧などに広く分布している。おもにダニによって媒介されるが，感染動物・患者の体液を介して感染することもある。感染者の約20%が発症し，軽症例も多い。発熱・頭痛・筋肉痛などで発症し，重症例では出血傾向や肝・腎不全をおこす。重症例の致命率は50%に達する。

# 13 アレナウイルス科 *Arenaviridae*

アレナウイルス❶科のウイルスゲノムはRNAであり，2本に分節している。らせん状のヌクレオカプシドをもち，エンベロープに包まれている。ウイルスは齧歯類に持続感染しており，糞尿といった排泄物を介して感染する。
▶表12-3に出血熱をおこしうるウイルスについてまとめた。

**NOTE**
❶アレナウイルスの名称の由来
感染細胞から取り込んだリボソームが，ウイルス粒子内に砂粒 arena 様に見えることから名づけられた。

## 1 ラッサウイルス *Lassa mammarenavirus*

一類感染症である**ラッサ熱** Lassa fever の病原体であり，マストミスの糞尿に排泄される。感染者の約20%が発症し，初期には高熱・頭痛・筋肉痛などがみられ，重症例では血圧低下・ショック・出血傾向をおこす。西アフリカを中心に患者が発生しており，入院を要する重症例では致命率が15%に

▶表12-3 出血熱をおこすウイルス性疾患

| ウイルス | | 疾患 | 感染経路 | 地理的分布 |
|---|---|---|---|---|
| フィロウイルス科 | マールブルグウイルス | マールブルグ病* | コウモリ-サル-ヒト-ヒト コウモリ-ヒト-ヒト | アフリカ(中央・東・南部) |
| | エボラウイルス | エボラ出血熱* | コウモリ-ヒト-ヒト | アフリカ(中央・西部) |
| アレナウイルス科 | ラッサウイルス | ラッサ熱* | マストミス-ヒト-ヒト | アフリカ(西部) |
| | フニンウイルス マチュポウイルス ガナリトウイルス サビアウイルス チャパレウイルス | 南米出血熱* | ネズミ-ヒト | 南米 |
| ナイロウイルス科 | クリミア-コンゴ出血熱ウイルス | クリミア-コンゴ出血熱* | 家畜・哺乳動物-マダニ-ヒト-ヒト | アフリカ全土・東欧・中近東・中央アジア・インド・中国西部 |
| ハンタウイルス科 | ハンターンウイルスなど | 腎症候性出血熱 | ネズミ(コウライセスジネズミなど)-ヒト ?-実験用ラット-ヒト | 中国・韓国・旧ソ連・北欧など 日本 |
| | | ハンタウイルス肺症候群 | ネズミ(シカシロアシネズミなど)-ヒト | アメリカ(南西部) |
| フェニュイウイルス科 | リフトバレー熱ウイルス | リフトバレー熱 | ?-カ-ヒト | アフリカ |
| フラビウイルス科 | デングウイルス | デング出血熱 | ヒト-カ-ヒト | 東南アジア・アメリカ(南部)・中南米 |
| | 黄熱ウイルス | 黄熱 | ヒト-カ-ヒト | アフリカ・南米 |

*ウイルス性出血熱とよばれ，その病原体は最高危険度(レベル4)のウイルスに分類されており，特殊な構造の実験室の中で取り扱われる。いずれも一類感染症である。

のぼり，約20%の回復者に難聴の後遺症がみられる。

## 2 南米出血熱をおこすウイルス

フニンウイルス Junin virus（*Argentinian mammarenavirus*），ガナリトウイルス *Guanarito mammarenavirus*，サビアウイルス Sabiá virus（*Brazilian mammarenavirus*），マチュポウイルス *Machupo mammarenavirus*，チャパレウイルス *Chapare mammarenavirus* は，一類感染症である南米出血熱の原因ウイルスである。中南米に分布しており，症状はラッサ熱に似る。

## 3 リンパ球性脈絡髄膜炎ウイルス *Lymphocytic Choriomeningitis mammarenavirus*

ハツカネズミを自然宿主とし，世界中に分布している。感染者の一部に発熱・頭痛などのインフルエンザ様症状や無菌性髄膜炎をおこす。

# 14 レトロウイルス科 *Retroviridae*

レトロウイルス❶科のウイルスは RNA のゲノムをもち，ビリオン中には同じゲノムを2本含んでいる。ヌクレオカプシドは正二十面体（ヒト免疫不全ウイルスは特殊型をとる）であり，エンベロープに包まれている。

感染細胞ではウイルスの逆転写酵素のはたらきによりゲノム RNA は DNA に変換される。さらにウイルスタンパク質であるインテグラーゼによって感染細胞のゲノムに組み込まれ，プロウイルス DNA となる。プロウイルス DNA からウイルス mRNA やゲノム RNA が産生されるため，感染細胞が生きている限りウイルスが産生されつづける。

輸血を介して感染することもあるため，ヒトTリンパ球向性ウイルス1とヒト免疫不全ウイルスは，献血血液スクリーニングの対象病原体となっている。

## 1 ヒトTリンパ球向性ウイルス1 Human T-lymphotropic virus 1（HTLV-1）

HTLV-1❷は，ヒトT細胞白血病ウイルスともいう。中央アフリカ，カリブ海沿岸，パプアニューギニア周辺地域に分布がかたよっている。わが国にも九州南部・沖縄を中心に分布している。国内のこれらの地域での感染者は減少傾向にあるものの，関東・関西の大都市圏では増加している。おもな感染細胞は CD4 陽性T細胞（Tリンパ球）である。

● **感染経路**　日常生活で感染することはない。授乳や性交渉，輸血を介して生きた感染T細胞が体内に入ることにより感染する。感染者はキャリアーとなり，生涯無症状で経過することが大部分である。

● **疾患**　HTLV-1 に関連する疾患には次のものがある。

1 **成人T細胞性白血病** adult T-cell leukemia（ATL）　感染後40〜60年を経て，約5%のキャリアーで HTLV-1 感染細胞が腫瘍化し ATL がおこる。リ

NOTE
❶**レトロウイルスの名称の由来**
名称は，転写の方向が DNA から RNA へおこる通常の転写と逆方向（retro）であることに由来する。

NOTE
❷**HTLV-1 の学名**
学名は *Primate T-lymphotropic virus 1* である。

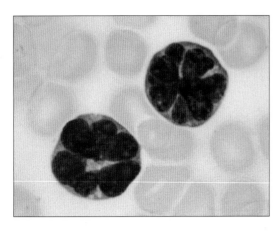

◉**図12-10　成人T細胞白血病患者の末梢血中の腫瘍細胞（ATL細胞）**
ATLに特徴的な，花弁状の分葉核をもつ腫瘍細胞（ギムザ染色）。

ンパ節・肝臓・脾臓の腫大や全身倦怠感などで始まり，血液中に花弁状の核をもつ腫瘍細胞が出現する（◉図12-10）。腫瘍細胞はしばしば皮膚に浸潤し，皮疹をつくる。

　②**HTLV-1関連脊髄症** HTLV-1-associated myelopathy／**熱帯性痙性対麻痺** tropical spastic paraparesis（HAM/TSP）　感染細胞が脊髄に侵入し，神経を障害することで発症すると考えられている。転びやすい・感覚異常などが下肢を中心に両側性におこり，排尿・排便障害も合併する。

　③**HTLV-1ぶどう膜炎** HTLV-1 associated uveitis（HU）　女性，とくにバセドウ病の既往のある者に多い。飛蚊症（目の前に虫やゴミが漂っているように見える）や目のかすみ，視力低下などがみられる。

●**治療・予防**　ヒト免疫不全ウイルスと異なり，有効な治療薬はないため，ATLはその他の白血病と同様に抗がん薬や骨髄移植による治療が行われる。HAM/TSPとHUに対しては，副腎皮質ステロイド薬が用いられる。母乳を介した感染予防のため，育児用ミルクや凍結・融解した母乳を与える。輸血血液スクリーニングの結果，現在，国内では血液を介した感染はきわめてまれである。

## 2　ヒト免疫不全ウイルス *Human immunodeficiency virus*（HIV）

　全世界で感染者が出て問題になっているHIV-1と，西アフリカに分布が限られているHIV-2がある。国内でのHIV感染者は年間1,000人前後と，ここ10年余り横ばいである。その大部分は国内での性的接触により感染したと考えられている。

　標的細胞はCD4陽性T細胞やマクロファージであり，これらの細胞を破壊することで免疫能が低下し，未治療の場合HIV感染症の末路である**後天性免疫不全症候群** acquired immune deficiency syndrome（**エイズ** AIDS）をおこす。HIV感染症およびエイズは五類感染症に指定されており，患者は免疫不全者として医療補助（身体障害者）の認定を受けることができる。

●**感染経路**　日常生活で感染することはまれであり，おもな感染経路は血

液・性的接触・母子感染である。

　輸血血液のスクリーニングにより，輸血による感染はまれとなった。また，かつて多かった血液製剤からの感染も減少したが，医療現場での針刺し事故や麻薬常用者による注射器のまわし打ちによる感染がおこっている。

　現在では，性的接触による感染が国内感染例の9割余りを占めている。男性間の性行為によるものが最多であるが，異性間でも感染する。他の性感染症によって性器に潰瘍などの病変がある場合には，HIV 感染率が飛躍的に高まる。

　母子感染は，おもに産道での感染であるが，胎盤を介した感染や母乳を介した感染もおこる。

● **症状**　感染しても大部分は無症候に経過するが，1〜2週後に一過性に発熱・頭痛・筋肉痛などの症状が出現することがある。この時期の血液には HIV が大量に含まれるが，抗体がまだつくられていないため，抗体検査で陰性となる。感染から抗体陽性となるまでの期間をウインドウ期といい，HIV が増殖し，感染の危険がある時期をとくに感染性ウインドウ期という。

　その後は，免疫応答によりウイルス量は低く抑えられ，症状が出ない無症候性キャリアー状態となるが，HIV の増殖は続いているため，感染を拡大する危険性はつねにある。

　未治療の場合，この状態は平均して10年ほど続くが，その後は血中ウイルス量が増加し，免疫系の主要な細胞である CD4 陽性 T 細胞が減少するため免疫不全状態となる。この時期になるとカンジダ症やニューモシスチス肺炎などの日和見感染症が発症し，エイズ期とよばれる。これらの日和見感染症によって患者が死亡する（◑図 12-11，◑114 ページ，図 6-14）。

● **エイズ**　感染がただちにエイズに結びつくわけではない。エイズとは HIV 感染者の免疫不全状態に伴い，日和見感染症・腫瘍・認知症などが合併した状態のことをさす。23 の指標疾患が定められており，HIV 感染があり，なおかつ指標疾患が1つ以上みとめられた場合にエイズと診断する（◑

---

| plus | **輸血血液の病原体スクリーニング** |
|---|---|

　ヒト免疫不全ウイルス（HIV）や B 型・C 型肝炎ウイルス（HBV・HCV）などは輸血や予防接種などの医療行為によって感染を拡大してきた歴史がある。これらのウイルスの蔓延を防止するため，輸血血液に特定の病原体が含まれるかどうかが検査されている（◑表）。

　HIV など一部のウイルスに対しては，ウイルスの増殖から抗体の出現までに時間がかかるウインドウ期があることから，核酸増幅検査 nucleic acid amplification test（NAT）によるスクリーニングもなされているが，NAT にもウインドウ期があることは留意しておかなければならない。

◑表　献血血液スクリーニング対象疾患

| 検査 | 検査対象 |
|---|---|
| 問診 | 海外渡航歴 |
| 核酸増幅検査（NAT） | HIV-RNA，HBV-DNA，HCV-RNA，HEV-RNA |
| 血清学的検査 | HBs 抗原，HBs / HBc 抗体<br>HCV 抗体<br>HIV-1 / 2 抗体<br>HTLV-1 抗体<br>梅毒トレポネーマ抗体<br>パルボウイルス B19 抗原 |

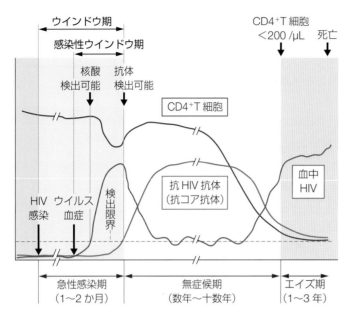

● 図12-11　HIV 感染の自然経過

HIV に感染したあと，血中の HIV 量は 2〜3週間後に急激に増加するが，抗体はそれよりも遅れて産生される。

感染から抗 HIV 抗体が陽性となるまでの期間を，抗体検査の**ウインドウ期**といい，ウイルスが増殖し血液を介した感染がおこりうる状態から検査が陽性となるまでを，とくに**感染性ウインドウ期**という。

核酸増幅検査（NAT）により，感染性ウインドウ期を短縮できるようになったが，それでもなお感染性ウインドウ期をなくすことはできない。

表12-4）。HIV を「エイズウイルス」とよぶのは誤用である。

● **検査**　スクリーニング検査として抗体検査（ELISA 法，ゼラチン粒子凝集法，イムノクロマト法）が用いられ，陽性の場合には確認検査として抗体検査（ウエスタンブロット法，蛍光抗体法）やウイルス分離，ウイルス核酸の検出が行われる。

● **治療**　治療は，作用の異なる 3〜4 種の HIV 治療薬（●164ページ，表9-2）を併用する**抗レトロウイルス療法** antiretroviral therapy（**ART**）が柱となる。ART では長期間にわたる確実な内服が求められ，不十分な治療では多剤耐性 HIV 出現の危険性がある。

エイズを発症している場合や，血液中 CD4 陽性 T 細胞数が 500 個 /μL 未満の場合には治療を開始する。この値以上であっても治療が推奨されるが，この場合には自己負担が高額となるため医療補助制度を利用するなどの準備が必要となる。妊婦の場合，T 細胞数にかかわらず治療が強く推奨されて

---

| plus | **HIV と多剤併用療法** |
|---|---|

感染者の体内ではウイルスは盛んに増殖している。加えて，HIV は RNA ウイルスであるため，増殖時に変異がおこりやすい性質をもつことから，感染者の体内にはきわめて多様な HIV が存在することになる。

かつては HIV 感染者の治療に抗 HIV 薬が単剤で用いられたが，上記の理由から薬剤抵抗性のウイルスが比較的早く出現した。この経験をもとに，作用の異なる薬剤を組み合わせた多剤併用療法が用いられるようになり，HIV の増殖を抑えることができるようになっ

た。

かつては，単剤を用いた治療法を ART（antiretroviral therapy），多剤併用療法のことを HAART（highly-active antiretroviral therapy）とよんでいたが，多剤併用療法が標準的となったため，最近では多剤併用療法のことも ART とよぶようになった。

なお，同じレトロウイルスであるが，HTLV-1 に対して抗 HIV 薬は有効ではない。

◉表12-4　エイズ指標疾患

| 分類 | 疾患 |
|------|------|
| A. 真菌症 | 1. カンジダ症(食道, 気管, 気管支, 肺)<br>2. クリプトコッカス症(肺以外)<br>3. コクシジオイデス症(①全身に播種したもの, ②肺, 頸部, 肺門リンパ節以外の部位におこったもの)<br>4. ヒストプラズマ症(①全身に播種したもの, ②肺, 頸部, 肺門リンパ節以外の部位におこったもの)<br>5. ニューモシスチス肺炎 |
| B. 原虫症 | 6. トキソプラズマ脳症(生後1か月以後)<br>7. クリプトスポリジウム症(1か月以上続く下痢を伴ったもの)<br>8. イソスポラ症(1か月以上続く下痢を伴ったもの) |
| C. 細菌感染症 | 9. 化膿性細菌感染症(13歳未満で, ヘモフィルス, レンサ球菌等の化膿性細菌により①敗血症, ②肺炎, ③髄膜炎, ④骨関節炎, ⑤中耳・皮膚粘膜以外の部位や深在臓器の膿瘍のいずれかが2年以内に, 2つ以上多発あるいは繰り返しておこったもの)<br>10. サルモネラ菌血症(再発を繰り返すもので, チフス菌によるものを除く)<br>11. 活動性結核(肺結核または肺外結核)<br>12. 非結核性抗酸菌症(①全身に播種したもの, ②肺, 皮膚, 頸部, 肺門リンパ節以外の部位におこったもの) |
| D. ウイルス感染症 | 13. サイトメガロウイルス感染症(生後1か月以後で, 肝, 脾, リンパ節以外)<br>14. 単純ヘルペスウイルス感染症(①1か月以上持続する粘膜, 皮膚の潰瘍を呈するもの, ②生後1か月以後で気管支炎, 肺炎, 食道炎を併発するもの)<br>15. 進行性多巣性白質脳症 |
| E. 腫瘍 | 16. カポジ肉腫<br>17. 原発性脳リンパ腫<br>18. 非ホジキンリンパ腫<br>19. 浸潤性子宮頸がん |
| F. その他 | 20. 反復性肺炎<br>21. リンパ性間質性肺炎／肺リンパ過形成(LIP/PLH complex) (13歳未満)<br>22. HIV脳症(認知症または亜急性脳炎)<br>23. HIV消耗性症候群(全身衰弱またはスリム病) |

(「感染症の予防及び感染症の患者に対する医療に関する法律第12条第1項及び第14条第2項に基づく届出の基準等について」による)

いる。ART療法が功を奏し, 免疫機能が回復する過程で臨床症状が一過性に増悪する免疫再構築症候群 immune reconstitution inflammatory syndrome (IRIS)が生じることがある。

　また, 日和見感染症はエイズ患者の直接の死因となるので, 合併している場合には個々の感染症に対して適切な化学療法を行う。

● **予防**　国内感染者の原因で最も多いのが性的接触であり, とくに男性同性愛者に多い。他の性感染症と同様に, 不特定多数のパートナーと関係をもたない, コンドームなどの避妊具を用いるなどの対応が必要である。

　母子感染の場合, 産道での感染が多いことから, 帝王切開での分娩が推奨されている。また, 胎盤を介した感染予防のため, 妊婦へのART療法が行われる。母乳には多量のHIVが含まれるため, 人工乳を用いる。

　医療関係者の針刺し事故による感染もおこるので, 標準予防策を徹底する。

　医療従事者のHIV曝露例や感染妊婦からの出生児には, 抗HIV薬が予防的に投与される。

# C ウイルスの臨床的分類

## 1 肝炎ウイルス hepatitis viruses

　肝臓におこった炎症により機能障害をおこした状態のことを肝炎といい，炎症の原因がウイルスによるものが**ウイルス性肝炎** viral hepatitis である。肝細胞を標的として感染するものを肝炎ウイルスとよぶが，全身感染症に伴って肝機能異常をおこす場合（EB ウイルスなど）は，含めない。

　それぞれの肝炎の原因ウイルスは，ウイルス学上の分類が異なる❶。ウイルスの特徴に関しては各項でふれる。

● **肝炎の種類**　ウイルス性肝炎には，少なくとも A，B，C，D，E 型の5種類がある。5種類の肝炎ウイルスのうち，A，E 型は，主として経口感染し，散発性あるいは流行性の急性肝炎をおこす。一方，B，C，D 型は，血液を介して感染し，一過性感染のほかに持続感染をおこし，とくに B 型と C 型は慢性肝炎，さらに肝硬変，肝がんの原因となる（◐表 12-5）。

● **急性ウイルス性肝炎**　感染によっておこる急性の肝機能障害を総称したものである。A 型，B 型を原因とする例が多い。一般的に発熱・咽頭痛・頭痛などの前駆症状があり，全身倦怠感・褐色尿・黄疸などの症状が出現する。多くは2か月以内に回復するが，まれに肝細胞が大量に破壊される**劇症肝炎**を発症することがある。劇症肝炎の致命率は約60％にのぼる。

● **慢性ウイルス性肝炎**　慢性肝炎全体の約70％が C 型，約20％が B 型に

◻NOTE
❶一部のウイルスの名称が変更されたが，本項では臨床現場に定着している従来の名称を用いる。

◐**表 12-5　ウイルス肝炎と肝炎ウイルスの比較**

|  | A型 | B型 | C型 | D型 | E型 |
|---|---|---|---|---|---|
| 肝炎ウイルス | HAV | HBV | HCV | HDV | HEV |
| ウイルス属 | ヘパトウイルス | オルトヘパドナウイルス | ヘパシウイルス | デルタウイルス | オルトヘペウイルス |
| ウイルス科 | ピコルナウイルス | ヘパドナウイルス | フラビウイルス | 未定 | ヘペウイルス |
| ウイルス核酸 | RNA | DNA | RNA | RNA | RNA |
| 感染経路(感染源) | 経口(便) | 非経口(血液) | 非経口(血液) | 非経口(血液) | 経口(便・生獣肉) |
| 急性肝炎 | あり | あり | あり | あり | あり |
| 慢性肝炎 | なし | あり | あり | あり | なし |
| 肝がんとの関連 | なし | あり | あり | なし | なし |
| キャリアーの存在 | なし | あり | あり | あり | なし |
| ワクチンによる予防 | 可能 | 可能 | – | 可能 | – |
| Ig 製剤による予防 | 可能 | 可能 | – | 可能 | – |
| 抗ウイルス化学療法 | – | 可能 | 可能 | – | – |

よるウイルス性肝炎である。B 型の小児期での感染や C 型の感染では，ウイルスが排除できず無症候性キャリアー化や慢性肝炎をおこす。肝臓は症状の出にくい臓器であり，多くは無症状で経過する。炎症が持続することによって肝機能低下や肝臓の線維化が進み，肝硬変となると下肢の痙攣・手掌紅斑・クモ状血管腫などの症状が出現する。また，肝硬変をおこした肝臓からは肝細胞がん（肝がん）がおこりやすい。

● **検査**　一般的な肝炎の検査として肝逸脱酵素（AST，ALT，LDH など）やビリルビンが測定される。病原ウイルスの検査としては，各ウイルスに対する抗体価が測定される。B 型・C 型肝炎では，血清中ウイルスゲノム数も測定され，診断のほか病勢や治療効果評価のためにも用いられる。

● **肝炎と感染症法**　ウイルス性肝炎は，原因ウイルスにより感染症法上の分類が異なる。A 型，E 型肝炎は四類感染症であり，それ以外の肝炎は五類感染症である。

## 1 A 型肝炎ウイルス Hepatitis A virus（HAV）

　A 型肝炎ウイルス（HAV）はピコルナウイルス科（●278 ページ）ヘパトウイルス属に含まれる❶。血清型は 1 つであるが，遺伝子型は I ～ Ⅶ型があり，I 型とⅢ型は A，B の亜型がある。流行地により遺伝子型の違いがあり，わが国の患者からは I A 型が高頻度に検出される。

● **感染経路**　ウイルス粒子は酸や熱に対して安定である。経口感染し，腸管上皮から血液を介して肝臓に到達する。HAV の細胞変性効果は軽微であり，ウイルスに対する免疫応答により肝細胞が障害されることで肝炎がおこる。したがって，免疫能が低い小児期での感染では大部分が不顕性感染に終わる。増殖した HAV は胆汁とともに腸管内に放出され，便と一緒に体外に排出される。このことから，A 型肝炎の流行は衛生状態を反映し，下水道が普及している先進国では少ない。わが国でも，60 歳未満の多くの人が免疫をもたない。2018 年以降，男性同性愛者間の糞口感染により患者が急増している。

● **予防**　HAV に対する治療はなく，急性期には入院し安静臥床する。不活化ワクチンが利用可能なため，流行地域（アジア・アフリカ・中南米）への渡航予定者は接種が推奨される。流行地では，生水や生の魚介類の摂取を避けるよう心がける。食中毒の予防とともに，性感染にも注意を要する。

## 2 B 型肝炎ウイルス Hepatitis B virus（HBV）

　B 型肝炎の病原体であり，ヘパドナウイルス科 *Hepadnaviridae* に含まれる。部分的に一本鎖になった二本鎖 DNA のゲノムは **HBc 抗原**でつくられる正二十面体のカプシドに含まれ，エンベロープでおおわれている（●図 12-12）。ウイルス粒子（デーン Dane 粒子ともよばれる）の表面は **HBs 抗原**でおおわれているが，過剰に生産された HBs 抗原は血液中に球状あるいは杆状の粒子として存在する。**HBe 抗原**はウイルス増殖が盛んな肝細胞から血液中に放出されるウイルスタンパク質である。

□ **NOTE**
❶ **HAV の学名**
　学名は *Hepatovirus A* である。

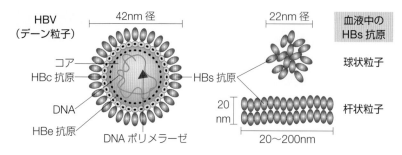

◉**図 12-12　B型肝炎ウイルス粒子(デーン粒子)と抗原**

　また，HBV は DNA のウイルスゲノムをもつが，増殖過程で逆転写を行うという特徴がある。B型肝炎ウイルスは肝細胞への細胞変性効果をおこさず，ウイルスに対する免疫応答により肝炎がおこる。

●**分布**　世界中で2億4千万人が HBV に持続感染していると推定されており，感染者の多くはアジア・アフリカに分布している。わが国でも 150 万人前後が持続感染していると推定されている。HBV は複数の遺伝子型に分けられており，地域分布や感染経路の同定などに用いられている。わが国では遺伝子型 B，C が大部分を占めていたが，欧米に多い A 型の割合が増加傾向にある。遺伝子型は治療効果やがんの発生率とも関連し，わが国に多い C型はインターフェロン治療がききにくく，がんの発生率も高い。

●**感染経路**　無症候性キャリアーを含む HBV 感染者を感染源とし，おもな感染経路は血液を介したものである。輸血などの医療行為・針刺し事故・麻薬のまわし打ち・入れ墨などにより感染する。

　また，出産時の感染妊婦からの母子感染や，性行為によっても感染する。近年，性感染症として若年者に B 型肝炎が増加している。

●**感染経過**　出生時や幼少期での感染では免疫機能が低いためウイルスが排除できず，90％以上が持続感染となる。持続感染者の約 90％は肝機能が正常な無症候性キャリアーとして経過するが，約 10％は慢性肝炎をおこし，その一部が肝硬変・肝がんへと進行する(◉図 12-13)。

　ウイルスが増殖状態にあることを示す HBe 抗原陽性から，増殖能が低下した状態を示す HBe 抗体陽性への変換を**セロコンバージョン** seroconversion とよぶ。セロコンバージョンをおこし，肝機能が正常化した患者では，肝硬変・肝がんの発症リスクは低い❶。

　成人期での初感染では約 20％に急性肝炎が発症するが，感染が持続する

▭ **NOTE**
❶セロコンバージョンをおこし，ウイルス増殖が低下した患者の約 20％にウイルスの再増殖と肝機能の悪化がみられる。

---

| plus | **針刺し事故への対応** |
| --- | --- |

　針刺しは医療従事者におこりうる代表的な事故である。血液で汚染された針などにより傷を受けた場合は，傷口から血液をしぼり出す，石けんを用いて流水下で傷口を洗浄し，担当者に報告する。事故予防のために各医療機関でルールを作成し，医療従事者の教育をふだんから行っておくことが望ましい。

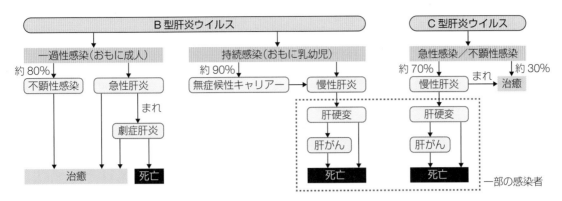

◎図12-13　B型肝炎・C型肝炎の自然経過

◎表12-6　HBVマーカーの種類

| HBVマーカー | | 意義，特徴 |
|---|---|---|
| HBs | 抗原 | 現在HBVに感染中であることを示す。 |
| | 抗体 | 過去の感染あるいはワクチン接種があったことを示す。 |
| HBc | 抗原 | 通常の免疫学的検査法では血中に検出できない。 |
| | 抗体 | 高値陽性は現在の，低値陽性は過去のHBV感染。通常，それぞれHBs抗原・抗体陽性を伴う。最も早く出現する抗体であり，とくにIgM-HBc抗体陽性はB型急性肝炎の診断基準となる。 |
| HBe | 抗原 | HBVの持続的増殖の指標で，血中に多量のHBVがあること（感染性が強い）を示す。 |
| | 抗体 | HBe抗原消失後に陽性となり，血中のHBVが少ない（感染性が低い）ことを示す。 |
| HBV-DNA | | 血中のHBV量を反映する。抗ウイルス療法の治療効果判定の指標として用いられる。 |

ことはまれである。急性肝炎の2%ほどが重篤な劇症肝炎となることがある。また，若者を中心に増加中の遺伝子型Aは成人の感染でも慢性化する例が多い。

●**検査**　血清中のウイルス抗原と，それらに対する抗体を検査する（◎表12-6）。ウイルスの感染からHBs抗原陽性となるまでに，約2か月かかるウインドウ期があることに注意しておく必要がある。病勢の評価や治療効果の判定のためにウイルスDNA量の測定も行う。

●**治療**　HIVで用いられている逆転写酵素阻害薬の一部がHBVに効果を示す（◎164ページ，表9-2）。活動性の慢性肝炎に対しては，インターフェロン❶と核酸系逆転写酵素阻害薬による治療が行われる。また，ウイルスに対する治療効果はないが，肝庇護薬の投与も行われる。

●**予防**　高力価抗HBsヒト免疫グロブリン（HBIG）と，合成HBs抗原を用いたサブユニットワクチンが感染予防に利用可能であり，医療従事者や海外への渡航者は接種を受けておくことが望ましい。針刺しなどの事故時には，血液をしぼり出したうえで傷口を洗浄しHBIGを投与する。

　HBs抗原陽性の母親からの出生児に対しては，出生直後（12時間以内）にHBIG投与とワクチン接種を行い，その後2回のワクチンを追加する。また，近年HBVワクチンは，母親がHBVキャリアではない乳児を対象に定期接

◻**NOTE**
❶インターフェロン（IFN）にポリエチレングリコール（PEG）を結合した**ペグインターフェロン** pegylated interferon（PEG-IFN）は，血中に長くとどまり安定した血中濃度を維持できるため，週1回（従来は週3回）の皮下注射でも治療効果を示す。

種されている。

## 3 C型肝炎ウイルス Hepatitis C virus（HCV）

フラビウイルス科 *Flaviviridae* ヘパシウイルス属 *Hepacivirus* に含まれ❶，ウイルス粒子の性状は，他のフラビウイルス科のウイルスと同様である。HCVも細胞への障害性は弱く，免疫応答により肝炎がおこると考えられている。

● **分布** HCVは世界中に分布しているが，アフリカ，中央アジア，東アジアに多く，世界中で1億7千万人が慢性感染していると推定されている。国内の抗体保有者は200万人ほどと推定されており，60歳以上に多い。

遺伝子配列の違いから6つの遺伝子型があり，そのいくつかには亜型がある。わが国では遺伝子型1bが約80%を占めている。

● **感染経路** 血液を介して感染する。かつては輸血を介しての感染と，予防接種時の注射針の連続使用による感染が大部分であったが，輸血血液のスクリーニングと注射器・針の再利用の中止によりほぼ皆無となった。現在では，針刺しなどの医療事故，薬物濫用による注射器の使いまわし，ピアスの穴あけ行為や入れ墨などにより感染する。低頻度ではあるが，性行為での感染や母子感染もおこる。

● **感染経過** B型肝炎ウイルスと異なり，成人期での感染でもおよそ70%が持続感染となる。感染後2〜16週間後に急性肝炎をおこすことがあるが，多くは自覚症状がないまま慢性肝炎となる。慢性肝炎の状態が長く続くと，一部の患者は肝硬変や肝がんを発症する（●299ページ，図12-13）。

● **検査** HCVに対する抗体検査が一般的であるが，感染してから抗体出現までに約3か月のウインドウ期があることに注意しておく❷。病勢の評価や治療効果の判定のためにウイルスRNA量の測定も行う。

● **治療** C型肝炎は遺伝子型により治療に対する反応性が異なる。従来，慢性肝炎の治療には，リバビリン・インターフェロン併用療法が行われてきた。この治療法は遺伝子型2型には有効であるが，わが国に多い遺伝子型1bや血液中ウイルス量が多い場合には効果が低かった。

近年承認されている**直接作用型抗ウイルス薬**（DAAs）❸は，NS5BやNS5AといったHCVのウイルスタンパク質を標的としたものである（●164ページ，表9-2）。現在ではリバビリン・インターフェロン・DAAsの組み合わせや，DAAsを複数組み合わせた多剤併用療法が用いられる。

● **予防** 利用可能なワクチン・免疫グロブリン製剤はない。医療従事者は標準予防策を遵守し，汚染事故に気をつける。

## 4 D型肝炎ウイルス Hepatitis D virus（HDV）

特定の科には分類されず，デルタウイルス属 *Deltavirus* に分類される❹。HDVは単独での増殖に必要な遺伝子をもっていない不完全なウイルス（欠損ウイルス）で，B型肝炎ウイルスがヘルパーウイルスとして同時に感染することによって増殖可能となる（●47ページ）。ウイルス粒子はB型肝炎ウイ

**NOTE**

❶**HCVの学名**
学名は *Hepacivirus C* である。

**NOTE**

❷HCVに感染しても抗体陽転には通常1〜3か月を要するので，急性C型肝炎の確定診断にはHCV-RNA検査が行われる。

❸**直接作用型抗ウイルス薬**
direct acting antivirals（DAAs）
HCVの増殖（複製）には，HCVゲノムのNS3/4A，NS5A，NS5B領域がコードする非構造タンパク質（NS）が必要であり，DAAsは，これらのウイルスタンパク質を標的に開発されている。異なる作用の薬剤を組み合わせることにより，薬剤耐性ウイルスの出現を抑えることができる。HCVに対するDAAsはHCVに対しては有効であるが，ほかの肝炎ウイルスに対しては効果がない。

**NOTE**

❹**HDVの学名**
学名は *Hepatitis delta virus* である。

ルス HBs 抗原でつくられており，内部に RNA ウイルスゲノムと HDV 由来のデルタ抗原が含まれている。

● **感染経路・症状**　おもに血液を介して感染する。成人への B 型肝炎ウイルスとの同時感染の場合には，急性肝炎をおこして体内から排除されるが，B 型肝炎患者や無症候性キャリアーへ感染した場合には，B 型肝炎ウイルスの感染が持続しているので HDV もキャリアー化する。一般的に D 型肝炎は重症であり，劇症肝炎となることも多い。

● **予防**　ウイルスに対する治療法はなく，急性肝炎時には安静臥床する。D 型肝炎ウイルスに対するワクチンはないが，増殖のために B 型肝炎ウイルスが必須であること，HDV 粒子は HBs でつくられていることから，B 型肝炎ワクチンや免疫グロブリン製剤により予防可能である。すでに B 型肝炎に感染している場合は，標準予防策などで感染の予防に努める。

### 5　E 型肝炎ウイルス Hepatitis E virus（HEV）

　ヘペウイルス科 *Hepeviridae* オルソヘペウイルス属 *Orthohepevirus* に含まれる[1]。RNA ゲノムが正二十面体のヌクレオカプシドに包まれており，エンベロープはない。

● **分類・分布**　遺伝子配列をもとに G1〜G4 の 4 つの遺伝子型がある。中央アジア・東南アジアを中心に世界中に分布しており，わが国にも存在する。

● **感染経路・症状**　A 型肝炎ウイルスと同様に，肝臓で増殖したウイルスが胆汁と一緒に腸管に放出され，便とともに体外に排泄される。このため，おもな感染経路は汚染された水や食物などによる経口感染である。HEV はイノシシ・ブタ・シカにも感染し，国内の感染例では加熱不足のこれらの肉や内臓を摂取することによるものが多い。多くは自覚症状のない不顕性感染であるが，急性肝炎をおこすことがあり，とくに妊婦や高齢者の感染では重症となりやすい。

● **予防**　ウイルスに対する治療法はなく，急性期には安静臥床する。利用できるワクチンもない。流行地では生水や生の食品の摂取を避ける。国内では上記動物などの内臓や肉は生食を避け，内部までしっかりと加熱する。また，食中毒を避けるため手指の衛生・調理器具の消毒を心がける。

## 2　腫瘍ウイルス（がんウイルス）

　感染によって動物細胞を形質転換（● 43 ページ）させたり，動物に腫瘍をつくったりするものを腫瘍ウイルス（がんウイルス）とよぶ。

　細胞の増殖は，増殖の促進因子（**がん原遺伝子**[2]）と抑制因子（**がん抑制遺伝子**）によってバランスが保たれている。なんらかの原因で促進因子が高まる，もしくは抑制因子がきかなくなると腫瘍が形成される。この状態に遺伝子損傷や染色体転座などが加わることによって細胞ががん化する。RNA ウイルスのなかには，正常細胞がもつがん原遺伝子と配列がよく似ているがん遺伝子をもつものがある。

> **NOTE**
> **❶ HEV の学名**
> 　学名は *Orthohepevirus A* である。

> **NOTE**
> **❷ がん原遺伝子**
> 　正常な細胞がもっている，がん遺伝子と相同な（似かよった）遺伝子で，おもに増殖・分化に関与している。変異してがん遺伝子になると，細胞の異常な増殖（がん化）がおこる。

◯表12-7　ヒトの腫瘍ウイルス（がんウイルス）

| ウイルス | ウイルス科 | 関連がある腫瘍 |
|---|---|---|
| ヒトパピローマウイルス | パピローマウイルス科 | 子宮頸がん・陰茎がん・肛門がん・中咽頭がんなど |
| EBウイルス | ヘルペスウイルス科 | バーキットリンパ腫・日和見リンパ腫・上咽頭がん・胃がん |
| ヒトヘルペスウイルス8 | ヘルペスウイルス科 | カポジ肉腫・特発性浸潤性リンパ腫 |
| メルケル細胞ポリオーマウイルス | ポリオーマウイルス科 | メルケル細胞がん |
| B型肝炎ウイルス | ヘパドナウイルス科 | 肝がん |
| C型肝炎ウイルス | フラビウイルス科 | 肝がん |
| ヒトTリンパ球向性ウイルス1（HTLV-1） | レトロウイルス科 | 成人T細胞白血病 |

● **がん化のメカニズム**　ウイルスが細胞をがん化させるメカニズムは以下の3つに大別される。

(1) ウイルスががん遺伝子をもち，細胞増殖促進因子として作用する。

(2) ウイルスゲノムが細胞の染色体に組み込まれ，細胞がもつ増殖促進因子を活性化する。

(3) ウイルスのタンパク質が細胞増殖の抑制因子のはたらきを抑えた結果，細胞が増殖しやすくなる。

　ヒトの腫瘍とかかわりがあるウイルスを◯表12-7に示した。

# 付　プリオンとプリオン病

## 1　プリオン

● **プリオンの意味**　これまで述べてきた微生物は遺伝情報がのったDNAやRNAをゲノムとしてもつが，**伝達性海綿状脳症** transmissible spongiform encephalopathy とよばれる一群の疾患では，異常タンパク質が感染性をもつことが明らかとなった。

　この感染性タンパク質はプルシナー Prusiner, S. B. の提唱により**プリオン** prion と名づけられ，それにより引きおこされる疾患は**プリオン病** prion disease とよばれる。プリオンとは 'proteinaceous infectious particle'（感染性タンパク質粒子）の意味である。

● **プリオンタンパク質**　第20番染色体上の *PrP* 遺伝子から産生され，正常型タンパク質（PrP$^C$）は多くの細胞にみられるが，神経系の細胞に比較的多く発現しており，ミエリン鞘の維持にかかわるとされている。

　PrP$^C$ はタンパク質分解酵素によって分解されるが，異常型タンパク質（PrP$^{Sc}$❶）は分解されにくく，さらに PrP$^C$ を PrP$^{Sc}$ に変化させるはたらきを

▱NOTE
❶PrP$^C$ の C は細胞性 cellular に，PrP$^{Sc}$ の Sc は後述するスクレイピー scrapie にちなんで名づけられている。

もつ。分解されにくい $PrP^{Sc}$ が脳内に蓄積することによって神経細胞の変性と脱落が生じ，特有のスポンジ状の脳組織となる。

　$PrP^C$ と $PrP^{Sc}$ の違いはタンパク質の形（立体構造）だけである。*PrP* 遺伝子の突然変異などによって $PrP^{Sc}$ となりやすい $PrP^C$ をもつ場合，家族性のプリオン病が発症することがある。

# 2　プリオン病

● **プリオン病の病型**　特発性（原因不明）・遺伝性（家族性）・獲得性プリオン病に分けられる。

● **プリオン病の種類**

　① **クロイツフェルト-ヤコブ病** Creutzfeldt-Jakob disease（**CJD**）　以下の病型のうち，孤発性 CJD がプリオン病全体の 8 割を占める。

　①**孤発性 CJD**　原因不明であり，100 万人に 1 人の頻度で中年以降に発生する。めまい・ふらつき・物忘れなどの症状から始まり，認知症が出現すると急速に進行し，寝たきり・無言無動状態となる。脳波検査で脳全域に同期する異常脳波（周期性同期性放電）がみとめられる。多くの場合，診断後 1〜2 年で死亡する。

　②**家族性 CJD**　*PrP* 遺伝子に点変異をもつ家系に発症する。症状や進行速度が孤発性 CJD と異なることがある。

　③**獲得性 CJD**　プリオンで汚染された角膜や硬膜などの移植片や機器を用いた医療行為によって感染する医原性 CJD と，ウシのプリオン病である **牛海綿状脳症❶** が食肉を介してヒトに感染することによって発症する変異型 CJD（vCJD）がある。vCJD は，イギリスを中心に欧米諸国および日本・香港などで患者の報告があり，若年者に発症することが特徴である❷。

　② **ゲルストマン-ストロイスラー–シャインカー症候群** Gerstmann-Sträussler-Scheinker syndrome（**GSS**）　*PrP* 遺伝子の変異により家族性に発症する。変異が生じている部位により症状が異なるが，小脳失調や認知症で発症することが多い。

　③ **致死性家族性不眠症** fatal familial insomnia（**FFI**）　プリオンタンパク質の 178 番目のアミノ酸が，アスパラギン酸からアスパラギンに変異することによって家族性に発症する。不眠症・精神興奮などの症状が 40〜50 歳ごろに出現する。

● **予防**　非侵襲的医療行為や日常的な接触でプリオン病に感染する危険性はないが，針刺し事故などには十分に注意する。$PrP^{Sc}$ は非常に不活化されにくいため，検査などに用いた用具は再利用を避ける。再利用が必要な場合には，器具に応じて高温アルカリ洗浄，オートクレーブ（134℃）などを組み合わせる。

● **動物とヒトのプリオン病**　かつて東部ニューギニアの山岳民族であるフォア族の間でみられていた風土病の **クールー** kuru が，のちにプリオン病であることが判明した。人食いの風習によって伝播していたが，風習の廃止

□ **NOTE**

**❶牛海綿状脳症**
　俗称で狂牛病とよぶこともある。ウシに不足しやすい栄養成分の補給のためにタンパク質・ミネラル成分に富む肉骨粉が飼料として与えられていた。肉骨粉の原料にスクレイピーに感染したヒツジが含まれていたことから，ウシに海綿状脳症が発生したと考えられている。vCJD の発生により，国内では肉骨粉を飼料としてウシに与えてはならないことになった。イギリスを中心に大量のウシが発生したが，肉骨粉の投与規制により激減した。

**❷**vCJD は輸血により感染する可能性があることから，採血制限対象国への滞在歴が献血時に問診されている。

とともに激減した。動物では 200 年以上前から知られている**スクレイピー** scrapie をはじめ，いくつかのプリオン病が知られている。通常は動物の PrP$^{Sc}$ が人に伝達しプリオン病を引きおこすことはないが，牛海綿状脳症の プリオンはウシの脳と脊髄を中心に蓄積し，ヒトやヒツジに伝達される。

---

### ✔ work　復習と課題

❶ 日和見感染症をおこすウイルス名をあげなさい。

❷ 性感染症の原因となるウイルス名をあげなさい。

❸ 次のウイルスの感染経路と引きおこす疾患名・症状について述べなさい。
　1)EB ウイルス　2)サイトメガロウイルス　3)ポリオウイルス
　4)風疹ウイルス　5)日本脳炎ウイルス　　6)SARS コロナウイルス

❹ ワクチン接種が行われているウイルスをあげなさい。

❺ インフルエンザウイルスの抗原性について述べなさい。

❻ 妊婦における風疹ウイルス感染症の危険性について述べなさい。

❼ フラビウイルス科に分類されているウイルスをあげ，それらの感染経路につい て述べなさい。

❽ 食中毒の原因となるウイルスをあげなさい。

❾ ヒト免疫不全ウイルス(HIV)の感染経路と感染予防法について述べなさい。

❿ B 型肝炎の診断法(検査法)について述べなさい。

第 **13** 章

病原真菌と真菌感染症

　**真菌** fungus の種類（菌種）は細菌よりも多く，人類の生活に深くかかわりのある有用な真菌も多い。しかし，なかにはヒトに病原性を示す真菌も存在し，これらを**病原真菌** pathogenic fungus という。近年，高齢人口の増加，生活様式の変化，さらには医原性による易感染性患者の増加などを背景として，**真菌感染症** mycotic infection（**真菌症** mycosis）が増えてきている。

　とくに後天性免疫不全症候群（エイズ）患者においては，重症化して死の転帰をとることが多い。厚生労働省は，エイズ発症の基準となる23の合併症を定めており，そのうちカンジダ症（食道・気管・気管支・肺），クリプトコックス症（肺以外），ニューモシスチス肺炎，コクシジオイデス症，ヒストプラズマ症の5疾患が真菌症である。

　真菌症は感染の部位によって，**深在性真菌症**（深部臓器に感染），**深部皮膚真菌症**（皮膚・皮下組織に感染），**表在性真菌症**（表皮・毛髪・爪に感染）に分けられる。後二者は皮膚の真菌感染症（**皮膚真菌症**）である。ただし，深部皮膚真菌症の原因真菌のうちには，全身性の感染をおこすものがある。真菌には日和見感染をおこすものが多い。

# A　深在性真菌症をおこす真菌

　吸入されたあと，おもに肺に病変を形成し，全身または深部臓器に広がる真菌症である。外来性の真菌としては，クリプトコックス-ネオフォルマンス，アスペルギルス-フミガーツス，ヒストプラズマ属などがある。一方，内因性の深在性真菌症の原因としては，常在真菌であるカンジダ-アルビカンスがある。

## 1　カンジダ-アルビカンス *Candida albicans*

　カンジダ *Candida* 属にはいろいろな種があるが[❶]，ヒトに病気をおこすのはおもに**カンジダ-アルビカンス**である（●図13-1，●50ページ，図4-1，●53ページ，図4-5）。カンジダ属による真菌症を**カンジダ症** candidiasis と総称する。

● **病原性**　本菌は健康人の口腔・消化管・腟などに常在しており，おもに宿主の免疫能の低下，とくに好中球減少，細胞性免疫不全に伴って感染をおこす。日和見感染症や菌交代症の代表的な原因菌である。口腔・腟・皮膚・爪・消化管・呼吸器などをおかし，粘膜に白苔をつくり，さらに全身性の感染症をおこすこともある。乳児に多い口腔内の鵞口瘡やおむつかぶれは，これによっておこる。

● **検査**　病的材料からは分芽型分生子または仮性菌糸がみられる。分芽型分生子（2〜8×4〜6μm）は卵円形の酵母様真菌であって，ときに分芽したものがみられる（●55ページ，図4-7）。これを適当な培地（コーンミール寒天培地など）で培養し，膜の厚い巨大な**厚膜胞子**がみられれば，カンジダ-アル

NOTE

**❶カンジダ属の分類の変更**

　現在カンジダ属に分類されている真菌は，おおむね酵母様の形態で，出芽で増殖するなどの共通点はあるものの，近年の分子系統学的な解析によって，すでに1つの分類群とはいいがたいことが分かっている。

　そのため，近い将来カンジダ属という分類は解体・再構成されることが確実視されているが，詳細は決定していない。本書では，従来の分類にそった記述としている。

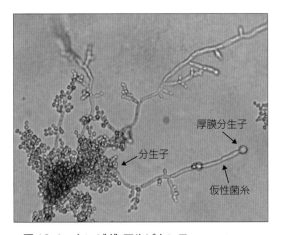

○**図13-1　カンジダ-アルビカンス**
サブロー培地に穿刺培養した像。

厚膜分生子

分生子

仮性菌糸

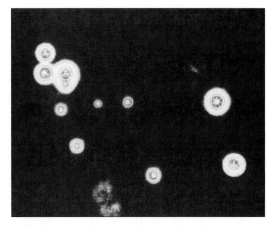

○**図13-2　クリプトコックス-ネオフォルマンス**
墨汁染色像。酵母様真菌の周囲に見える透明層は莢膜である。
（写真提供：長環博士）

ビカンスと診断してよい。サブロー培地では白色クリーム状の，なめらかな，盛り上がった集落をつくる。

　カンジダ-アルビカンス以外の菌種でときに分離されるものとしては，カンジダ-トロピカリス *C. tropicalis*，カンジダ-パラプシローシス *C. parapsilosis* などがある。とくに，日本人患者の外耳道から分離された新しい真菌であるカンジダ-オーリス *C. auris* が国際的に注目されている。多剤耐性真菌であり，通常の方法では同定がむずかしく，侵襲性感染や院内感染をおこす。

● **治療**　カンジダ属菌は一般にあらゆる抗真菌薬に感受性であるが，副作用が比較的少ないアゾール系やキャンディン系がよく用いられる。

　しかし，菌種によっては低感受性の薬剤もあり，注意を要する。たとえば，カンジダ-グラブラータ *C. glabrata*，カンジダ-クルーセイ *C. krusei* はフルコナゾールに低感受性を示す。カンジダ-パラプシローシス *C. parapsilosis* はミカファンギンに低感受性である。

　なお，皮膚カンジダ症にはイミダゾール系外用薬が有効である。

# 2　クリプトコックス-ネオフォルマンス

　**クリプトコックス-ネオフォルマンス** *Cryptococcus neoformans* は世界中に広く分布し，**クリプトコックス症** cryptococcosis をおこす。

　本菌は自然界に存在しており，とくにハト・ニワトリなどの鳥類の糞と，それに汚染された土壌から高頻度に分離される。生体内ではふつう5〜15 μm の球形の細胞であり，周囲は厚い莢膜で囲まれている。しばしば分芽を示すが，菌糸はつくらない（○図13-2）。担子菌門 Basidiomycota である。

● **病原性**　健康な人の感染例は少なく，白血病・エイズ・結核などで抵抗力の低下した状態が感染を引きおこす要因となっている。ヒトからヒトへの感染はない。

　原発巣は皮膚あるいは肺であるが，全身性の感染がしばしばみられ，脳やその他の内臓をもおかす。感染は壮年・老年層に多い。形成する病巣によって，肺クリプトコックス症，クリプトコックス性髄膜炎，皮膚粘膜クリプトコックス症などとよばれている。

● **検査**　膿汁・喀痰・分泌物・髄液などの材料をそのまま鏡検するか，または遠心沈渣を用いて直接に，あるいはネガティブ染色(墨汁標本)をして鏡検すると，厚い莢膜をもった真菌がみられる。

● **治療**　髄膜炎にはアムホテリシンBとフルシトシン(5-FC)を併用する。トリアゾール系薬剤のフルコナゾールも有効とされている。

# 3　アスペルギルス *Aspergillus* 属

　アスペルギルス-フミガーツス *Aspergillus fumigatus*，アスペルギルス-フラーブス *A. flavus*，アスペルギルス-ニガー *A. niger*(▶図13-3)などのアスペルギルス属の真菌を原因とする感染症を，**アスペルギルス症** aspergillosis と総称する。なかでもアスペルギルス-フミガーツスの検出率が最も高い。

　空中に浮遊する分生子の吸入によって肺の感染がおこり，さらに肺で増殖して**アスペルギローマ** aspergilloma(真菌塊で，アスペルギルス腫ともいう)を形成する。これは，胸部X線検査で肺がんや結核と間違えられることがある。

　45℃以上の高温に耐える性質があり，ごみ焼却場などで本菌が増殖して感染源となる。免疫能が低下したときに発症しやすい。

　アスペルギルス-フラーブスは毒素の**アフラトキシン**を産生する。一方，アスペルギルス-ニガーはクロコウジカビとして醸造に用いられる。

● **治療**　ミカファンギン，アムホテリシンB，またはイトラコナゾールが使用される。根治療法として肺の病巣を外科的に切除することもある。アレルギー性肺気管支炎には，副腎皮質ステロイド薬とイトラコナゾールの併用がよい。

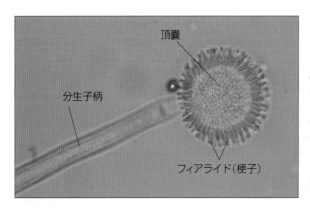

頂囊

分生子柄

フィアライド(梗子)

**▶図13-3　アスペルギルスの生育形態**
アスペルギルス-ニガーの無性胞子が形成される部分。分生子が胞子として環境中に飛び出したあとであり，胞子はこの写真には見られない。

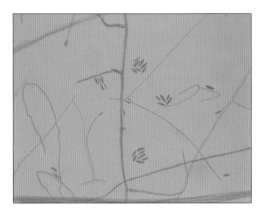

●図 13-4　フサリウム-ソラニ

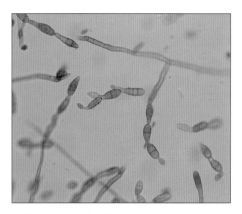

●図 13-5　アルテルナリア-アルテルナータ

# 4 フサリウム *Fusarium* 属

　土壌や植物に生息する。フサリウム-ソラニ *Fusarium solani*（●図 13-4）やフサリウム-オキシスポルム *F. oxysporum* はヒトや動物に病原性があり，真菌性角膜炎・爪真菌症のほか，気道から侵入して深在性フサリウム症をおこす。

# 5 アルテルナリア *Alternaria* 属

　本来，植物寄生性で，特徴的な多室性大分生子を形成する（●図 13-5）。アルテルナリア-アルテルナータ *Alternaria alternata* などが，まれに皮膚や角膜の真菌症をおこすほか，アレルギー性鼻炎や気管支喘息のアレルゲンとなることもある。

# 6 接合菌類

　接合菌類の感染によっておこる疾患を**接合菌症** zygomycosis という。**ムーコル症** mucormycosis も接合菌症の1つで，接合菌類に属するケカビ目 *Mucorales* の真菌によっておこる。
　糖尿病・白血病などに併発し，副鼻腔感染や肺感染が初感染になって急速に全身に広がる。脳内にも広がり，その予後はよくない。
● **治療**　糖尿病・白血病などの治療がまずは必要である。また，副腎皮質ステロイド薬の投与を中止する。抗真菌薬としてはアムホテリシンBが有効である。

# 7 ニューモシスチス-イロベチー *Pneumocystis jirovecii*

　ニューモシスチス-イロベチー（イロベジイ）は，**ニューモシスチス肺炎**の原因菌である。以前は原虫と考えられていたが，その後の分子遺伝学的研究

によって真菌であることが判明した。この肺炎は未熟児や，悪性腫瘍・免疫不全などのいわゆる易感染性患者にみられ，とりわけエイズ患者の合併症として注目されている。旧学名はニューモシスチス-カリニ P. carinii であった。

発病は感染防御機構の破綻によるもので，日和見感染の1つである。幼児の感染症はゆっくりと進行するが，免疫不全の患者の場合は，急激な発病となる場合がある。エイズ患者では，免疫不全状態の進行とともに慢性に経過する。

● 検査　診断では，喀痰・気管支分泌物の塗抹標本の染色によって菌を検出する。栄養型と嚢子がある。染色はギムザ染色，トルイジンブルー染色を用いる。

● 治療　ST 合剤を用いる。

# 8　トリコスポロン *Trichosporon* 属

トリコスポロン-クタニウム *Trichosporon cutaneum*，トリコスポロン-アサヒイ *T. asahii*，トリコスポロン-ムコイデス *T. mucoides* などが病原性を示す。表在性の白色砂毛症のほか，夏型過敏性肺炎とよばれるアレルギー性呼吸器疾患の原因となる。また血液疾患その他の悪性腫瘍に対する抗がん薬治療による易感染状態の場合に，深在性の日和見感染をおこす。

# 9　輸入感染症をおこす真菌

以下の5菌種は，わが国には常在しないが，南米やアメリカ南部の乾燥した地域に多く分布し，旅行中に感染をおこす輸入感染症として注意を要する。実験室内感染もおこし，取り扱いには BSL3（●126ページ）の施設が必要である。いずれも二形性真菌である。

## 1　ヒストプラズマ *Histoplasma* 属

ヒストプラズマ-カプスラータム *Histoplasma capsulatum* がある（●図13-6）。ヒストプラズマ症 histoplasmosis は本菌による真菌症で，肺ヒストプラズマ症と播種性ヒストプラズマ症がある。

● 感染源・感染経路　この真菌は土壌，とくにニワトリの飼育場近くに多く存在していて，その吸入によって肺に感染症をおこす。家畜やネズミ類にも感染するが，ヒトからヒトへの感染はないと考えられている。

● 病原性　肺感染症がおもで，軽症でほとんど症状もなく，感染に気づかないことが多い。肺の感染巣から全身に広がる場合が播種性ヒストプラズマ症で，全身の臓器に感染症が拡大する。肺以外の皮膚や粘膜の感染症が初感染となる場合もある。軽症の場合，皮内の免疫反応で発見できることがある。

急性肺炎をおこした場合は，インフルエンザ様症状を呈する。小児や高齢者は抵抗力が弱いため，急激に悪化する。結核・エイズ・白血病の患者に併発すると慢性に移行し，やがて死の転帰をとることが多い。

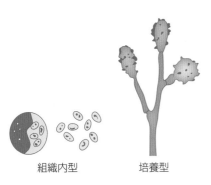

組織内型　　　　培養型

◎図 13-6　ヒストプラズマ属

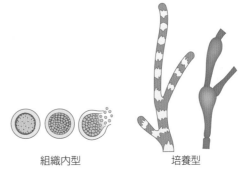

組織内型　　　　培養型

◎図 13-7　コクシジオイデス属

● **治療**　患者の栄養を保ち，安静にして体力の保持に努める。アムホテリシン B，ケトコナゾールが有効である。

### 2　コクシジオイデス *Coccidioides* 属など

　**コクシジオイデス-イミチス** *Coccidioides immitis*（◎図 13-7）があり，**コクシジオイデス症** coccidioidomycosis をおこす。おもに肺をおかし，肺コクシジオイデス症となる。まれに外傷に伴う皮膚感染症をおこすことが知られている。

　そのほかに重要な病原真菌として，**ブラストミセス-デルマティティディス** *Blastomyces dermatitidis*，**パラコクシジオイデス-ブラジリエンシス** *Paracoccidioides brasiliensis*，**ペニシリウム-マルネフェイ** *Penicillium marneffei* があり，**ブラストミセス症** blastomycosis，**パラコクシジオイデス症** paracoccidioidomycosis などをおこす。

## B　深部皮膚真菌症をおこす真菌

　通常は土壌や草木の表面などの環境中に分布している真菌が，いわゆる創傷感染をおこすものである。スポロトリックス-シェンキイや黒色真菌などがある。皮膚表面の感染もあるが，皮膚の内部にも侵入し，さらにリンパ管を経由して全身に広がることもある。

## 1　スポロトリックス-シェンキイ *Sporothrix schenckii*

　**スポロトリクム症** sporotrichosis（**スポロトリコーシス**）の原因真菌であり，二形性を示す（◎図 13-8）。スポロトリクム症は皮膚・皮下・リンパ管の慢性の感染症である。外傷から侵入することが多いが，まれに呼吸器からの感染もある。侵入箇所の皮下に結節をつくり，リンパ管を通して広がる。

● **治療**　皮膚の病変には，ヨウ化カリウムの経口投与と温熱療法が有効である。そのほか，イミダゾール系の抗真菌薬が有効である。

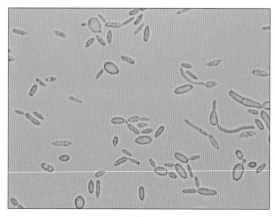
a. 酵母型

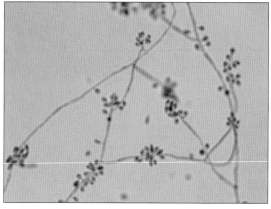
b. 菌糸型

◎図13-8　スポロトリックス-シェンキイ

# 2 黒色真菌 dematiaceous fungus

　皮膚の慢性の肉芽腫性疾患を引きおこす真菌で，フィアロフォラ-ベル
コーサ *Phialophora verrucosa*，フォンセケア-ペドロソイ *Fonsecaea pedrosoi*，
フォンセケア-コンパクタ *F. compacta*，リノクラディエラ-アクアスペルサ
*Rhinocladiella aquaspersa*，クラドスポリウム-カリオニ *Cladosporium carrionii* の
ような種類がある。細胞壁にメラニン色素を含有しており，黒褐色の集落を
つくるため，**黒色真菌**の名がある。

　**黒色真菌症** chromomycosis（**黒色真菌感染症**）は進行が慢性で，ゆるやかな
経過を経て拡大していく。感染部位は最初は小さな丘疹であるが，しだい
に疣のように盛り上がり，拡大していく。

---

| plus | **菌腫** mycetoma |
|---|---|

　深部皮膚真菌症をおこす真菌には，皮膚と皮下に慢
性進行性の化膿性肉芽腫を形成するものがある。これ
を**菌腫**とよぶ。病巣部は大きく腫脹し，ときには瘻孔
が形成される。進行すると，病変が骨や筋肉に及ぶこ
とがある。瘻孔からの排出液中に，**ドルーゼ** Druse とよ
ばれる顆粒がみられるのが特徴である。
　原因にはマズレラ-ミセトマチス *Madurella myce-
tomatis*，マズレラ-グリセア *M. grisea*，レプトス
フェリア-セネガレンシス *Leptosphaeria senegalensis*，

シュードアレシュリア-ボイジイ *Pseudallescheria
boydii* のような菌種があり，外傷などから感染するの
で，足の露出部分に発生することが多い。熱帯から亜
熱帯にかけて多く分布する。
　このほか，細菌に分類されている放線菌類のうち，
ノカルジア *Nocardia* 属，アクチノマデュラ *Acti-
nomadura* 属，ストレプトマイセス *Streptomyces* 属
によっても菌腫はおこる。

# C　表在性真菌症をおこす真菌

　ヒトの皮膚・爪・毛髪に感染する真菌は，その種類がある程度決まっていて，それらを**皮膚糸状菌** dermatophyte と総称している。**トリコフィトン** *Trichophyton*（白癬菌）属，**ミクロスポルム** *Microsporum*（小胞子菌）属，**エピデルモフィトン** *Epidermophyton*（表皮菌）属などがそのおもなものである。これらの属は，無性世代の胞子の形から区別される（●図 13-9）。

　菌種としては，トリコフィトン-ルブルム *Trichophyton rubrum*，トリコフィトン-メンタグロフィテス *T. mentagrophytes*，ミクロスポルム-カニス *Microsporum canis*，ミクロスポルム-ジプセウム *M. gypseum*，エピデルモフィトン-フロッコーサム *Epidermophyton floccosum* などが知られている。トリコフィトン-トンズランス *T. tonsurans* は柔道やレスリングなどで広がり，早期治療が必要である。

　これらの真菌は元来は土壌にいる種類で，土壌内では有性世代が見いだされているものもあるが，人体に感染しているものは無性世代である。有性世代はおもにアースロデルマ *Arthroderma* 属に分類される。

　皮膚糸状菌の感染は，皮膚の角質層あるいは毛髪に限定されており，菌糸が生きた細胞の中にまで侵入することはない。皮膚糸状菌は皮膚の角質層に含まれるケラチンを分解する**ケラチナーゼ**をもち，ケラチンを栄養源としている。まれに組織をおかして重症化することがあるが，これは感染にアレルギーが伴ったり，細菌感染症が合併したりした場合である。

● **感染経路**　皮膚糸状菌の感染は，おもに接触による。胞子が皮膚に付着し，そこに傷があったり，湿っていたりすると，増殖を始め，感染が成立する。健康な無傷の皮膚に侵入していくことはない。胞子は土壌にも存在するが，おもな感染源は患者から脱落した角質化した細胞の破片で，その中に胞子が含まれているので，このような脱落角質層が多く付着している患者の衣類・はき物，浴室の湯，足ふきマット，タオルなどが感染源となる確率が高い。

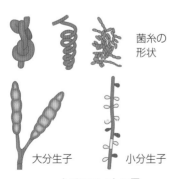

a. トリコフィトン属

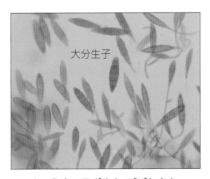

b. ミクロスポルム-ジプセウム

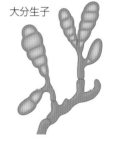

c. エピデルモフィトン属

●図 13-9　皮膚糸状菌の大分生子と小分生子

● **病原性**　これらの真菌による皮膚感染症は，一般には，しらくも，ミズムシ，タムシなどとよばれている。その病名は**白癬** tinea である。白癬にはその発生箇所によって，頭部白癬，体部白癬，陰部白癬，手白癬，足白癬，爪白癬などがある。

● **診断・検査**　特有の症状から診断が可能である。

　また，病巣部からの培養によって，菌を証明できる。スライドカルチャー法によって胞子の形状を確認する。また，角質層の組織の一部をとり，10％水酸化カリウムで処理したのち顕微鏡で菌糸の証明ができれば，診断は確実である。

● **治療**　一般に表在性真菌症には外用薬による治療が行われ，イミダゾール系の抗真菌薬がよく用いられる。細菌感染や強いアレルギー反応がある場合は，それらに対する治療も行わなければならない。爪白癬には内服治療も行われ，イトラコナゾール，テルビナフィン，ホスラブコナゾールが用いられるが，肝機能障害などの副作用に注意が必要である。

● **動物の白癬**　ネコ・イヌ・ウシ・ウマなどにも白癬がある。動物の種類によって真菌の種類も異なり，ヒトとは異なる菌種が感染している。それらは本来，ヒトには感染しないが，いくつかの動物の菌種はヒトに感染することもある。ミクロスポルム-カニスの感染が最も多く，そのほかにミクロスポルム-ジプセウム，トリコフィトン-メンタグロフィテスの感染例がある。

---

**✐ work**　復習と課題

❶ 真菌感染症を感染の部位に分けて分類し，各原因真菌をあげなさい。

❷ カンジダ-アルビカンスの病原性を説明しなさい。

❸ 日和見感染をおこす病原真菌をあげなさい。

❹ エイズの指標疾患となっている真菌症をあげなさい。

---

# 付 章

寄生虫と衛生動物

　ある生物が別の生物に取りつき，そこから栄養をとるなど，持続して一方的になんらかの利益を得る状態を**寄生** parasitism という。利益を得る側の生物を寄生体 parasite，与える側の生物を**宿主** host という。寄生体には細菌や真菌も含めてさまざまな生物が存在するが，このうち動物としての特徴をもつ寄生体を**寄生虫**❶という。

　寄生虫には，宿主の体内に寄生する**内部寄生虫** endoparasite と，ダニ・ノミ・シラミなどのように宿主の体表に寄生する**外部寄生虫** ectoparasite がある。一般に「寄生虫」というと内部寄生虫をさすことが多いので，本書では内部寄生虫を単に「寄生虫」と記載している。

　寄生虫は以下に述べるように，単細胞の原虫 protozoa と多細胞の蠕虫 helminths とに大きく分けられる。

　なお，蠕虫（ぜんちゅう）の成虫はふつう肉眼で見えるサイズなので「微生物」には含まれないが，本書では蠕虫も原虫とともに学習する。また，外部寄生虫のうち重要なものについては，本章最後の「D. 衛生動物」で学習する。

**▭ NOTE**

**❶虫**
　この場合の「虫」は昆虫だけではなく，獣・鳥・魚・貝以外の小動物全般をさす言葉である。

# A 寄生虫学総論

## 1 寄生虫の分類

### 1 原虫 Protozoa

　真菌を除く単細胞真核生物を原生生物といい，このうち動物としての特徴をもつものを**原虫（原生動物）**という。大きさはおおよそ 5～50 μm であり，肉眼では見えない。

### 2 蠕虫 Helminth

　**蠕虫**とは，多細胞の真核生物のうち，くねくねとした運動（蠕動）を行うひも状の小動物の総称である。この名称自体は分類学的に特定のグループをさすものではない。一般的に「寄生虫」という言葉でイメージされるのは，この蠕虫類である。

## 2 寄生虫の生殖，成長・発育と生活環

　生物が自己と同じ種類の新しい個体を生ずることを生殖という。寄生虫の生殖方法には，雌雄の生殖細胞が合体して次世代をつくる有性生殖と，一個体が 2 つ以上の個体に分裂して次世代をつくる無性生殖とがある。

　新たに誕生した寄生虫の個体が成長，発育して，生殖により次の世代を生ずるようになるまでの生活を**生活環**（または生活史）という。寄生虫には，生活環のなかで形態を変化させるものが多い。原虫の一部には，運動能・増殖

能をもつ活動性の**栄養型**と，運動能・増殖能をもたないが厳しい環境に耐えることができる**シスト**(嚢子)とがある。一方，蠕虫は成長・発育の過程で，卵，幼虫，成虫と変態することが多い。

# 3　寄生虫と宿主

　多くの寄生虫では，特定の宿主でのみ成熟または増殖できる**宿主特異性** host specificity と，宿主の体内で特定の臓器に好んで寄生する**臓器特異性** organ specificity がみられる。

● **固有宿主** definitive host・**非固有宿主** non-definitive host　原虫においては侵入した宿主体内で増殖できる場合に，蠕虫においては侵入した宿主体内で成虫にまで発育し有性生殖ができる場合に，その宿主を**固有宿主**とよぶ。また，これらの生殖ができない場合，その宿主を**非固有宿主**とよぶ。

　寄生虫が自然界においてヒト以外の脊椎動物を固有宿主としてもつ場合(人獣共通寄生虫症)には，その宿主を保虫宿主とよぶ。

● **終宿主** final host・**中間宿主** intermediate host・**待機宿主** paratenic host　有性生殖を行う寄生虫(原虫の胞子虫類と蠕虫)については以下の用語がある。

　寄生虫が有性生殖を行う宿主を**終宿主**❶とよぶ。

　終宿主に移る前に，発育に別の宿主が必要な場合，そのような宿主を**中間宿主**とよぶ。蠕虫では幼虫が成長あるいは無性的に増殖(幼生生殖)するのに，胞子虫類の原虫では，無性生殖を行うのに，中間宿主が必要である。成熟のために複数の中間宿主が必要なこともあり，この場合，最初の中間宿主を第1中間宿主，2番目の中間宿主を第2中間宿主という。

　寄生虫の生育に必須ではないが，宿主体内で寄生虫が生存可能で，中間宿主と終宿主の橋渡しとなるような宿主が存在することもあり，これを**待機宿主**とよぶ。

# B　原虫

## ▊原虫の種類と構造

　原虫には細胞壁はなく，細胞質は細胞膜と糖衣 glycokalyx によっておおわれている。多くの原虫の核は1つであるが，種によっては2つの核をもつ。

　ヒトに寄生する原虫は，以下のように分けられる(●図付-1)。

　**⬚1 根足虫類** Rhizopoda　偽足 pseudopodium を出して運動する原虫で，いわゆるアメーバの仲間である。赤痢アメーバ，アカントアメーバ，ネグレリアなどが含まれる。

　**⬚2 鞭毛虫類** Mastigophora　鞭毛 flagellum または波動膜 undulating membrane を使って運動する原虫。ランブル鞭毛虫，トリコモナス，トリパノソーマ，リーシュマニアなどが含まれる。

　**⬚3 胞子虫類** Sporozoa　細胞に侵入するための頂端複合構造 apical complex

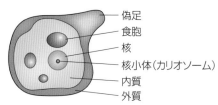

a.　赤痢アメーバ（栄養型）（根足虫類）

偽足
食胞
核
核小体（カリオソーム）
内質
外質

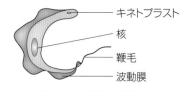

b.　トリパノソーマ（鞭毛虫類）

キネトプラスト
核
鞭毛
波動膜

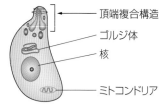

c.　トキソプラズマ（胞子虫類）

頂端複合構造
ゴルジ体
核
ミトコンドリア

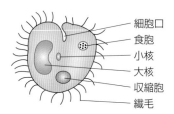

d.　大腸バランチジウム（繊毛虫類）

細胞口
食胞
小核
大核
収縮胞
繊毛

▶**図付-1　原虫の構造模式図**

をもつ。マラリア原虫，クリプトスポリジウム，トキソプラズマなどが含まれる。

④ **繊毛虫類（有毛虫類）**Ciliata　表面にある多数の繊毛 cillium を使って運動する。バランチジウムなどが含まれる。

■ **原虫の生活環と生殖**

　原虫の生殖法には無性生殖と有性生殖があるが，種類によって大きく異なり複雑である。

　無性生殖はすべての原虫が行っている。二分裂での増殖が一般的であるが，マラリア原虫でみられる多数分裂❶やトキソプラズマでみられる内部出芽❷などの特殊な増殖様式をとるものもある。

　有性生殖は，原虫のなかでは胞子虫類のみにみられる胞子形成生殖❸などがある。

# 1 根足虫類

## 1 赤痢アメーバ *Entamoeba histolytica*

　赤痢アメーバは，熱帯・亜熱帯地域を中心に全世界に分布しており，**アメーバ赤痢**（五類全数把握疾患：7日以内に届け出）を引きおこす。

● **生息形態**　虫体は生体内で栄養型とシスト cyst（嚢子）の2つの状態をとる。栄養型原虫は偽足を用いて運動し赤血球や細菌を捕食して（▶図付-2），二分裂で増殖する。栄養型の一部は運動・増殖をしないシストになる。成熟したシストは4個の核をもつ。

● **感染経路・症状**　赤痢アメーバのシストは胃液への抵抗性があるため，ヒトへの感染はシストを経口摂取することにより成立する。開発途上国では

⊟NOTE

❶多数分裂 schizogony（シゾゴニー）
　はじめに核が複数回分裂して大型の多核細胞になったあと，核の数に応じて多数の細胞に分裂する分裂形式。

❷内部出芽
　親虫体の中に2つの娘虫体がつくられ，それが親虫体を破って出てくる増殖様式。

❸胞子形成生殖
　雌雄の生殖体 gamete が融合（受精）してできた融合体 zygote（接合体；ザイゴート）が，多数の胞子小体 sporozoite（スポロゾイト）を内蔵する嚢胞体 oocyst（オーシスト）へと変化する増殖様式。

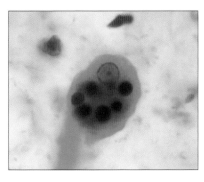

◉**図付-2　赤痢アメーバ**
栄養型の赤痢アメーバ。補食した赤血球が黒い点として見えている。
（CDC: Public Health Image Library による）

感染源の多くはシストで汚染された飲食物であるが，わが国では肛門と口の接触による性感染症としての伝播が多い。

　摂取されたシストは小腸で栄養型となり，大腸粘膜で増殖することで腸管アメーバ症を発症する。軽症のアメーバ性大腸炎では腹痛・下痢程度であるが，粘膜組織が破壊されて出血するとアメーバ赤痢となり，下腹部痛・しぶり腹・イチゴゼリー状の血便などがみられる。とくに免疫機能の低下時には，劇症化して腸穿孔をきたすこともある。

　また，大腸壁で増殖した栄養型アメーバが門脈に流入し，肝臓・肺・脳といった腸管外に膿瘍をつくることがあり，腸管外アメーバ症とよばれる。このうち，肝膿瘍が最も頻度が高く，発熱，右季肋部痛，食欲不振，吐きけ・嘔吐などの症状が出現する。肝右葉に多く，アンチョビペースト状の膿汁の貯留をみとめる。腸管外アメーバ症の約半数では，腸管症状をみとめない。

●**検査・治療**　新鮮糞便の鏡検により，赤血球を捕食した栄養型原虫の有無を調べる。便中からの赤痢アメーバ遺伝子の検出や血清診断も可能である。有症者にはメトロニダゾールやチニダゾールの投与を行い，無症候者における腸管内シストの殺滅にはパロモマイシンを用いる。

## 2 アカントアメーバ *Acanthamoeba* 属

●**感染経路・症状**　アカントアメーバは自由生活性の原虫で，本来は寄生虫ではなく，水中や土壌中に普通に存在している。

　引きおこされるおもな疾患には，角膜炎・肉芽腫性脳炎・全身性感染症があり，後者2つは免疫不全者に発症する。**アメーバ性角膜炎**の原因の大部分は，汚染されたコンタクトレンズの着用である。眼痛・結膜充血などで発症し，進行すると角膜混濁をおこし，重度の視力障害を残すことがある。

●**検査**　アメーバ性角膜炎が疑われる場合は，綿棒を用いてスライドグラスに角膜塗抹標本を作成し，グラム染色・パーカーインク KOH 染色を行ったのち顕微鏡で観察する。

●**治療**　アカントアメーバに対して有効な治療薬が存在しないため，外科的な角膜病巣部の掻爬や抗真菌薬の点眼（ミコナゾールなど）・内服（フルコナゾールなど）により治療する。

●**予防**　治療困難例も多いことから，コンタクトレンズを清潔に保ち感染

を予防することが重要である。

# 2 鞭毛虫類

## 1 ランブル鞭毛虫 *Giardia intestinalis*

　ランブル鞭毛虫は熱帯・亜熱帯を中心に世界中に分布している。栄養型の虫体は核を2つもち，4対8本の鞭毛により運動性をもつ(▶図付-3)。シストは楕円形で4個の核をもつ。赤痢アメーバと同様にシストで汚染された飲食物から感染するが性感染症としての側面もあり，また養護施設内で集団感染することもある。

● **感染経路・症状**　シストを経口摂取することにより感染するが，多くは無症候性に経過する。栄養型は十二指腸・小腸で増殖し，腹痛・脂肪吸収障害による下痢などの症状(五類感染症の**ジアルジア症** giardiasis)を引きおこす。赤痢アメーバと異なり粘膜侵入性がないため，通常は血便をみとめない。

● **検査・治療**　便などからの虫体の検出，原虫抗原の検出，原虫遺伝子の検出などにより診断する。治療はメトロニダゾールやチニダゾールの内服により行う。

## 2 腟トリコモナス *Trichomonas vaginalis*

　虫体は栄養型のみでシストをつくらない。栄養型には4本の前鞭毛，1本の後鞭毛と波動膜があり，運動性をもつ。トリコモナス培地で培養可能である。

● **感染経路・症状**　大部分は栄養型が性交により直接伝播することにより感染する。感染部位は，女性では外陰部・腟・尿道，男性では尿道であることが多い。男性は多くの場合無症状であるが，女性は**トリコモナス腟炎**を発症する。

　通常，腟内はデーデルライン Döederlein 桿菌が産生する乳酸により酸性に保たれており，細菌の増殖が抑えられているが，腟トリコモナスは乳酸の産生に必要なグリコーゲンを消費するため腟内環境が悪化し，細菌が繁殖する。その結果，腟炎が引きおこされ，悪臭の強い帯下(おりもの)の増加，外陰部

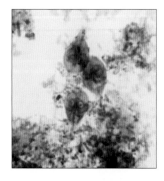

▶**図付-3　ランブル鞭毛虫**
(CDC: Public Health Image Library による)

のかゆみ，排尿時不快感などの症状が出現する。

●**検査・治療**　尿・腟分泌物中からの原虫の検出，人工培地による原虫の培養などにより診断する。治療はメトロニダゾールやチニダゾールの内服・腟座薬投与により行う。パートナー間で交互に感染をくり返す，いわゆる「ピンポン感染」をおこすことから，再感染予防のためにパートナーも同時に治療する必要がある。

### 3　その他の鞭毛虫類

●**トリパノソーマ属**　吸血性節足動物により媒介されるトリパノソーマ *Trypanosoma* 属のうちヒトに病原性を示すものが3種知られている。

アフリカの中央部〜西部にはガンビアトリパノソーマ *Trypanosoma brusei gambiense* が，南部〜東部にはローデシアトリパノソーマ *T. brusei rhodesiense* がそれぞれ分布し，ツェツェバエ tsetse fly の吸血時に感染して致死性の**アフリカ睡眠病** African sleeping sickness を引きおこす。

また，中南米にはクルーズトリパノソーマ *T. cruzi* が広く分布し，吸血性カメムシであるサシガメの糞によって媒介され，心筋炎・巨大結腸・巨大食道などを伴う**シャーガス病** Chagas' disease をおこす。本原虫は輸血によっても感染するので，わが国では中南米への長期滞在経験者または移民の献血には所定の検査または制限が設けられている。

●**リーシュマニア属**　リーシュマニア *Leishmania* 属の原虫は南アジア・中東・アフリカ・中南米など熱帯・亜熱帯を中心に世界中に分布しており，サシチョウバエ（スナバエ）sandfly の吸血時に感染する。致死性の**内臓型リーシュマニア症**（カラ-アザール kala-azar）のほかに，**皮膚型リーシュマニア症**，**粘膜皮膚型リーシュマニア症**があり，通常，それぞれの病型は異なる原虫種によって引きおこされる。

# 3　胞子虫類

## 1　プラスモジウム *Plasmodium* 属（マラリア原虫）

現在，世界人口の半数がマラリア原虫の分布する熱帯・亜熱帯地域で生活しており，年間約2億人が罹患し，約40万人が死亡している。かつてはわが国でも**マラリア**が流行していたが，現在は国内での感染はなく，輸入感染症として年間数十例程度が報告されている。マラリアは四類感染症であるた

---

**plus　顧みられない熱帯病** neglected tropical diseases（NTD）

NTDとは，熱帯地域の貧困層を中心に蔓延し，関心が向けられず十分な対策がとられてこなかった疾患群で，その大半が寄生虫または衛生動物が関与する感染症である。WHOは20疾患をNTDに指定し，対策をとっている。

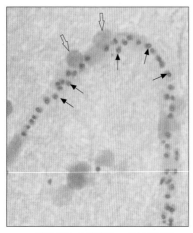

**a. 脳血管内の熱帯熱マラリア原虫**

脳組織の HE 染色像。マラリア感染赤血球(小型の円形のもので，赤紫色の円形部分がマラリア原虫〔→〕)が脳の微小血管(大型の円形・楕円形のものは血管内皮細胞の核〔⇨〕)を閉塞している。

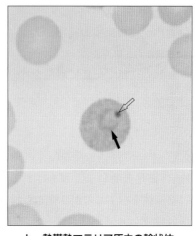

**b. 熱帯熱マラリア原虫の輪状体**

末梢血塗抹標本のギムザ染色像。赤紫色の円形部分(⇦)が原虫のクロマチン(核)で，輪状の部分(◀)が細胞質である。
(写真提供：石井明博士)

**◉図付-4　熱帯熱マラリア原虫**

め，診断後ただちに届け出る必要がある。

● **種類**　ヒトに感染するマラリア原虫には，**三日熱マラリア原虫** *Plasmodium vivax*，**四日熱マラリア原虫** *P. malariae*，**熱帯熱マラリア原虫** *P. falciparum*(◉図付-4)，**卵形マラリア原虫** *P. ovale* の四種類があり，すべてハマダラカ(*Anopheles* 属の蚊)が媒介する。また人獣共通寄生虫症として，サルマラリア原虫の一種である二日熱マラリア原虫 *P. knowlesi* のヒトへの感染が問題となっている。

● **生活環**　ヒトの体内では無性生殖を，カの体内では有性生殖を行う(◉図付-5)。

　**1 人体内での無性生殖**　ハマダラカの刺咬により注入されたスポロゾイト sporozoite は肝細胞に侵入し，多数のメロゾイト merozoite を産生する(**赤外型増殖**)。

　肝細胞から血液中に放出されたメロゾイトは次に赤血球に感染して多数分裂を行い，赤血球を破壊して新たなメロゾイトを放出する(**赤内型増殖**)。赤血球の破壊に合わせて発熱がおこるため，マラリアでは周期的な発熱と解熱を繰り返す。

　赤血球に感染した原虫の一部は雌雄のガメトサイト gametocyte(生殖母体)へと分化する。三日熱マラリア原虫と卵形マラリア原虫はその一部が肝内休眠型原虫 hypnozoite となり，治療後のマラリア再発の原因となる。

　**2 カの体内での有性生殖**　吸血によりハマダラカに侵入した雌雄のガメトサイトは，中腸でそれぞれの生殖体 gamete に分化したのち，受精し融合体 zygote となる。

　その後，虫様体 ookinete となって中腸壁内に侵入し，中腸外側でオーシス

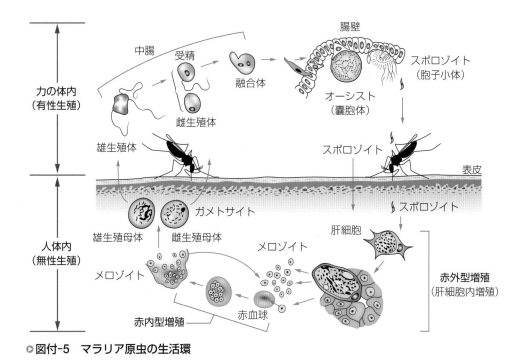

◨**図付-5　マラリア原虫の生活環**

ト oocyst(囊胞体)となる。オーシスト内部には多数のスポロゾイトが形成され，放出されたスポロゾイトは唾液腺へと移動し吸血による感染の機会を待つ。

● **病原性・症状**　マラリアのおもな症状は，周期的発熱(熱発作)，貧血，脾腫である。これらの症状は，マラリア原虫の赤内型増殖と密接に関連する。

　□1□ **発熱**　メロゾイトが赤血球を破壊するときに発熱する。赤内型原虫が同調して増殖するため，発熱は周期的になる。増殖サイクルは四日熱マラリアが約72時間(3日間)，その他が約48時間(2日間)であるので，この間は発熱をみとめない❶。ただし，発症初期は上記周期と関係なく発熱がおこる。熱帯熱マラリア原虫は同調して増殖しないので，発熱周期は一定しない。

　□2□ **貧血**　多数の赤血球の破壊が繰り返されることにより徐々に貧血が進行する。

　□3□ **脾腫**　破壊された赤血球や感染赤血球を処理するため，脾臓が腫大する。

● **診断・検査**　マラリア流行地への渡航歴，マラリアの既往歴を問診することがもっとも重要である。診断のためには，①顕微鏡下での血液中のマラリア原虫の証明，② PCR 法によるマラリア原虫遺伝子の検出のいずれかを行う。免疫クロマト法による迅速診断キットが利用可能であるが，わが国では未承認である。

● **治療**　地域によっては一部の治療薬に耐性のあるマラリア原虫が出現しているため，治療薬は渡航地域の情報を考慮に入れて選択する。以下に標準的な治療法を示す。また，国外では標準的治療薬であるクロロキンは，国内未承認である。

▭**NOTE**
❶感染はまれだが，約24時間(1日間)の間隔があく二日熱マラリア原虫 *p. knowles* も存在する。

**1 非重症マラリア**　メフロキン塩酸塩，アルテメテル/ルメファントリン，アトバコン/プログアニル塩酸塩が用いられる。三日熱・卵形マラリアの場合，肝内休眠体による再発を防ぐための根治療法にリン酸プリマキンが用いられる。

**2 重症マラリア（おもに熱帯熱マラリア）**　輸液管理などの対症療法とともに，グルコン酸キニーネ注射薬を用いる（稀用薬として特定の施設に保管されている）。

● **予防**　渡航者用のワクチンは存在しないため，最も効果的な方法はカの刺咬を防ぐこと（防蚊❶）である。また，高度流行地に7日以上滞在する場合には，治療薬でもあるアトバコン/プログアニル塩酸塩やメフロキン塩酸塩が予防内服薬として用いられる。

## 2 トキソプラズマ *Toxoplasma gondii*

● **感染経路・生活環**　トキソプラズマは世界中に分布し，ほとんどすべての哺乳類・鳥類を中間宿主とする。終宿主であるネコ科の動物に感染した場合だけ腸管内で有性生殖を行い，産生されたオーシスト oocyst が糞便中に排出される。ネコ科以外の宿主の体内では，急増虫体 tachyzoite がさまざまな有核細胞に寄生し，無性生殖（内部出芽）によって増殖する。宿主の抗体が産生されてくると急増虫体は減少し，抗体の作用から逃れるために筋肉や脳においてシストを形成する。シストには緩増虫体 bradyzoite が多数入っており，これがゆっくりと増殖するのでシストは次第に大きくなる。

　ヒトへの感染経路の多くはシストを含む食肉（ブタ，ウシ，ニワトリなど）の加熱不十分な状態での摂食であるが，ネコの糞便に含まれるオーシストの経口摂取によってもおこる。また，経胎盤感染や臓器移植による感染も知られている。

● **病原性・症状**　先天性のものと後天性のものがあり，前者は母体の感染時期，後者は宿主の免疫状態によって病態が異なる。

**1 先天性トキソプラズマ症**　妊娠母体に原虫が初感染すると，母体は無症状であるが，急増虫体が胎盤を通って胎児に移行することがある。妊娠初期（3か月以内）だと流産・死産，妊娠中期〜後期だと新生児に先天性トキソプラズマ症を引きおこし，網脈絡膜炎（◐図付-6），水頭症，脳内石灰化，精神発達遅延などをきたす。

**2 後天性トキソプラズマ症**　健康な成人・小児への感染では大半が無症状であるが，エイズ患者などの易感染性宿主では体内にシストとして潜伏していたトキソプラズマが活性化し，肺炎・脳炎・網脈絡膜炎などを引きおこす。トキソプラズマ脳炎（脳症）はエイズ指標疾患でもある。

● **診断・検査**　診断はおもに抗体検査で行う。先天性トキソプラズマ症が疑われるときは，臍帯血の抗体検査，トキソプラズマ原虫遺伝子の PCR 法による検出，虫体の検出（鏡検）などを行う。

● **治療・予防**　初感染の妊婦には，胎児への経胎盤感染を抑制する目的でスピラマイシンが投与される。胎児への感染が確認された場合および出生児

**NOTE**

**❶防蚊**
　媒介蚊であるハマダラカは夕方から夜間にかけて吸血する習性があるので日没後の外出を避ける。ハマダラカは屋外より屋内でより活発に吸血するとされるので，蚊取り線香・蚊取器の使用や殺虫剤の散布，就寝時には殺虫剤を染み込ませた蚊帳の使用が効果的である（外務省：在外公館医務官情報による）。

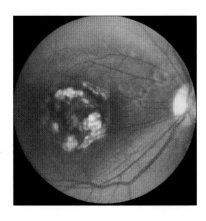

**○図付-6　眼トキソプラズマ症（眼底写真）**
（写真提供：鬼木信乃夫博士）

に対してはピリメタミン，スルファジアジン（いずれも稀用薬として特定の施設が保管）の投与がなされる。後天性感染予防としては，ネコの糞便による手指や飲食物の汚染に気をつけ，食肉の加熱処理を徹底する。

## 3　クリプトスポリジウム *Cryptosporidium* 属

**クリプトスポリジウム症**の大部分は，おもにヒトに感染するヒトクリプトスポリジウム *Cryptosporidium hominis* と，ウシ由来の小形クリプトスポリジウム *C. parvum* の2種により引きおこされる。五類感染症であり，7日以内に届け出る必要がある。

● **感染経路・生活環**　経口摂取されたオーシストが小腸に達すると内部のスポロゾイトが放出され，腸管上皮の微絨毛に侵入する。無性生殖により大量のメロゾイトが産生され，腸管での感染を拡大しつつ，一部が有性生殖によりオーシストを形成しこれが糞便中へと排出される。オーシストは塩素に耐性をもつので，上水道の汚染がおこると特定地域での集団発生につながることがある。

● **症状**　激しい水様性の下痢，腹痛，嘔吐などの症状により，脱水をきたしやすい。血便は通常みとめない。エイズなど免疫不全の患者では，難治性の下痢となり致命的である（エイズ指標疾患）。

● **診断・検査**　診断は糞便中からのオーシスト（虫体）の検出，原虫遺伝子のPCR法による検出，虫体抗原の検出などによりなされる。

● **治療**　有効な治療薬はなく，対症療法が中心となる。健常者では通常10日ほどで自然治癒する。易感染性宿主では原疾患の治療が最善であるが，パロモマイシン，ニタゾキサニド（国内未承認），アジスロマイシンが投与されることがある。

## 4　その他の胞子虫類

**戦争シストイソスポーラ** *Cystoisospora belli* はクリプトスポリジウムと同様にオーシストの経口摂取により感染し下痢をおこす。難治性の**シストイソスポーラ症**はエイズ指標疾患である。

**ナナホシクドア**❶*Kudoa septempunctata* が感染した養殖ヒラメの刺身や，

**NOTE**

**❶ナナホシクドア**
　粘液胞子虫類に分類される多細胞動物であり，厳密には原虫ではないが，便宜上こちらに掲載した。

**フェイヤー住肉胞子虫** *Sarcocystis fayeri* が感染した馬肉の生食（馬刺し）により，食後短時間で一過性の下痢・嘔吐の消化器症状が出現する。これらはヒト体内で増殖しないが，食中毒の原因病原体として取り扱われるようになった。魚肉・馬肉の冷凍や加熱により予防可能である。

# C 蠕虫

## ▌蠕虫の種類と構造

ヒトに寄生する蠕虫は以下のように分けられる。

[1] **線形動物門（線虫類）** Nematoda　細長い円筒形で体節がなく，口から肛門までの1本の長い消化管を持つ。雌雄異体である。回虫・蟯虫・糞線虫などが含まれる。

[2] **扁形動物門** Platyhelminthes

①**吸虫綱（吸虫類）** Trematoda　2つの吸盤（口吸盤，腹吸盤）をもち，消化管は盲端になっている（肛門がない）。一般的に扁平な木の葉状で，雌雄同体であるが，住血吸虫だけは細長い形状で雌雄異体である。肺吸虫・肝蛭・住血吸虫などが含まれる。

②**条虫綱（条虫類）** Cestoda　頭節とそれに続く多数の片節からなる。非常に長く10 mに達するものもあり，片節のつながった様子が真田紐と似ているので，「サナダムシ」ともよばれる。口や消化管はなく，ヒトの小腸上皮細胞に類似した表面構造をもつ外被から直接栄養を吸収する。雌雄同体である。日本海裂頭条虫・無鉤条虫・多包条虫などが含まれる。

## ▌蠕虫の生活環と生殖

[1] **線虫類**　雌雄の交尾により受精卵を生じ，細胞分裂により第1期幼虫になり，以後脱皮によって成長する。第2〜4期の幼虫を経て成虫（第5期）となる。通常第3期幼虫がヒトへの感染幼虫であるが，幼虫そのものが経口あるいは経皮感染する場合と，幼虫包蔵卵 embryonated egg が経口感染する場合がある。

[2] **吸虫類**　通常2段階の中間宿主をもつ。まず虫卵内で繊毛をもつ幼虫（ミラシジウム miracidium）が形成される。虫卵または孵化したミラシジウムが第1中間宿主（巻貝）に取り込まれると，体内で形態をかえながら無性的に増殖（幼生生殖）して多数の有尾幼虫（セルカリア cercaria）を形成し，これが水中に遊出して第2中間宿主（魚類・甲殻類など）に侵入・被嚢し，メタセルカリア metacercaria となる。第2中間宿主とともにメタセルカリアがヒトに経口摂取されると感染がおこる。例外として住血吸虫ではメタセルカリアが形成されず，セルカリアが直接ヒトに経皮感染する。

[3] **条虫類**　**裂頭条虫目**[❶] Diphyllobothriidea と**円葉目** Cyclophyllidea に分けられる。

裂頭条虫目の条虫は2段階の中間宿主をもつ。虫卵からコラシジウム coracidium が孵化すると，これがケンミジンコなどの第1中間宿主に摂取さ

NOTE

❶ かつては擬葉目 Pseudo-phyllidea という分類があったが，裂頭条虫目と吸溝条虫目に分けられた。旧擬葉目の条虫の多くは現在の裂頭条虫目に属しており，とくに人体寄生性の条虫についてはすべて裂頭条虫目に属している。

れたのちにプロセルコイド procercoid となり，続いて魚類などの第 2 中間宿主内でプレロセルコイド plerocercoid となる。第 2 中間宿主とともにプレロセルコイドがヒトに経口摂取されると感染がおこる。

　一方，円葉目の条虫は通常 1 段階だけ中間宿主をもつ。ヒトへの感染は虫卵が経口感染する場合と，中間宿主（家畜，昆虫など）内の幼虫が経口感染する場合がある。

# 1　線虫類

## 1　アニサキス類

　アニサキス亜科 Anisakinae に属するミンククジラアニサキス *Anisakis simplex*，マッコウクジラアニサキス *A. physeteris*，トドシュードテラノバ *Pseudoterranova decipience* などが，ヒトに**アニサキス症**をおこす。

● **侵入経路・生活環**　アニサキスの固有宿主はイルカ，クジラ，アザラシなどの海棲哺乳類で，胃内に成虫が寄生している。糞便と一緒に虫卵が排出されると水中で幼虫包蔵卵となり，孵化して第 2 期幼虫が出てくる。これが中間宿主のオキアミに取り込まれ，第 3 期幼虫に育つ。オキアミがサバ・カツオ・イカ・タラなどに食べられると，第 3 期幼虫は筋肉内や腹腔内臓器の被膜下に寄生する（待機宿主）。ヒトはこれら待機宿主の魚介類を生食することによりアニサキス症を発症する。

● **症状**　魚介類の生食後 2〜8 時間後に，幼虫が胃壁へ穿入することによって，激烈な腹痛，心窩部痛，吐きけ・嘔吐が出現する（胃アニサキス症）。腸壁への侵入の場合（腸アニサキス症）は，食事から発症までの時間がもっと長くなる。ヒトはアニサキスの非固有宿主なので，持続して寄生しつづけることはなく症状は一過性である。

● **診断・検査**　内視鏡検査により胃壁に寄生している虫体を発見する。

● **治療・予防**　内視鏡の鉗子を用いて虫体を摘出する。予防には，海産魚介類の生食を控えるか，十分な加熱あるいは冷凍で幼虫を死滅させることが有効である。

## 2　糞線虫 *Strongyloides stercoralis*

　わが国では沖縄，奄美地方などの南西諸島で多くみられる。

● **感染経路・生活環**　寄生世代と自由生活世代がある。寄生世代においてはヒトが固有宿主である。

　土壌中に生息する感染幼虫（メスの F 型幼虫，体長約 0.5 mm）がヒトに経皮感染すると，血流に乗って肺胞 ▸気管 ▸咽頭を経由して小腸上部粘膜に達し，成虫となる。単為生殖で産み落とされた虫卵は腸管粘膜ですぐに孵化し，幼虫（R 型幼虫）が糞便中に排出される。

　宿主体外で一部の幼虫は感染幼虫に発育し再びヒトに感染するが，その他の幼虫は雌雄の成虫へと発育し交尾・産卵する（自由生活世代）。その虫卵か

ら孵化した幼虫は感染幼虫になってヒトに感染する。

　ヒトの腸管内で孵化したR型幼虫が腸管内で感染幼虫にまで発育した場合，小腸下部や大腸の粘膜，肛門周囲の皮膚から再び体内に侵入して小腸で成虫になり，感染が持続することがある（自家感染 autoinfection）。

● **症状**　主症状は下痢であるが，多くは不顕性である。幼虫の肺通過によって肺炎や喘息様の症状を引きおこすことがある（**レフレル症候群**）。

　また，宿主の免疫機能が低下すると自家感染の亢進によって虫体数が増加し，日和見感染症である**播種性糞線虫症**をきたす。この際，虫体に付着している腸内細菌も人体各組織内に播種され，敗血症をきたして死にいたることがある。とくにヒトTリンパ球向性ウイルス-1（HTLV-1）感染者やエイズ患者，ステロイド服用者などにおいて播種性糞線虫症が生じる危険性が高い。

● **診断・検査**　糞便検査により糞線虫の幼虫を見出す。

● **治療**　イベルメクチンの内服を行う。播種性糞線虫症には抗菌薬を併用する。

### 3 蟯虫 *Enterobius vermicularis*

● **感染経路・生活環**　ヒトが固有宿主で，幼虫包蔵卵が経口的に感染する。十二指腸で孵化して約1か月で成虫となり，盲腸付近に寄生する。成虫の体長は，メスで8〜13 mm，オスで2〜5 mmである。メスは夜間に肛門まで降りてきて肛門周囲の皮膚に卵を産み付け，そのまま死亡する。虫卵は翌朝までに幼虫包蔵卵となり，衣類・寝具・カーペットなど付着して2〜3週間生存する。虫卵が手に付いて経口摂取されたり，舞い上がった卵を吸い込んだりすると感染する。

● **症状**　虫卵が皮膚に付着するための粘着性の物質およびメスが肛門周囲を動きまわることによって瘙痒感をきたす。夜間のかゆみにより寝不足となり，落ち着きがなくなったり，注意力散漫になったり，精神不安定になったりすることがある。しかしそれらの症状は軽く，まったく症状が見られない人も多い。一方で，寄生数が多いと下痢や腹痛をきたす。

● **診断・検査**　起床直後の排便前にセロハンテープを肛門周囲に押しつけ，はがして顕微鏡で虫卵を検出する。検査は複数日連続して実施する。

● **治療・予防**　ピランテルパモ酸塩が有効であるが虫卵には無効なため，まず単回服用し，卵が孵化して成虫になる前をねらって2週間後に再度服用する。同居家族など生活空間を共有する全員の治療を一斉に行う。また，掃除の徹底や手指・爪・下着・シーツを清潔に保つよう指導する。

### 4 その他の線虫類

　① ヒトが固有宿主で，成虫が腸管に寄生する線虫　前述の糞線虫，蟯虫以外に，**回虫**（ヒト回虫 *Ascaris lumbricoides*），**鞭虫** *Trichuris trichiura*，**鉤虫**（ズビニ鉤虫 *Ancylostoma duodenale*，アメリカ鉤虫 *Necator americanus* など）などがある。これらの線虫はヒトの糞便で汚染された土壌から感染するので，総称して土壌伝播線虫ともいわれる。

②ヒトが固有宿主で，成虫が組織に寄生する線虫　代表的なものとして**糸状虫（フィラリア）**類があげられる。カが媒介しリンパ系フィラリア症（象皮病）をおこすものとして，バンクロフト糸状虫 *Wuchereria bancrifti* やマレー糸状虫 *Brugia malayi* がある。また，ブユが媒介し幼虫（ミクロフィラリア）が眼に侵入して失明をきたすものとして，回旋糸状虫 *Onchocerca volvulus*（オンコセルカ）がある。アブが媒介するロア糸状虫 *Loa loa* は，成虫が眼結膜にあらわれるが，失明することはまずない。これらの人体寄生性糸状虫類は，いずれも現在わが国には分布していない。

③ヒトが固有宿主ではない線虫　前述のアニサキス類以外に，**イヌ回虫** *Toxocara canis*，**ネコ回虫** *T. cati*，**ブタ回虫** *Ascaris suum*，**顎口虫類**（日本顎口虫 *Gnathostoma nipponicum* など），**広東住血線虫** *Angiostrongylus cantonensis* などがある。これらの線虫はヒト体内では成虫にはなれないが幼虫のまま一定期間生存し，皮膚または内臓の中を移動して害を与えることがある（**幼虫移行症** larva migrans）。

④成虫が腸管に寄生し，産み落とされた幼虫が組織に寄生する線虫　旋毛虫 *Trichinella* 属は，幼虫を含む肉（クマ肉など）の生食により感染する。幼虫は小腸粘膜に侵入し，成虫になるとすぐに幼虫を産みはじめる。この幼虫が血流やリンパ流を介して全身の筋肉へ移行するが，その過程で発熱，浮腫，筋肉痛，心筋炎などをきたす。重症化すると死亡することもある。

# 2　吸虫類

## 1　肺吸虫 *Paragonimus* 属

● **感染経路・生活環**　世界各地に地域特有の肺吸虫が分布している。わが国ではウェステルマン肺吸虫，宮崎肺吸虫がヒトに寄生する種として知られている。

①**ウェステルマン肺吸虫** *Paragonimus westermani*　イヌ，ネコなどが最も好適な固有宿主であるが，ヒトも固有宿主である（▶図付-7）。第1中間宿主はカワニナで，第2中間宿主はモクズガニまたはサワガニである。ヒトは第2中間宿主の淡水産カニ類または待機宿主のイノシシやシカの肉を生食することにより感染する。小腸で脱嚢した幼虫は腹腔に出たのち組織内を移動

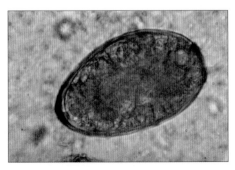

**▶図付-7　ウェステルマン肺吸虫の虫卵**

（写真提供：CDC Public Health Image Library）

し，胸腔を経て肺実質で成虫となる。産下された虫卵は喀痰内に排出される
か，嚥下されて糞便中に排出される。

②**宮崎肺吸虫** *P. miyazakii*　固有宿主はキツネ，タヌキ，イタチ，イノシ
シなど，第1中間宿主はホラアナミジンニナ，第2中間宿主はサワガニである。ヒトは第2中間宿主のサワガニを生食することにより感染する。ヒトは
宮崎肺吸虫の固有宿主ではないので成虫にはなりにくく，未成熟な虫体が胸
腔内を徘徊する。

● **症状**　胸腔内に寄生すると胸膜炎や気胸をきたす。肺実質に寄生すると
慢性咳嗽，呼吸困難，血痰（チョコレート色）がみられる。ウェステルマン肺
吸虫は異所寄生例が多く，脳に寄生すると頭痛，嘔吐，視力障害，運動感覚
障害，精神障害，痙攣がみられる（脳肺吸虫症）。

● **診断・検査**　胸部X線検査で異常陰影（胸水貯留，気胸，肺結節影など）
をみとめ，病歴や症状から肺吸虫の感染を疑った場合には，喀痰，糞便の虫
卵検査を行う。

● **治療・予防**　プラジカンテルを内服する。予防としては，淡水産カニ・
イノシシ・シカ肉の生食を避ける。

## 2 住血吸虫 *Schistosoma* 属

● **感染経路・生活環**　名称のとおり，血管内に住む吸虫である。現在，わ
が国には分布していないが，世界的にみると2億人以上の人々に感染被害を
もたらしており，死亡者も多いきわめて重要な寄生虫である。

　ヒト寄生性の住血吸虫のうちおもな3種は**日本住血吸虫** *Schistosoma japoni-
cum*（中国，フィリピンに分布）・**マンソン住血吸虫** *S. mansoni*（アフリカ，南
米に分布）・**ビルハルツ住血吸虫** *S. haematobium*（おもにアフリカに分布）であ
る。

　日本住血吸虫の場合は，ヒトのほかにイヌ・ネズミ・ウシなどを固有宿主，
ミヤイリガイを中間宿主としている。住血吸虫類には第2中間宿主はなく，
貝から遊出したセルカリアが水中を泳ぎまわり，水に接触しているヒトに経
皮的に侵入して感染する。侵入した宿主内では血流に乗って移動し，感染数
週後には最終寄生部位の血管（特定の静脈）で成虫となり，そこで虫卵の産下
を行う。

● **症状**　虫卵が毛細血管を栓塞すると，異物への防御反応として肉芽腫（虫
卵結節）が形成され，さらに周辺組織の破壊，ついで組織の線維化がおきる。

　日本住血吸虫とマンソン住血吸虫は肝門脈系の静脈に寄生するので，腸管
壁の潰瘍・ポリープおよび肝臓の線維化が生じる。その結果，下痢，粘血便，
全身倦怠，体重減少，黄疸などが生じる。慢性期には，肝硬変とそれに伴う
門脈圧亢進や脾腫などがみられ，進行すると腹水貯留や食道静脈瘤を合併す
る。

　ビルハルツ住血吸虫はおもに膀胱静脈叢に寄生するので，膀胱壁の潰瘍・
ポリープ形成により血尿や排尿障害をおこし，膀胱がんの危険因子になって
いる。

● **診断・検査**　住血吸虫寄生部位に応じて，糞便または尿の虫卵検査を行う。

● **治療・予防**　治療はプラジカンテルが第1選択薬である。予防は，住血吸虫分布地域では淡水との接触を避ける。

### 3　その他の吸虫類

□1 **腸管に寄生する吸虫**　**横川吸虫** *Metagonimus yokogawai* は人間ドックで最も多く虫卵が検出される寄生虫でもある。アユ・シラウオの生食により感染し，腹痛・下痢などの症状がみられることがあるが，軽微である。

□2 **肝臓の胆道系に寄生する吸虫**　**肝吸虫** *Clonorchis sinensis* はコイ科の淡水魚(コイ・フナ)の生食で感染する。多数の固体が寄生すると，肝臓で慢性の炎症をきたし肝硬変へといたることがある。

**肝蛭** *Fasciola hepatica*(または**巨大肝蛭** *F. gigantica*)は成虫が数 cm にもなる大きな吸虫で，水生植物(ミョウガ・セリ・クレソン)やウシの腸管・肝臓の生食で感染する。本来の終宿主はウシ・ヒツジ・シカである。幼虫が肝臓を貪食しながら胆道系まで移動するので，激しい症状が出る。

# 3　条虫類

## 1　日本海裂頭条虫 *Dibothriocephalus nihonkaiensis*

　成虫が腸管に寄生する裂頭条虫目の条虫である。魚類を生食する習慣のあるわが国では，アニサキスや横川吸虫とともに多くみられる寄生虫である。

● **感染経路・生活環**　プレロセルコイドが寄生している第2中間宿主のサクラマス・カラフトマス・シロサケなどの刺身，寿司などを食べることによって感染する。頭節が小腸上部の絨毛に固着して成長し，成虫は 10 m 程度にまで達することがある(●図付-8)。

● **症状**　虫体の大きさの割に症状は軽く，腹部不快感，下痢，食欲不振を自覚する程度である。排便時，虫体の一部が排泄されてはじめて気づくことも多い。

● **診断・検査**　排出された虫体の一部，もしくは糞便中の虫卵を検鏡によ

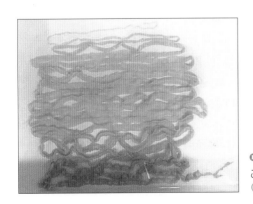

**◎図付-8　日本海裂頭条虫**
この個体は，全長4 m 程である。
(写真提供：清水少一博士)

り診断する。

● **治療・予防**　治療はプラジカンテルを内服して2時間後に塩類下剤を投与し，一気に排便させ虫体全体を排出させる。虫体がちぎれて頭節が残っていると再生するので，必ず頭節の排出を確認する。

予防は，サケ類の生食をさける。加熱または24時間以上の冷凍保存により，プレロセルコイドは死滅する。

## 2 エキノコックス *Echinococcus* 属

自然界では草食動物やネズミを中間宿主，キツネ・イヌ・オオカミなどを終宿主とする。成虫でも数mm以下の小さな条虫である。ヒトは中間宿主として感染がおこる。エキノコックス症は四類感染症であるため，診断後ただちに届け出る必要がある。世界的には牧畜の盛んな地域に多い**単包条虫** *Echinococcus granulosus* と，北半球の高緯度地域に多い**多包条虫** *E. multilocularis* があるが，本書では現在わが国で問題となっている後者について解説する。

● **感染経路・生活環**　多包条虫は北海道全域に分布するが，本州でも感染例が出るなど脅威が広がっている。終宿主であるキツネの小腸に成虫が寄生しており，糞便中に虫卵が排出される。自然界ではエゾヤチネズミなどがこの虫卵を摂取して感染する。キツネは中間宿主（ネズミ）の肝臓などで無性的に増殖した幼虫からなる嚢腫様組織（包虫）を食べて感染する。イヌでも感染するが，とくにキツネの感染率は高い。ヒトはこれら終宿主との接触や，その糞便で汚染された食品・土壌・水の摂取により虫卵を経口摂取して感染する。

● **症状**　潜伏期間は5〜10年で，ほとんどの場合は肝臓に包虫が形成されるが，血行性にほかの臓器（肺や脳）にも転移が生じる。肝臓ではスポンジ状の包虫組織が拡大することにより，肝腫大・門脈圧亢進をおこし，さらには肝不全・消化管出血などが生じる。

● **診断・検査**　CTなどの画像診断や血清診断を行う。

● **治療・予防**　有効な化学療法薬はなく，発症すると病巣を完全に切除する以外に治療法はない。切除できない場合や切除後残存の可能性がある場合には，アルベンダゾールの内服を長期間行うが，難治性である。

流行地（北海道）でキャンプなどをする際には，生水を飲用しない，キツネには接触しない，などの注意をすることが予防のために必要である。

## 3 その他の条虫類

イワシから感染する**クジラ複殖門条虫** *Diphyllobothrium balaenopterae*，牛肉から感染する**無鉤条虫** *Taenia saginata*，ブタ肉や感染者の糞便から感染する**有鉤条虫** *T. solium*，ブタの肝臓から感染する**アジア条虫** *T. asiatica*，カエル・ヘビ・ニワトリから感染して幼虫移行症をおこす**マンソン裂頭条虫** *Spirometra erinaceieuropaei* などがある。

# D 衛生動物

　ヒトの体表に寄生する外部寄生虫や，ヒトに感染症を媒介したり，持っている毒物などでヒトに害を与えたりする動物を，まとめて衛生動物とよぶ。そのなかから本書では，臨床上重要なマダニ，ツツガムシ，ヒゼンダニ，ノミ，シラミ，カ(蚊)について学ぶ。

## 1 マダニ tick

　マダニには多数の種があり，通常は野生動物に吸着・吸血するが，偶発的にヒトもその対象となる。農林業の作業中の他，キャンプ・山歩き・山菜採りなどの機会にマダニに吸着されることが多い。

### ▋生活史

　マダニには，卵→幼虫→若虫→成虫という4つのステージがある。動物から吸血しなければ，脱皮して次のステージに進むことができず，産卵もできない。

　マダニは野山の草むらに生息し，ふだんは地表で生活しているが，吸血が必要になると草の先端まで登り，恒温動物が近くを通るとすばやく動物に飛び移る。鋸歯状の口下片を動物の真皮内に刺入し，周囲をセメント様物質で固定し，唾液を送り込みながら数日かけて吸血する。充分吸血すると体が大きくふくらみ，地面に落ちる。唾液腺に病原体を保有しているマダニに吸着されると，ヒトが感染を受けることになる。

### ▋わが国に生息するおもなマダニと媒介する感染症

　1 **シュルツェマダニ** *Ixodes persulcatus*　北海道，本州中部以北，および西日本の山地に分布する。ライム病，野兎病などを媒介する。

　2 **ヤマトマダニ** *I. ovatus*　ほぼ全国に分布する。野兎病などを媒介する。

　3 **タカサゴキララマダニ** *Amblyomma testudinarium*　関東以南に分布する。重症熱性血小板減少症候群(SFTS)などを媒介する。

　4 **フタトゲチマダニ** *Haemaphysalis longicornis*　ほぼ全国に分布する。日本紅斑熱，SFTS などを媒介する(▶図付-9)。

　5 **キチマダニ** *H. flava*　ほぼ全国に分布する。野兎病，日本紅斑熱などを媒介する。

　6 **ヤマアラシチマダニ** *H. hystrics*　関東以西に分布する。日本紅斑熱などを媒介する。

### ▋マダニ媒介性感染症の予防

　マダニの活動期(おもに春から初夏，および秋)に野山へ出かけるときには，①むやみに藪などに分け入らないこと，②マダニの衣服への付着が確認できる白っぽい服装をすること，③ズボンの裾は靴下の中に入れ，虫よけをすること，④帰宅後は体表を点検すること，などが必要である。

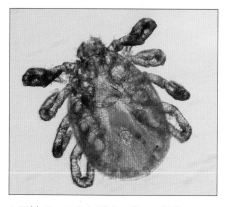

◉図付-9　フタトゲチマダニの若虫
（写真提供：荻野和正博士）

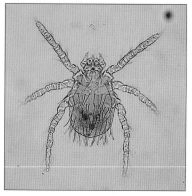

◉図付-10　タテツツガムシ
（写真提供：藤田博己博士）

## 2　ツツガムシ chigger

　ツツガムシは卵→幼虫→若虫→成虫と成長するが，幼虫だけが動物に吸着し組織液を吸う。ヒトは，つつが虫病オリエンチア *Orientia tsutsugamushi* を保有するツツガムシに吸着されて**つつが虫病**を発症する。経卵伝播するため，ツツガムシはリケッチアを代々受け継ぐことになる。

### ▌わが国に生息するツツガムシと媒介する感染症

　① フトゲツツガムシ *Leptotrombidium pallidum*　全国的にみられるが，寒冷な気候に抵抗性で，とくに東北・北陸・山陰地方の山間部では幼虫のまま越冬する。つつが虫病（春〜初夏および秋〜初冬に発生）を媒介する。

　② タテツツガムシ *L. scutellare*　太平洋側の温暖な地域にみられ，房総・東海・九州の山間部に生息している（◉図付-10）。つつが虫病（おもに秋〜初冬に発生）を媒介する。

　③ アカツツガムシ *L. akamushi*　かつてつつが虫病（夏に発生）を媒介していたとされ，現在は秋田県の一部でのみ感染にかかわっている。

### ▌つつが虫病の予防

　マダニに対する予防と同様である。

## 3　ヒゼンダニ *Sarcoptes scabiei* var. *hominis*

　非常に小さいダニで，メスは体長 0.4 mm，オスは体長 0.25 mm である（◉図付-11）。皮膚の角質層に寄生することによりかゆみの強い**疥癬**scabies という皮膚感染症をきたす。

　●**感染経路・生活環**　ヒトを固有宿主とする。成虫のメスはオスと交尾したあと，手首・手掌・指間・足・肘・腋窩・外陰部などで角質層に横穴を掘り進みながら前進し，後方に卵や糞を残す。これは細い曲がりくねった1本の線状のあととして認められ，疥癬トンネルとよばれる。

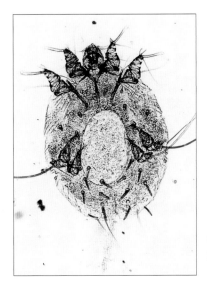

● 図付-11　抱卵したヒゼンダニのメス成虫
（写真提供：大滝倫子先生）

　産卵数は1日2〜4個で，4〜6週間は卵を産みつづける。卵は3〜5日で孵化して幼虫になり，トンネルから出て歩きまわるようになる。幼虫は若虫を経て成虫となる。卵から孵化し，幼虫，さらに成虫となり卵を産むまでの期間は10〜14日である。

　ヒゼンダニは乾燥に弱く，皮膚から離れるとおおむね2〜3時間以内に死ぬ。したがって，感染経路は肌と肌の直接接触が主体である。

● **症状**　疥癬の病型は臨床症状から通常疥癬 classical scabies と角化型疥癬 crusted scabies（ノルウェー疥癬 Norwegian scabies）の2つに大別される。宿主が健康であれば通常疥癬になるが，免疫機能が低下している場合には角化型疥癬になる。

　通常疥癬では1人の患者に寄生するダニの数は多くても1,000匹程度である。疥癬トンネルが手首の屈側・手掌尺側・指・指間・肘・足・アキレス腱部などにみとめられる。丘疹・小水疱・痂皮・小結節もみられ，激しいかゆみがある。

　これに対して，角化型疥癬では寄生するダニの数は100万〜200万匹（ときに1000万匹）にも及ぶ。患部は肥厚した灰白色から帯黄白色の角質増殖と痂皮におおわれた状態になり，亀裂も生じる。かゆみは強いことも弱いこともある。

● **検査・診断**　水疱内液や落屑した皮膚片から作成したプレパラートの顕微鏡検査により，虫体または虫卵を検出する。ダーモスコピー検査❶で検出できることもある。

● **治療**　外用薬としてフェノトリンローションとイオウ薬がある。いずれも全身（通常疥癬では頸部より下）に塗布し，一定時間後に除去することが必要である。内服薬としてはイベルメクチンが有効であるが虫卵にはきかないので，幼虫が孵化する1週間後に再度内服する。

● **感染予防策**　通常疥癬では寄生数が少ないため感染力はそれほど強くな

◎ NOTE
❶ダーモスコピー検査
　ダーモスコープというライト付きの拡大鏡で皮膚を詳細に見る検査。

く，患者の隔離やリネン類の分別洗濯は必要ない。また，患者と長時間直接接触しない限り感染しない。

　一方，角化型疥癬では角質層内に多数のヒゼンダニを含んでおり，皮膚からはがれ落ちた角質に接触するだけでも感染する。そのため，角化型疥癬の患者は個室隔離し，接触感染予防策，リネン類の分別（高温洗濯）が必要になる。あわせて，介護者もイベルメクチンを服用することが望ましい。

## 4　ノミ flea

　ノミはオスが体長1〜2 mm，メスが体長2〜3 mmで，翅はないが脚が発達していて，数十cmとぶことができる。土壌・塵埃の中で羽化したノミの成虫は恒温動物の体表面に寄生していて，オス・メスともに吸血する。ヒトを刺すのはおもにヒトノミ *Pulex irritans* とされてきたが，イヌノミ，ネコノミ，ネズミノミもヒトを刺す。近年の被害の多くはネコノミによるものである。

　ノミに刺されると瘙痒感と水疱状の皮膚炎が出現する。刺咬被害は膝から下の部位にみられることが多い。

### ■ ノミが媒介する感染症

　ノミが媒介する感染症として代表的なものにペストがある。中世ヨーロッパではペストが大流行し，黒死病とよばれて恐れられた。ペスト菌に感染しているネズミなどの齧歯類を吸血したケオプスネズミノミ *Xenopsylla cheopis* は，ペスト菌を腸管に保有するようになる。このノミがヒトを刺すと感染する（◉216ページ）。その他，いくつかの人体寄生虫（縮小条虫，小形条虫，瓜実条虫）の中間宿主となることが知られている。

## 5　シラミ louse

　シラミ成虫は寄生部位の毛や衣類の繊維に卵を産みつけ，卵→幼虫→成虫とそのまま寄生部位で成長する。幼虫・成虫，オス・メスともに吸血する。シラミのうち臨床上重要なものは，ヒトジラミの2亜種（アタマジラミ，コロモジラミ）とケジラミの3種類で，これらはヒトにのみ寄生する。

### ■ おもなシラミとヒトへの害

　1 アタマジラミ *Pediculus humanus capitis*　ヒトの毛髪に寄生する。吸血されることによって瘙痒感をきたす。保育施設や学校などで接触により集団発生がおこることがある。駆除するには，ピレスロイド系殺虫剤のフェノトリンを含有するシャンプーで繰り返し洗髪し，卵から孵化してくる幼虫を殺す。

　2 コロモジラミ *Pediculus humanus corporis*　おもに衣類の縫い目にひそんでいて，体幹の皮膚に移動して吸血する。入浴をしなかったり着がえをしなかったりする非衛生な環境では集団発生することがある。コロモジラミは発疹チフスや回帰熱を媒介する。駆除するには，衣類を熱水洗浄するか，ピ

レスロイド系殺虫剤の粉剤による処理が望ましい。

③ケジラミ *Phthirus pubis*　ヒトの陰毛に寄生する。おもに性交時の接触によって移動するので性感染症の1つである。陰毛をしっかりとつかんで生活しており，吸血するときは毛根付近の皮膚に吸着する。吸血により強い瘙痒感を生じる。駆除するには，陰毛を除毛し，皮膚に吸着している虫体を摘除する。なお，まれに幼児の頭髪にも寄生する。駆除には，フェノトリンを含有するシャンプーの繰り返し処理が有効である。

# 6 カ（蚊）mosquito

カは，ハマダラカ亜科 Anophelinae とナミカ亜科 Culicinae の大きく2つに分類され，後者にはイエカ *Culex* 属とヤブカ *Aedes* 属が含まれる。メス成虫のみが吸血し，その際にはハマダラカ亜科は尾部を持ち上げるが，イエカ属とヤブカ属は水平に保つ。またメス成虫のおもな吸血時間帯は，ハマダラカ亜科は薄暮から薄明，イエカ属は夜間，ヤブカ属は昼間である。

## おもなカと媒介する感染症

① シナハマダラカ *Anopheles sinensis*　北海道を除く国内各地に生息している。かつて国内でマラリアを媒介していたが，現在わが国には土着マラリアの流行はない。

② アカイエカ *Culex pipiens pallens*　かつて全国に生息していたが減少している。日本脳炎や各種の糸状虫症を媒介する。

③ コガタアカイエカ *Culex tritaeniorhynchus*　全国に生息し，水田に水がはられる夏季に多く発生する。日本脳炎を媒介する。

④ ヒトスジシマカ *Aedes albopictus*　北海道を除く全国に分布している。背中に縦に入っている1本の白い縦のスジと，足の関節にある白と黒の縞模様から名づけられた。地面，古タイヤ，人工容器などの小さな水たまりに卵を産みつける。デング熱，ジカ熱，黄熱，チクングニア熱を媒介する。

⑤ ネッタイシマカ *Aedes aegypti*　わが国には生息していないが，熱帯・亜熱帯に広く分布する。デング熱，ジカ熱，黄熱，チクングニア熱を媒介する。

## ✎ work 復習と課題

❶ 原虫，蠕虫の特徴を述べなさい。

❷ 原虫，蠕虫の生殖様式について述べなさい。

❸ 寄生虫疾患のうち感染症法に盛り込まれているものをあげなさい。

❹ 赤痢アメーバ感染により生じる病態について述べなさい。

❺ ランブル鞭毛虫の感染経路について述べなさい。

❻ 世界におけるマラリアの発生状況を調べてみなさい。

❼ マラリア原虫の生活環と感染経路について述べなさい。

❽ マラリアの主要な3つの症状について述べなさい。

❾ クリプトスポリジウムが現代の私たちの生活環境のなかで感染をおこしうる経路について述べなさい。

❿ 固有宿主，中間宿主，待機宿主について説明しなさい。

⓫ アニサキス症の原因食材と症状について述べなさい。

⓬ エイズ指標疾患になっている寄生虫症について述べなさい。

⓭ 蟯虫の感染経路と治療について述べなさい。

⓮ 疥癬の病型分類と感染防止対策について述べなさい。

# 索引